普通高等医学院校护理学类专业第二轮教材

预防医学

（第2版）

（供护理学类专业用）

主　编　王春平　杨　渊
副主编　赵秀荣　刘立亚
编　者　（以姓氏笔画为序）
　　　　王春平（潍坊医学院）
　　　　司纪亮（山东大学公共卫生学院）
　　　　刘立亚（湖南医药学院）
　　　　刘成凤（潍坊医学院）
　　　　刘晓蕙（河南中医药大学）
　　　　刘晓霞（甘肃中医药大学）
　　　　杨　渊（湖南医药学院）
　　　　赵秀荣（承德医学院）
　　　　徐　刚（江西中医药大学）
　　　　高金霞（牡丹江医学院）
　　　　蒋守芳（华北理工大学公共卫生学院）

中国健康传媒集团
中国医药科技出版社

内 容 提 要

　　本教材是"普通高等医学院校护理学类专业第二轮教材"之一，按照本套教材总体的编写原则和要求编写而成，突出护理学专业的人才培养需求。内容主要包括绪论、人类与环境、生活环境与健康、职业环境与健康、营养与健康、食品安全与食源性疾病、社会心理行为因素与健康、预防保健服务、传染病的预防与控制、慢性非传染性疾病的预防与控制、突发公共卫生事件及流行病学的相关内容。每章设置了"学习目标""案例引导""知识链接""章节小结""目标检测"等模块，增加了教材的可续性与趣味性。本教材为"书网融合教材"即纸质教材配套有习题、PPT及微课视频等数字资源，使教学资源更多样化、立体化。

　　本教材供全国普通高等医学院校本科护理学类专业师生教学使用。

图书在版编目（CIP）数据

预防医学/王春平，杨渊主编.—2 版.—北京：中国医药科技出版社，2022.8

普通高等医学院校护理学类专业第二轮教材

ISBN 978 – 7 – 5214 – 3208 – 4

Ⅰ.①预…　Ⅱ.①王…　②杨…　Ⅲ.①预防医学 – 医学院校 – 教材　Ⅳ.①R1

中国版本图书馆 CIP 数据核字（2022）第 081584 号

美术编辑　陈君杞
版式设计　友全图文

出版　**中国健康传媒集团** | 中国医药科技出版社

地址　北京市海淀区文慧园北路甲 22 号

邮编　100082

电话　发行：010 – 62227427　邮购：010 – 62236938

网址　www.cmstp.com

规格　889mm×1194mm $\frac{1}{16}$

印张　17

字数　535 千字

初版　2016 年 8 月第 1 版

版次　2022 年 8 月第 2 版

印次　2023 年 11 月第 2 次印刷

印刷　北京市密东印刷有限公司

经销　全国各地新华书店

书号　ISBN 978 – 7 – 5214 – 3208 – 4

定价　49.00 元

获取新书信息、投稿、为图书纠错，请扫码联系我们。

为了贯彻《中共中央、国务院中国教育现代化2035》"加强创新型、应用型、技能型人才培养规模"的战略任务要求，落实《国务院办公厅关于加快医学教育创新发展的指导意见》，紧密对接新医科建设对医学教育改革的新要求，满足新时代医疗卫生事业对人才培养的新需求，中国医药科技出版社在教育部、国家药品监督管理局的领导下，通过走访主要院校对2016年出版的全国普通高等医学院校护理学类专业"十三五"规划教材进行了广泛征求意见，有针对性地制定了第2版教材的出版方案，旨在赋予再版教材以下特点。

1.立德树人，融入课程思政

把立德树人贯穿、落实到教材建设全过程的各方面、各环节。课程思政建设应体现在知识技能传授中厚植爱国主义情怀，加强品德修养、增长知识见识、培养奋斗精神灌输，不断提高学生思想水平、政治觉悟、道德品质、文化素养等。医学教材着重体现加强救死扶伤的道术、心中有爱的仁术、知识扎实的学术、本领过硬的技术、方法科学的艺术的教育，培养医德高尚、医术精湛的人民健康守护者。

2.精准定位，培养应用人才

体现《国务院办公厅关于加快医学教育创新发展的指导意见》"立足基本国情，以服务需求为导向，以新医科建设为抓手，着力创新体制机制，分类培养研究型、复合型和应用型人才"的医学教育目标，结合医学教育发展"大国计、大民生、大学科、大专业"的新定位，注重人才培养应从疾病诊疗提升拓展为预防、诊疗和康养，以健康促进为中心，服务生命全周期、健康全过程的转变，精准定位教材内容和体系。教材编写应体现以医疗卫生事业需求为导向，以岗位胜任力为核心，以培养医工、医理、医文学科交叉融合的高素质、强能力、精专业、重实践的本科护理人才培养目标。

3.适应发展，优化教材内容

教材内容必须符合行业发展要求：体现医疗机构对护理人才在临床实践能力、沟通交流能力、服务意识和敬业精神等方面的要求；体现临床程序贯穿于教学的全过程，培养学生的整体临床意识；体现国家相关执业资格考试的有关新精神、新动向和新要求；注重吸收行业发展的新知识、新技术、新方法，体现学科发展前沿，并适当拓展知识面，为学生后续发展奠定必要的基础；满足以学生为中心而开展的各种教学方法的需要，充分发挥学生的主观能动性。

4.遵循规律，注重"三基""五性"

教材内容应注重"三基"（基本知识、基础理论、基本技能）、"五性"（思想性、科学性、先进性、启发性、适用性）；"内容成熟、术语规范、文字精炼、逻辑清晰、图文并茂、易教易学"；注意"适用性"，即以普通高等学校医学教育实际和学生接受能力为基准编写教材，满足多数院校的教学需要。

5.创新模式，提升学生能力

在不影响教材主体内容的基础上要保留"案例引导""学习目标""知识链接""目标检测"模块，去掉"知识拓展"模块。进一步优化各模块的内容，培养学生理论联系实践的实际操作能力、创新思维能力和综合分析能力；增强教材的可读性和实用性，培养学生学习的自觉性和主动性。

6.丰富资源，优化增值服务内容

搭建与教材配套的中国医药科技出版社在线学习平台"医药大学堂"（数字教材、教学课件、图片、视频、动画及练习题等），实现教学信息发布、师生答疑交流、学生在线测试、教学资源拓展等功能，促进学生自主学习。

本套教材凝聚了省属院校高等教育工作者的集体智慧，体现了凝心聚力、精益求精的工作作风，谨此向有关单位和个人致以衷心的感谢！

尽管所有参与者尽心竭力、字斟句酌，教材仍然有进一步提升的空间，敬请广大师生提出宝贵意见，以便不断修订完善！

普通高等医学院校护理学类专业第二轮教材

建设指导委员会

李惠萍（安徽医科大学）　　　　杨　渊（湖南医药学院）

肖洪玲（天津中医药大学）　　　宋维芳（山西医科大学汾阳学院）

张　瑛（长治医学院）　　　　　张凤英（承德医学院）

张春玲（贵州中医药大学）　　　张银华（湖南中医药大学）

陈　廷（济宁医学院）　　　　　武志兵（长治医学院）

罗　玲（重庆医科大学）　　　　金荣疆（成都中医药大学）

周谊霞（贵州中医药大学）　　　单伟颖（承德护理职业学院）

房民琴（三峡大学第一临床医学院）　孟宪国（山东第一医科大学）

赵　娟（承德医学院）　　　　　赵秀芳（四川大学华西第二医院）

赵春玲（西南医科大学）　　　　柳韦华（山东第一医科大学）

钟志兵（江西中医药大学）　　　钟清玲（南昌大学）

洪静芳（安徽医科大学）　　　　徐　刚（江西中医药大学）

徐旭东（济宁医学院）　　　　　徐富翠（西南医科大学）

郭先菊（长治医学院）　　　　　黄文杰（湖南医药学院）

龚明玉（承德医学院）　　　　　章新琼（安徽医科大学）

梁　莉（承德医学院）　　　　　彭德忠（成都中医药大学）

董志恒（北华大学基础医学院）　蒋谷芬（湖南中医药大学）

雷芬芳（邵阳学院）　　　　　　潘晓彦（湖南中医药大学）

魏秀红（潍坊医学院）

数字化教材编委会

主　编　王春平　杨　渊
副主编　赵秀荣　刘立亚　徐　刚
编　者　（以姓氏笔画为序）
　　　　王春平（潍坊医学院）
　　　　司纪亮（山东大学公共卫生学院）
　　　　刘立亚（湖南医药学院）
　　　　刘成凤（潍坊医学院）
　　　　刘晓蕙（河南中医药大学）
　　　　刘晓霞（甘肃中医药大学）
　　　　杨　渊（湖南医药学院）
　　　　赵秀荣（承德医学院）
　　　　徐　刚（江西中医药大学）
　　　　高金霞（牡丹江医学院）
　　　　蒋守芳（华北理工大学公共卫生学院）

　　预防医学是一门综合应用性医学学科，是培养与现代医学模式相适应的 21 世纪新型医师的主要课程，被国家教育部确定为医学院校主干课程之一。它作为护理学、临床医学等非预防医学专业医学生的必修课程，对探讨环境与健康关系以及改善和利用环境因素来预防疾病和促进健康的重要性是不言而喻的。

　　探索护理医学等专业的预防医学课程如何能与其专业真正结合，一直是医学教育工作者研究的热点问题，我们也一直在思考，并付诸实践。根据多年预防医学教学实践经验，将护理医学的个体化服务和预防医学的疾病防治、健康促进思想相结合，紧扣护理执业医师考试大纲和适应时代发展要求，编写本教材。在内容设计上，将预防医学的几个部分有机结合，突出预防为主的观念；力求将预防医学与护理实践相结合，采用护理实际案例，引导学生从预防医学的角度独立思考、分析临床护理问题，力求使学生能将预防医学知识和理念应用于护理实践；在内容编写上，注重新颖性、启发性、科学性和实用性，充分反映预防医学的新理念和新知识，力求突出能力培养特点，切实提高学生独立思考、发现、分析和解决问题的能力。

　　预防医学的具体研究内容主要包括：生活环境与健康、生产环境与健康、社会环境与健康、流行病与医学统计学等。通过这些内容的学习，可以帮助护理医学等非预防医学专业的学生建立"三级预防"的工作理念，学会预防医学的基本思维方法，并能应用适宜的预防保健方法，科学指导患者有针对性地改变生活行为、调整心理状态、改善生活和职业环境，以提高诊疗效果，避免疾病的复发或加重。

　　本书是针对各类医学院校的护理学专业、口腔专业等非预防医学专业本科生的预防医学教学需要而编写的。既包括该门课程教学的基本技能和基本知识，又包括创新能力和综合能力的培养。本书涵盖了预防医学这一一级学科下的几个主要二级学科的基本内容，包括环境卫生、职业卫生、营养与食品卫生、流行病学等。全书共 18 章。前 11 章以环境与健康作为编写主线，主要介绍了生活环境与健康、职业环境与健康、食物与健康、社会心理行为因素与健康等。第 12～18 章阐述了流行病学的基本原理与方法。在第一版的基础上，本版教材增加了"传染病的预防与控制"一章内容，同时对其他章节的内容进行了调整。

　　本教材编写过程中，得到了所有编者及其所在单位的大力支持，在此一并表示衷心感谢。

　　受编者学识水平所限，本教材难免存在疏漏与不足，恳切希望各院校老师和同学们提出宝贵意见，以便日臻完善。

编　者
2022 年 7 月

目 录 CONTENTS

第一章 绪 论

PPT

📖 **学习目标**

知识要求：

1. 掌握 三级预防中各级预防的内容和要点。

2. 熟悉 预防医学和公共卫生的概念；预防医学的内容和特点。

3. 了解 预防医学的发展史；学习预防医学的意义。

技能要求：

1. 能列举和讨论健康的影响因素。

2. 结合各类疾病的发展史，根据三级预防策略提出有针对性的建议。

素质要求：

建立医防结合，预防为主的理论。

随着科学技术的发展和社会的进步，人们对健康的认识发生了很大变化，对医疗卫生服务的需求已经不再满足于有病就医，而是追求健康长寿。医学目标不仅仅是解除疾病引起的痛苦，治疗和照料疾病，而是预防疾病和损伤，促进和保护健康。

现代医学主要由基础医学、临床医学及预防医学等学科组成。每个学科在整个医学科学的发展中，虽然有各自的研究对象和任务，但又相互联系和相互渗透，共同促进人类健康。预防医学则更侧重于人群健康的维护和促进。有研究表明：在疾病的预防工作上投入1元钱，就可以节省8.5元医疗费和100元的抢救费用。因此，预防医学服务已是现代医学最积极、最经济的服务方式之一，代表着现代医学的发展方向。

一、预防医学与公共卫生

（一）预防医学的定义

预防医学（preventive medicine）是从医学中分化出来的一个独立的学科群，是在预防为主的理念指导下，运用基础医学、临床医学、社会学、环境科学等理论和方法，以人群及其周围的环境作为研究对象，阐明环境因素对健康的影响，进而通过实施公共卫生策略和措施，改善社区卫生，预防和控制疾病，促进人类健康。

预防医学的研究内容主要包括生活环境（含膳食）与健康、生产环境与健康、社会环境与健康、妇幼卫生、流行病学、卫生统计学以及公共卫生政策与管理等。

（二）公共卫生的定义

目前，公共卫生的定义较多，这里介绍两个有代表性的定义。

1. 温斯洛的定义 美国耶鲁大学公共卫生教授温斯洛（Charles – Edward A. Winslow）早在1920年就给出了公共卫生的概念。他提出，公共卫生（public health）是通过有组织的社区努力来预防疾病、延长寿命、促进健康和提高效益的科学和艺术。主要内容包括改善环境卫生，控制传染病，教育每个人注意个人卫生，组织医护人员为疾病的早期诊断和预防性治疗提供服务，以及建立社会机制来保证每个人都能达到足以维护健康的生活标准。目的是保障每个公民享有应有的健康和长寿权利。世界卫生组织（WHO）目前使用的是这一定义。

2. 中国公共卫生的定义　2003 年我国对公共卫生的定义为："公共卫生就是组织社会共同努力，改善环境卫生条件，预防控制传染病和其他疾病流行，培养良好卫生习惯和文明生活方式，提供医疗服务，达到预防疾病，促进人民身体健康的目的。"

公共卫生服务是一种成本低、效果好的服务，但又是一种社会效益回报周期相对较长的服务。各国政府在公共卫生服务中起着举足轻重的作用，并且政府的干预作用在公共卫生工作中是不可替代的。许多国家对各级政府在公共卫生中的责任都有明确的规定和限制，既有利于更好地发挥各级政府的作用，又有利于监督和评估。

（三）预防医学与公共卫生的关系

预防医学与公共卫生的关系极为亲密，两者的目标同为保障人群健康，对象均为群体，在工作内容上有许多重叠的部分。但是二者并非同一概念，其性质和工作内容方面有一定的区别。在性质上，预防医学属于医学。其内容侧重于探究群体疾病的病因及规律，研究预防疾病的对策、防制疾病的流行，实施具体的保健措施。它既包括群体的预防又包括个体的预防。而公共卫生是国家和全体国民共同努力的公共事业，需要政府、社会、团体和民众的广泛参与。它除了需要一定的卫生专业知识外，还需要社会学、管理学、行为科学等作为学科基础，已不属于医学范畴。虽然其工作职能在疾病控制、环境污染对人体健康影响的控制等与预防医学有相重合的部分，但其主要是以卫生政策、卫生规划、卫生管理、卫生法规、卫生工程等宏观调控为主。

二、医学模式与健康观

（一）医学模式

医学模式（medical model）是在医学实践的基础上产生的，是人类在与疾病抗争和认识自身生命规律的无数实践中得出的对医学总体的认识。是人类医学思想和认识观的高度概括，既表现了不同时代医学的总体结构特征，又对医学实践起着重要的指导作用。

不同医学模式是不同认识论和方法论在医学领域的体现。医学模式既表达了人们对医学总体特征的认识水平，又是指导医学理论研究和技术实践的基本观点和指导理念。医学模式的核心是医学观，是医学思想的概括，也是医学发展历史的总结。

随着医学科学的发展与人类健康需求的不断变化，医学模式也在不断演变，从观念、思维方式、健康需求等方面指导人们全方位地把握医学发展的方向，解决社会面临的各种医疗保健问题。医学模式的演变是客观存在的历史潮流，其发展经历了神灵主义医学模式、自然哲学医学模式、机械论医学模式、生物医学模式以及生物－心理－社会医学模式。这里主要介绍生物－心理－社会医学模式。

1977 年，美国纽约罗彻斯特大学精神病和内科学教授恩格尔（Engel）指出：为了达到合理治疗和卫生保健的目的，人们对健康和疾病的了解，不仅仅包括疾病的生理（生物医学因素），还包括患者（心理因素）、患者所处的环境（自然和社会环境因素）和帮助治疗疾病的医疗保健体系（医疗服务因素）。

生物－心理－社会医学模式是根据系统论的原则建立起来的，它认为人的生命是一个开放系统，通过与周围环境的相互作用，以及系统内部的调控能力决定健康的状况。在这个系统中，可以把健康或疾病理解为用原子、分子、细胞、组织系统到个体，以及由个体、家庭、社区、社会构成概念化相联系的自然系统。这一模式对医学研究、卫生服务以及疾病的预防与控制工作产生了巨大影响。其意义主要表现在以下几个方面：①拓宽了医学研究领域，从生物、心理、社会因素出发，对健康和疾病进行综合研究；②揭示了医学的本质和发展规律，提示医师在诊疗疾病时要从生物、心理、社会三个维度考虑并作出立体诊断；③提示了医疗卫生服务改革的必要性，即从治疗服务扩大到预防保健服务，从生理服务扩大到社会服务，从院内服务扩大到院外服务，从技术服务扩大到社会服务。

生物－心理－社会医学模式的确立给医学科学的发展带来了新的生机，为宏观决策提供了最佳的思维方式和处理方式，是指导卫生保健工作的正确思想和方法。新医学模式下的知识是高度综合的，它横跨自然科学、社会科学和人文科学三大领域。

（二）健康观

1. 健康观的发展阶段 健康观是指人们对健康的看法，随着医学的发展，经历了以下三个认识阶段。

（1）消极的健康观 此观点认为："无病就是健康"。随着科学的发展，这种消极的健康观已经被取代，人类对健康的认识已经发生了深刻的转变。

（2）积极的健康观 世界卫生组织（World Health Organization，WHO）1948 年从三个维度给出了健康的定义，"健康是指个体生理、心理和社会适应能力的完好状态，而不仅仅是没有疾病或虚弱。"生理健康是指机体结构完好和功能正常；心理健康是指心理上处于平衡状态，个体自我控制能力良好，能够正确对待外界影响；社会适应能力完好是指个体社会适应性良好，具有良好的家庭和工作适应能力并发挥积极的社会功能。这一健康观的积极意义在于更全面地考虑到人们的生物、心理与社会因素对健康和疾病的作用，使得医学更加关注健康而不仅仅是疾病，大大扩展了医学活动的范围，同时也强调了疾病预防的重要性。

（3）健康权 1986 年，WHO 在《渥太华宪章》中提出"应将健康看做日常生活的资源"，也就是说，必须先有健康，才能实现我们工作、生活的方方面面。WHO 在《组织法》明确提出："健康是人类的一项基本权利，各国政府应对其人民的健康负责"。

2. 影响健康的主要因素 健康是一个动态过程，从健康到疾病是一个连续谱，影响此连续谱的因素可以归纳为四大类：环境因素，心理、行为以及生活方式，医疗卫生服务和生物遗传因素。

（1）环境因素 包括自然环境（物理、化学、生物因素）和社会环境（社会经济、职业、教育、文化等因素）。

（2）心理、行为以及生活方式 心理包括智力、情绪和精神，行为以及生活方式主要包括个人的卫生习惯、个人的能力和技能等。

（3）医疗卫生服务 卫生服务是指卫生机构和卫生专业人员运用卫生资源和各种手段，有计划、有目的地向个人、群体和社会提供必要服务的活动过程，是防治疾病、维护和促进健康的重要保障。包括对人群进行健康教育、开展预防接种、向公众提供基本的治疗药物等。

（4）生物遗传因素 包括病原微生物、遗传、生长发育、衰老、个体生物学特征等。人体的基本生物学特征是健康的基本决定因素。遗传的素质影响不同个体的健康问题和疾病状况，除了遗传病以外，许多慢性非传染性疾病的发生亦受到遗传因素的影响，常常是环境因素与遗传因素共同作用的结果。

三、预防医学的发展简史

人类在适应环境和为生存而与疾病斗争的过程中，逐渐认识到疾病与环境之间存在密切关系，并在实践中创造出许多防病养生之道。如在《黄帝内经》中有"圣人不治已病治未病"的记载；《备急千金要方》中则提出"上医治未病之病，中医治欲病之病，下医治已病之病"。在西方，希波克拉底也曾提出医生不仅要治疗疾病，还要注意研究气候、空气、土壤、水质及居住条件等环境因素对健康的影响。

这表明，在当时已经形成了预防疾病的思想，并产生摄生之道的理论和强身防病的方法。

18世纪60年代开始的工业革命是继农业革命又一次巨大的社会变革。工业和城市化发展迅速，城市人口集中，使生活环境和生产环境恶化，传染病、寄生虫病、营养不良性疾病和职业病流行。在这个阶段采取了包括改善环境、疾病防制、杀虫灭菌、预防接种以及出台卫生法规等一系列公共卫生措施。这一阶段被称为预防医学史上第一次公共卫生革命，其重点在环境管理与传染病的预防与控制。

20世纪50年代，由于疾病谱改变，心脏病、脑血管病、恶性肿瘤和意外伤亡等成为威胁人类健康的主要死因。而这些疾病的发生不仅与人体内在因素（遗传因素、代谢过程、器官和系统的结构和功能），外环境的生物性因素、化学性因素和物理性因素有关，也与社会、心理和行为因素有关。单纯用生物学手段难以解决，必须动员和组织个人和社会参与并加强国际性合作，制定综合预防对策和措施，预防疾病、促进健康、提高生命质量。预防医学重点向慢性非传染性疾病转移，是预防医学史上的第二次公共卫生革命的标志。其重点在慢性非传染性疾病的预防与控制，有赖于个人观念和行为的改变，需要社会和政府的支持。

四、三级预防策略

疾病，不论其病因是否确定，在不给予任何治疗和干预的情况下，从发生、发展到结局的整个过程称为疾病的自然史，其中有几个明确的阶段。①健康期。②病理发生期：机体在致病因素的作用下，发生病理改变，但还没有发展到可以检出的阶段。③临床前期：疾病的病理改变已经到可以检出的阶段，但还没有出现临床症状。④临床期：机体出现形态或功能上的明显异常，从而出现典型的临床表现。⑤结局：疾病可以发展到缓解、痊愈或死亡。

在疾病自然史的每一个阶段，都可以采取措施防止疾病的发生或恶化。因而预防工作也可以根据疾病的自然史相应地分为三级：一级预防为病因预防；二级预防为"三早"预防，即早发现、早诊断、早治疗；三级预防为对症治疗、防止伤残和加强康复工作。

一级预防（primary prevention）又称病因预防，是指在健康期和病理改变前期，针对致病因子（或危险因素）采取的措施，目的是预防和减少疾病的发生。第一级预防包括保障全人群健康的社会和环境措施和针对个体的措施。

二级预防（secondary prevention）又称"三早预防"，指在疾病早期做好早期发现、早期诊断和早期治疗，目标是减缓疾病的发展。可采用普查、筛检、定期健康检查、高危人群重点项目检查以及设立专科门诊等措施。

三级预防（tertiary prevention）主要为对症治疗，记载临床期或康复期，采取积极的治疗和康复措施，目标是防止伤残，促进功能恢复，提高生命质量，延长寿命。

五、学习预防医学的意义

进入21世纪后，突发公共卫生事件频繁发生，慢性病对人群健康的威胁也日益严重，而预防和控制这些问题都需要临床和护理等医护人员的积极参与。作为一名将来的医务工作者，除应具备扎实的医学基础知识和临床技能外，预防医学也是必须要掌握的。事实上，医护人员在弥合预防与临床裂痕上发挥着巨大的作用。如在突发公共卫生事件的紧急应对中，首先面对病伤者的往往是医护人员，他们不仅可利用所具备的医学基础知识与技能科学地诊治病伤者，还可利用预防知识积极地参与突发公共卫生事件的预防与控制。因此作为一名将来的医务工作者，学好预防医学具有非常重要的现实和战略意义。

为此，要求学生通过本门课程的学习和预防医学的社会实践的参与，达到以下要求。

（1）完整地认识现代医学的目标，建立"预防为主"的理念。透彻理解健康、健康决定因素与疾病的关系。学会预防医学的基本思维方法，并能运用三级预防策略处理医疗保健服务中的有关问题。医护人员在从事日常工作中，不仅要做好二级和三级预防，而且能主动参与一级预防。

（2）掌握预防医学的基本知识和技能。从预防医学角度，进一步加深对生物－心理－社会现代医学模式的理解和掌握。以"环境与健康"为主线，掌握环境因素与机体的相互作用规律，充分认识到改善和利用环境因素是预防疾病、促进健康的重要措施。

（3）了解我国卫生改革与发展中有关疾病预防和保健的政策和措施，提高主动参与基本公共卫生服务，促进公共卫生服务均等化工作的自觉性，以适应从事卫生服务的需要。

目标检测

答案解析

选择题

【A1 型题】

1. 正确的健康概念是（　　）

　　A. 身体上、精神上和社会适应上的完好状态，而不仅仅是没有疾病和虚弱

　　B. 身体上和精神上的完好状态

　　C. 无病就是健康

　　D. 没有疾病和虚弱

　　E. 有健康的躯体和正常的智商

2. 预防医学重点研究（　　）

　　A. 自然环境与健康关系　　　　　　　　　　B. 社会环境与健康关系

　　C. 环境与健康关系　　　　　　　　　　　　D. 原生环境与健康关系

　　E. 次生环境与健康关系

3. 20 世纪人们医学模式和健康观念的改变是由于（　　）

　　A. 传染病死亡率太高　　　　　　　　　　　B. 发明了治疗传染病的抗菌素

　　C. 环境严重污染　　　　　　　　　　　　　D. 城市人口增多

　　E. 慢性非传染性疾病的发病率和死亡率增加

4. 以下属于二级预防措施的是（　　）

　　A. 免疫接种　　　　　　　　　　　　　　　B. 开展健康教育

　　C. 改革工艺流程　　　　　　　　　　　　　D. 高危人群的重点监护

　　E. 开展社区康复

（王春平）

书网融合……

　　本章小结　　　　　　　　微课　　　　　　　　题库

第二章　人类与环境

PPT

人类与环境息息相关，环境孕育了人类，也是人类生存的条件。人与环境存在着既相互对立、相互制约又相互依存、相互转化的辩证统一关系。人类不仅为了生存而适应环境，更要开发利用和改造环境。人类活动对环境施加了巨大的影响，造成生态环境破坏、环境污染、自然资源耗竭、气候变化等全球性环境问题，对人类的生存和健康构成严重威胁。大学生应树立大卫生、大健康理念和预防为主的思想，正确认识环境与健康之间的关系，增强环境保护意识，并指导工作实践，创建健康护理环境，提高护理工作和预防保健质量，促进人类与环境和谐健康可持续发展。

⇒ 案例引导

公害病——水俣病

案例：1925 年日本氮肥公司在熊本县水俣湾建厂生产氯乙烯和醋酸乙烯，工厂把大量含汞废水排入到水俣湾。1950 年水俣湾渔村出现"自杀猫"，病猫步态不稳，流涎不止，抽搐、麻痹，甚至跳海溺水。1953 年在水俣镇出现一些生怪病的人，口齿不清，走路不稳，面部痴呆，进而眼瞎耳聋，全身麻痹，最后精神失常、嗜睡或狂躁不安。1956 年 4 月，2 名女孩因同样症状入院引起重视。1968 年日本政府正式确认水俣病是由慢性甲基汞中毒引起的，有些儿童出现先天性水俣病。受害人数多达 1.2 万余人，其中 2955 人被确认为水俣病患者。

讨论：1. 引起水俣病的病因是什么？

2. 水体中的含汞污染物如何通过食物链进入人体内？

3. 影响水俣病发生的因素有哪些？

第一节　人类的环境

一、人类的环境及其构成

（一）人类的环境分类

人类的环境（environment）是指环绕人类的空间及其中可以直接、间接影响人类生活和发展的各种自然因素和社会因素的总体。人类是环境的主体，其他生命和非生命物质被认为是其环境要素，是人类赖以生存的物质基础，又被称为人类的生存环境。

按环境要素的属性和特征，人类的环境可分为自然环境、人为环境和社会环境，自然环境是人为环境和社会环境的基础，而人为环境和社会环境是自然环境的发展。

1. 自然环境（natural environment）　指天然形成的、环绕人们周围的各种自然条件的总和，在人类诞生前已经存在，是人类赖以生存的物质基础。根据自然环境受人类活动影响的情况，可将其分为原生环境和次生环境。

（1）原生环境（primary environment）　天然形成的未受或少受人为活动影响的环境。原生环境含有大量有益健康的因素，人类生活在其中可获得清洁和适宜人类需要的正常化学组成的空气、水、土壤、适宜的阳光照射和小气候以及秀丽的风光等。原生环境也存在着一些对人类健康不利的因素：①由于地壳表面化学元素分布不均衡，使某些地区的水和（或）土壤中某些元素过多或过少而引起具有地区性分布特征的生物地球化学性疾病；②地质灾害，如地震、火山爆发、滑坡、泥石流、崩塌、海啸等；③气象灾害和极端天气，如台风、龙卷风、暴雨洪涝、干旱、霜冻、高温等；④天然有毒有害物质，如来自生物的过敏原、动物的毒素、植物的有害物质等；⑤生物性病原体，传染病仍然是人类最大的杀手，许多病原体来自原生环境，人类暴露于未知的病原体和寄生虫是常见的感染途径。如：致死性极强的埃博拉病毒引起的埃博拉出血热、禽流感等都是以动物为媒介感染人致突发传染病流行。

（2）次生环境（secondary environment）　受人类活动影响而形成的环境。人类改造自然环境和开发利用自然资源为自身生存和发展创造了良好的物质生活条件，但在这个过程中人类对自然资源过度开发利用，随着工农业的快速发展和城镇化进程的不断推进，生态环境遭到不同程度的破坏，环境污染问题越来越突出，严重威胁着人类健康。此外，环境污染导致全球气候变暖、酸雨、臭氧层破坏及生物多样性锐减等全球环境问题，间接危害着人类健康。

2. 人为环境（artificial environment）　指经过人类开发改造，改变了其原有面貌、结构特征的物质环境，如城市、村镇、园林、农田、矿山、车站、港口、机场、公路、铁路等。

3. 社会环境（social environment）　指人类通过长期有意识的社会劳动所创造的物质生产体系、积累的文化等所形成的环境。社会环境由政治、经济、文化、教育、人口、风俗习惯、医疗保障制度、医疗卫生服务等社会因素构成，与人类健康息息相关。

人类的环境是一个由自然环境、人为环境和社会环境组成的综合体，随着人类活动时间和空间的变化，也可将其分为特定空间的小环境（航空、航天、潜艇密封仓）、生活环境（居室、院落、公共场所）、生产环境（车间、厂房）、区域环境、全球环境、宇宙环境等。

（二）人类自然环境的构成

在地球形成和演化过程中，空气、液态水和岩石以同心的层状排列，形成了大气圈、水圈、土壤岩石圈三个基本圈带，生物的长期繁衍形成了生物圈。大气圈、水圈、土壤岩石圈和生物圈共同组成了人类的自然环境。

1. 大气圈 是指围绕地球周围的空气层，可分为对流层、平流层、中间层、热成层和逸散层。对流层与人类关系最为密切，人类活动和排放的污染物主要集中在对流层；平流层中的臭氧层，可吸收太阳辐射中对生物具有强烈杀伤力的短波紫外线和宇宙射线，保护地球表面的生物得以生存。大气中的二氧化碳（CO_2）和水蒸气能吸收红外线辐射，储存热量，对地球起到保温作用。

2. 水圈 地球上的水以气态、液态和固态三种形式存在于空气、地表和地下，成为大气水（雨、雪、雹等）、地表水（河流、湖泊、海洋等）和地下水，共同构成了水圈。

3. 土壤岩石圈 地球表面的岩石储藏着丰富的化学物质，土壤是岩石经过长期风化和生物共同作用形成的地表疏松层，含矿物质、有机质、微生物、水和空气等成分，为植物生长、生物活动提供必要的空间和物质。

4. 生物圈 指地球上一切生命有机体（人、动物、植物和微生物）及其赖以生存发展的非生物环境（空气、水、土壤、岩石）的总和。通常绝大多数生物生存于海洋海面下和地球陆地地面上约100m的范围内。生物圈最重要的特征是生物多样性（biodiversity）。生物多样性指各种生物之间的变异性或多样性，包括陆地、海洋及其他水生生态系统，以及生态系统中各组成部分间复杂的生态过程。生物多样性包括遗传（基因）多样性、物种多样性和生态系统多样性。其中，物种多样性是生物多样性的关键，既体现了生物之间及环境之间的复杂关系，又体现了生物资源的丰富性。保护生物多样性是地球健康运行的基础，关乎人类与整个地球的未来。

⊕ **知识链接** ------------------------------

国际生物多样性日

为保护全球的生物多样性，增强民众生态意识，1992年在巴西首都里约热内卢召开的联合国环境与发展大会上，153个国家签署了《生物多样性公约》，1993年12月29日该公约正式生效。1994年12月，联合国大会通过决议，将每年的12月29日定为国际生物多样性日。2000年联合国大会决议，将国际生物多样性日改为每年的5月22日。

中国是世界上生物多样性最为丰富、物种数量最多、特有种比例最高的国家之一，秉持人与自然和谐共生理念，已初步形成了全方位的生物多样性保护体系。为介绍中国生物多样性保护理念和实践，增进国际社会对中国生物多样性保护的了解，2021年10月中国发布了《中国的生物多样性保护》白皮书。

保护生物多样性，人人有责！

二、生态系统与生态平衡

（一）生态系统

1. 生态系统的定义 生态系统（ecosystem）是在一定空间范围内，由生物圈内的生物群落和其生物环境物质相互作用形成的动态平衡系统。它是生物圈的基本功能单位，具有整体性、开放性、自调控和可持续性等特征。稳定的生态系统给人类社会、经济和文化生活提供了不可替代的资源和条件，是人类生存和发展的物质基础。

2. 生态系统的组成 生态系统由生物界和非生物界组成，通常包括四部分：①生产者，指一部分能进行光合作用的细菌和制造有机物的绿色植物；②消费者，指依赖于生产者而生存的生物，主要指动物；③分解者，指具有分解能力的细菌、真菌等微生物；④非生物物质，指阳光、空气、水、土壤和无机盐等。在生态系统中，物质可经生产者、消费者和分解者的作用完成物质的循环与能量的流动。

3. 生态系统的功能　生态系统给人类社会、经济和文化生活提供了不可替代的资源和条件，为人类提供的服务是全方位的、多样化的。①环境调节和净化作用：对大气化学成分、气候和水循环的调节，各种废弃物的净化，农作物的生物防治，缓解自然灾害等作用。②文化资源服务作用：提供多样化和特有性的文化娱乐休闲场所，产生美学价值和灵感，提供具有美学、艺术、教育、精神及科学价值的文化资源等。③生态支持服务作用：如初级生产力、土壤形成和保持、维持物质循环等，这些作用往往被忽视，但却是支撑生态系统其他作用的重要因素。

生态系统必须处于完善的、良好的状态。健康的生态系统是人类生存和发展的物质基础，也是人类健康的基础。保持和维护生态系统结构、功能的可持续性，修复生态系统的创伤，重建已受到破坏的地球生命保障体系，实现生态系统健康是每位医学工作者和医学生义不容辞的责任和使命。

（二）生态平衡

1. 生态平衡（ecological balance）　生态系统在一定时间内的组成和功能都处于相对稳定状态，包括生物和环境之间的能量流动、物质循环和信息的传递以及生物种群的种类、数量和物种规模的相对平衡。生态平衡的明显特点是生态系统中的物种数量和种群规模的相对平衡。

生态平衡是生物生存、活动和繁衍得以正常进行的基础。生态系统具有自我调节和维持平衡的能力，但自我调节能力有限，工农业生产和城市化建设、滥伐森林、水资源过度利用，会严重破坏自然环境和生物多样性，导致生态失衡，危及人类的生存环境和健康。

2. 食物链（food chain）　生物之间一种生物成为另一种生物的食物，另一种生物又是第三种生物的食物，这种从低级到高级的生物间以食物营养关系连接起来的链状关系称为食物链。食物链之间相互联系、相互交叉，形成的纵横交错网络即为食物网（food web），食物链和食物网共同构成了生物之间生命联系的纽带和桥梁。生态系统通过食物链的传递不断进行着物质循环和能量流动。

某些蓄积性强、稳定难降解的毒物进入食物链后，在处于高位营养级的生物体内逐渐聚集，体内浓度比处于低位营养级的生物体内浓度逐级增加的现象被称为生物放大（biomagnification）。生物放大最终的结果使高位营养级生物体内的毒物达到很高浓度，对最高位的人类健康构成极大的危害。环境中的一些污染物通过食物链的生物放大而损害人类及健康。如世界上已确认的由环境污染导致的一种公害病——水俣病是由于日本水俣湾的水体受到含甲基汞废水污染，鱼贝类水生生物体内甲基汞高度富集，居民食用含甲基汞的海产品引起的慢性甲基汞中毒。

三、人类与环境的辩证统一关系

人类是自然环境的产物，但是人类活动又可影响自然环境。人类与环境之间是一种既相互对立、相互制约又相互依存、相互转化的辩证统一关系。

（一）人与环境的统一性

人类通过机体的新陈代谢与周围环境不断进行着物质交换、能量流动和信息传递，使人体的结构组分与自然环境中的化学元素保持着动态平衡，并形成人与环境之间相互依存、相互联系的复杂的统一体。人体血液中60余种化学元素含量与其在地壳岩石中的丰度呈显著的相关关系，说明机体与环境之间存在物质的统一性。

（二）人类对环境的适应性

机体对环境有较强的适应能力，这是生物与自然双向选择的结果。人类不断改变自身来适应环境变化，并保留其生存的各种特性以及在稳定条件下利用资源的能力。但是，人类对环境的适应性有一定限度，如果环境变化超过机体正常的生理调节能力，就会引起机体功能、结构的异常，甚至发病或死亡。如人体通过体温调节能够适应一定范围内的气温变化，但如果人处于高温环境下，机体因体温调节机制紊乱而易发生中暑。

（三）环境因素对人体影响的双重性

环境中存在着许多人类生存所必需的有利因素，如清洁和成分组成正常的空气、水和土壤，充足的阳光及适宜的气候等。同时，也存在一些不利于人类健康的有害因素，如恶劣的气候条件、地壳表面化学元素分布的不均衡性、自然灾害、环境污染等。

许多环境因素对健康的影响具有双重性。如适宜的气温是机体生理活动所必需的，但是严寒酷暑恶劣天气严重危害人体健康。紫外线具有杀菌、抗佝偻病、增强机体免疫力等作用，但过多的紫外线照射会增加白内障的发病风险，引起皮肤色素沉着，甚至引起皮肤癌。

（四）人与环境之间的生态平衡

人类与环境之间保持着动态平衡，这种平衡是保持人和环境和谐共生的基本条件。人类在改造环境、适应环境的过程中必须尊重自然，与环境共同协调发展，只有这样才能保证人类的可持续性发展。

第二节 环境污染及其对健康的影响

一、环境污染与环境污染物

环境污染（environment pollution）是指由于自然或人为原因引起的环境中某种物质的含量或浓度超过环境的自净能力，致使环境质量降低，危害人体健康或破坏生态环境的现象。环境污染以人为污染更为重要，本节重点介绍人为环境污染对人类健康的影响。

（一）环境污染的特征

（1）环境污染物的浓度一般较低，且在环境中持续时间长。

（2）在理化因素和（或）生物因素的作用下，环境污染物可发生转化、增毒、降解或富集，使其原有性状和浓度发生改变而产生危害作用。

（3）环境污染物可通过大气、水体和食物等多种途径影响各年龄段人群，许多污染物可同时通过多种途径进入人体。

（4）多种环境污染物可联合作用于人体。

（二）环境污染的种类

根据污染物的来源，环境污染的分类如下。

1. 生产性污染 工业生产排放的废气、废水和废渣（简称"三废"）可污染大气、水体和土壤。农业生产中施用的化肥、农药可污染土壤、大气，通过土壤渗透到地下水，也可随农田排水和地表径流进入地表水。农药的高毒性、高生物活性，在环境中残留的持久性、生物蓄积性以及农药的不科学使用引发日益尖锐的土壤健康问题，并可通过食物链对生态系统造成严重污染，破坏生态平衡，对人类健康造成危害，应引起人们的高度关注。

2. 生活性污染 人类日常生活排放的废气、污水、垃圾、粪尿等生活废弃物，如生活燃料的燃烧产物、烹调油烟、厨余垃圾等。家用电器产生的静电、电磁波和噪声。室内建筑材料和装饰材料释放的化学性污染物、家用化学品造成室内空气污染等。医疗单位的污水（患者的生活污水和医疗废水）和医用废弃物等要经过特殊处理，避免引起感染和传染病的发生。

3. 交通性污染 指飞机、火车、轮船、汽车、摩托车等交通工具燃料燃烧排放的一氧化碳、氮氧化物、碳氢化合物和颗粒物等交通废气及其运行中产生的交通噪声等。

4. 其他 通信设备发出的微波和电磁波等射频电磁辐射、光污染（包括白亮污染、人工白昼和彩光污染）；沙尘暴、火山爆发、森林火灾等自然灾害；突发环境污染性事故、火灾、核战争、化学战争等。

如按照环境要素的不同，环境污染可分为大气污染、水体污染和土壤污染等；按照污染物的形态可分为废气污染、废水污染、固体废弃物污染、噪声污染、辐射污染和光污染等。

（三）环境污染物的种类

1. 物理性污染物 包括小气候、噪声、光污染、振动、电离辐射与非电离辐射和热污染等，可对人的听觉、视觉、触觉等许多生理功能造成不利影响，甚至可能导致远期危害。

2. 化学性污染物 这类污染物种类繁多，主要来源于人类活动或人工制造的产品，包括汞、镉、砷、铬、铅、氰化物、氟化物等无机物和有机磷、有机氯、多氯联苯、酚、多环芳烃等有机物。环境中存在一类特殊污染物，即持久性有毒污染物，这类物质的危害具有持久性、生物累积性、迁移性和高毒性等特点，其危害具有隐蔽性和滞后性，主要包括持久性有机污染物和某些重金属。

环境中的化学污染物根据其形成过程可分为一次污染物和二次污染物。

（1）一次污染物（primary pollutant） 指从污染源直接排入环境，理化性质未发生改变的污染物。如煤、石油等燃料燃烧后排入大气中的二氧化硫、二氧化碳、颗粒物等。

（2）二次污染物（secondary pollutant） 指某些一次污染物进入环境后在物理、化学或生物因子的作用下，生成理化性质、毒性不同于初始污染物的新污染物。如工业含汞废水的排放，将无机汞排入水体后，在水中微生物的作用下生成甲基汞，后者是引起慢性汞中毒的重要原因。

3. 生物性污染物 包括对人和生物有害的病原体（如细菌、病毒、真菌和寄生虫等）和生物性变应原（如花粉、动物的毛发与皮屑、尘螨、霉菌等）。生物性污染具有难预测、潜伏期长和破坏性大的特点。

⊕ **知识链接**

持久性有机污染物

持久性有机污染物（persistent organic pollutants，POPs）指天然或人工合成的能持久存于环境中，通过大气、水、生物体等环境介质进行远距离迁移，通过食物链富集对环境和人类健康造成严重危害的有机污染物。POPs具有四大特性：环境持久性、生物累积性、远距离迁移性和高毒性。高毒性体现在可造成人体内分泌、生殖、免疫、神经系统等多系统危害，并具有致癌、致畸和致突变作用。

POPs是一类对全球环境和人类健康影响非常显著的化学物质。2001年5月，126个国家签署《关于持久性有机污染物的斯德哥尔摩公约》，旨在控制和消除POPs污染，保护环境和人类健康。我国于2004年5月加入该公约。目前受控或拟消除的POPs总数已达23种。

（四）环境污染物的转归

环境污染物的转归指污染物在环境的空间位移和存在形态的变化。前者表现为量的变化，后者是质的转化，两种变化相互渗透。

1. 污染物的迁移 指污染物从一处转移到另一处、从一种介质转移到另一介质的过程，此过程常伴随污染物在环境中浓度的变化。环境污染物的性质和环境条件影响环境污染物的迁移过程。

（1）物理性迁移　指污染物在环境中的机械运动，如随气流、水流的运动和扩散，在重力作用下的沉降等。

（2）化学性迁移　包括污染物的溶解、解离、氧化还原、水解、络合、螯合、化学沉淀和生物降解等。

（3）生物性迁移　指污染物通过生物体的吸收、新陈代谢、生育和死亡等生理过程实现的迁移。污染物在生物体内蓄积，致使该污染物在生物体的含量明显高于环境中该物质浓度，此现象称为生物富集（bioenrichment）。

2. 污染物的转化　环境污染物在物理、化学和生物因素的作用下其形态或分子结构发生变化的过程，由一次污染物转化为二次污染物。

3. 污染物的自净作用　在物理、化学或生物因素的作用下，环境中的污染物浓度或总量降低的过程，其降低的速度和数量因环境结构和状态的不同而有所差异。自净作用按其发生机制分为物理净化、化学净化和生物净化。

（1）物理净化　指通过稀释、扩散、淋洗、挥发和沉降等作用降低污染物浓度及其危害程度的过程。地理环境的物理净化能力主要取决于地理环境的物理条件，如高气温有利于污染物的挥发，高风速有利于污染物的扩散。盆地、山谷地区易形成逆温层，使大气的扩散作用减弱，导致大气污染。

（2）化学净化　指通过氧化、还原、化合和分解以及吸附、凝聚、交换和络合等化学反应，使污染物的危害程度减轻或转化为无害物质。影响化学净化的环境因素主要有温度、酸碱度、氧化还原电位等。例如，温度越高，化学反应速率越快，因此温热环境中污染物的自净作用比寒冷环境强。有害金属离子在碱性环境中易形成氢氧化物沉淀而利于净化。

（3）生物净化　指通过生物的吸收、降解作用使环境中污染物浓度降低或消失。生物净化能力与生物种类、环境温湿度及供氧状况有关。在温暖、湿润、养料充足和供氧良好的环境中，植物吸收净化能力和好氧微生物的降解净化能力强。

二、环境污染对人类健康的影响

（一）污染物在人体的吸收、分布与代谢

1. 吸收　环境污染物可通过呼吸道、消化道、皮肤途径进入机体，不同途径吸收率不同。许多环境污染物可同时通过多种途径进入人体，暴露评价时应考虑总的暴露水平。

（1）呼吸道　空气中的二氧化硫、氮氧化物、颗粒物等主要经呼吸道进入人体。由于呼吸道内富含水分，水溶性污染物易被溶解吸收，引起上呼吸道局部刺激和腐蚀作用。进入肺组织深部的气态毒物能被迅速吸收进入血液，引起全身中毒。

（2）消化道　水和食物中的污染物主要通过消化道进入人体。小肠是污染物的主要吸收部位。消化道不同部位的酸碱度是影响污染物吸收的重要因素。此外，胃肠道内容物成分及排空时间、肠道蠕动状况也影响污染物的吸收。

（3）皮肤　污染物能通过皮肤表皮层和真皮层吸收。分子量大于300的污染物一般不易透过无损的表皮。表皮层能阻止水溶性物质进入，但脂溶性物质易通过该层。污染物经皮肤的吸收率不仅取决于污染物的溶解度、分子大小和浓度等因素，还受皮肤完整性和接触条件的影响。一般来说，挥发性低、兼具脂溶性和水溶性的物质可经皮肤迅速吸收。

2. 体内的分布与贮存　污染物进入生物体后通过血液循环分散至全身各组织器官的过程称为分布。各组织器官中污染物的量与污染物的理化特性及血流量有关。此外，机体内的生理屏障（如血脑屏障、

胎盘屏障）也是影响污染物分布的重要因素之一。进入机体的化学污染物可贮存在体内不同部位，多数污染物的贮存部位也是该毒物直接作用的部位，称为靶部位。但有些污染物虽在某部位蓄积，却不损伤该部位，称为贮存库。

3. 转化与排泄　进入机体的化学污染物经过体内复杂的生化代谢过程，其本身的化学结构已发生变化，即生物转化（biotransformation）。多数环境污染物经过代谢转化后毒性降低，称为解毒作用（detoxication）。但也有些化学污染物经体内代谢后毒性增强，称为活化作用（activation）。生物转化受年龄、性别、个体营养状态和遗传等因素的影响。

（二）环境污染物对健康损害的影响因素

1. 污染物的理化特性　化学结构和成分对污染物的毒性大小和作用性质有决定性的影响。例如，苯引入一个羟基后成为苯酚，其弱酸性易与蛋白质中碱性基团结合，故其毒性比苯的毒性大。

2. 暴露剂量　环境污染物对人体健康的影响程度主要取决于污染物作用于机体的剂量。有害物质在靶器官中的浓度与其产生的毒性作用关系最为密切。由于测定靶部位有害物质的浓度尚有一定难度，通常用环境污染物的监测水平反映个体的暴露剂量，分别用剂量–效应关系和剂量–反应关系评价个体和群体的机体反应状况。

（1）剂量–效应关系（dose–effect relationship）　指环境有害因素的暴露剂量与个体的生物学效应强度之间的相关关系。

（2）剂量–反应关系（dose–response relationship）　指环境有害因素的暴露导致群体中出现某种效应并达到一定程度的个体数占总体的比率。

3. 持续暴露（接触）时间　具有蓄积性的毒物在体内的蓄积量达到中毒阈值时可对机体产生危害。毒物的蓄积量取决于摄入量、生物半寿期和持续暴露时间。通常，环境中的污染物浓度较低，在环境中持续时间长，人体对环境污染物的暴露是长期、慢性、重复暴露。经过长期、反复的暴露，体内靶部位的污染物不断蓄积，超过阈值时会产生有害的生物学效应。

4. 吸收途径　不同吸收途径影响环境污染物的吸收和作用靶部位。如金属汞，经口摄入时，消化道吸收的量甚微，危害小。但若通过呼吸道吸入汞蒸气，汞在肺内吸收快，危害大。经过呼吸道吸收的污染物，不经肝脏的解毒作用而直接进入血液循环分布到全身，产生毒作用较快。

5. 环境因素的联合作用　环境中多种污染物常同时存在并共同作用于人体。一种污染物可能干扰另一种污染物的吸收、代谢或排泄，导致共同毒作用的减弱或加强。凡两种或两种以上的环境因素同时或短期内先后作用于机体所产生的综合毒性作用，称为联合毒性作用（joint toxic effect），可分为下列几类。

（1）相加作用（additive effect）　是指几种环境因素联合作用的影响是其各单一因素影响的总和。大部分刺激性气体的毒作用一般呈相加作用。有麻醉作用的化合物一般也呈相加作用。

（2）协同作用（synergistic effect）　几种环境因素联合作用的影响（毒性）远超过各单一因素影响的总和。如石棉接触工人中吸烟者患肺癌的几率高于非吸烟者2倍以上。

（3）增强作用（potentiation effect）　某一化学物本身对机体无毒性，另一化学物对机体有一定毒性，当两者同时进入机体时则可使后者的毒性大为增强。

（4）拮抗作用（antagonistic effect）　某种环境因素使其他环境因素的毒性减弱的作用。三氯苯等卤代苯类化合物能明显引起某些有机磷化合物的代谢诱导，使其毒性减弱。

6. 个体易感性

（1）人群健康效应谱　人群暴露于环境有害因素，由于个体暴露剂量和暴露时间有差别，年龄、营养与健康状况和遗传等因素不同，表现为不同级别的健康效应。大部分人暴露有害环境因素后仅是体内污染物负荷增加，部分人虽发生生理性变化，但仍处于代偿状态，少数人因代偿失调出现生理反应异常，只有极少数人患病，甚至死亡。不同级别的健康效应在人群中的分布称为健康效应谱（spectrum of health effect）。这种效应谱也被称为"冰山现象"，处于冰山之巅的是患病和死亡人群，这些人对环境有害因素的反应极为敏感和强烈，称之为易感人群（susceptible population）。这类人群的健康损害出现较一般人群早，而且受损害程度也较重。

（2）影响人群易感性的因素　①年龄：通常老年人各系统的功能衰退，抵御外界不良因素的能力降低，如老年人对高温的耐受性较年轻人差；婴幼儿因各种系统尚未发育成熟，对某些环境因素的敏感性高。②健康状况：慢性肺部疾病及心脏病患者对一氧化碳、二氧化硫等刺激性气体更敏感。矽肺患者，因游离二氧化硅粉尘引起肺纤维化，机体抵抗力降低而易合并肺结核。③营养状况：机体在营养不良状态下更易受到铅和多环芳烃等环境污染物的损害。④遗传因素：性别、种族、遗传缺陷、基因多态性等遗传因素是影响个体易感性的重要因素。在健康状况、年龄、生活条件、营养状况相近的健康人群中，机体对环境有害因素的反应是不同的，即使在相同环境暴露条件下（相同暴露物质、剂量及时间）也是如此，此现象称为遗传易感性个体差异。蚕豆病患者因缺乏 6-磷酸葡萄糖脱氢酶，接触氧化性化合物（如臭氧、萘、一氧化碳等）时易发生溶血。

（三）环境污染对人类健康影响的特点

1. 广泛性　受环境污染影响的人群较广泛，可累及不同年龄、不同性别的人群。

2. 长期性　环境介质中滞留的某些污染物可长期作用于人群，且在较低浓度时对人群的损害在短时间内常不易察觉，需较长时间，甚至在下一代才显现。

3. 多样性　环境污染对人体健康损害的形式多样：既有直接作用，又有间接作用；既有全身性损害，又有局部损害；既有急性损害，又有慢性损害；既有近期的，又有远期的；既有特异性的，又有非特异性的。

4. 复杂性　环境污染物对人体健康损害作用十分复杂。同一污染物可经不同途径侵入人体，同一个体可从不同环境介质中暴露污染物。多种污染物可彼此产生联合作用。既要考虑一次污染物的危害，又要考虑二次污染物的危害。

（四）环境污染对机体健康的危害

1. 直接危害　环境污染致机体的直接危害分为急性危害、慢性危害和远期危害。

（1）急性危害　环境污染物在短时间大量进入环境，引起暴露人群在较短时间内出现不良反应、急性中毒甚至死亡等。如煤烟型烟雾事件发生时，燃煤产生的大量污染物排入大气中，加上高气压、逆温、无风等不良气象条件，二氧化硫、一氧化碳、烟尘等污染物不易扩散，使患有呼吸系统和心血管系统疾病的患者病情加重，甚至死亡。

（2）慢性危害　环境中低浓度的污染物长期反复作用于人体所产生的危害，慢性危害是环境污染物引起的常见健康危害类型。①非特异影响：机体在环境污染物的长时间作用下，生理功能、免疫功能、对环境有害因素的抵抗力等明显减弱，人群健康状况逐步下降，儿童生长发育受到影响，人群患病率、死亡率增加；对生物感染的敏感性增加，引发变态反应等。大气中某些污染物如甲醛、二氧化硫等具有致敏作用，使机体产生变态反应。②引起慢性疾病：低剂量环境污染物长时间作用下可直接造成机体各种炎症反应和慢性疾病。长期吸入大气污染物可引起眼和呼吸系统的慢性炎症，如结膜炎、咽喉炎等，诱发慢性阻塞性肺疾病（chronic obstructive pulmonary diseases，COPD），包括慢性支气管炎、支气管哮喘和肺水肿；无机氟的长期暴露可造成骨骼和牙釉质的损害；甲基汞的长期暴露可损害脑和神经系统。③持久性蓄积危害：环境中有些污染物尽管在环境中浓度低，但可通过食物链传递，在生物体内浓度逐级放大，长期暴露会导致在人体内的持续性蓄积，危害人体健康。持久性蓄积危害的污染物主要有两类：金属及其化合物和 POPs。前者如铅、镉、汞等重金属及其化合物，生物半寿期较长，镉的半寿期为 13.7 年，汞的生物半寿期为 72 天，如日本神通川流域土壤镉污染通过稻米进入人体引起痛痛病。④内分泌干扰作用：环境中广泛存在一类具有类似激素作用、干扰内分泌功能、对机体或后代引起有害健康效应的外源性物质。已被证实或可疑的环境内分泌干扰物有上百种，包括环境雌激素、农药污染物及化学污染物等，如邻苯二甲酸酯类、多氯联苯类、有机氯农药、烷基酚类、双酚化合物类、植物和真菌激素、金属类。目前认为，环境内分泌干扰物与生殖障碍、出生缺陷、发育异常及内分泌相关肿瘤（如乳腺癌、卵巢癌、前列腺癌等）的发生发展有关。

（3）远期危害　环境中的一些物质对人体的危害一般经过较长潜伏期后才显现，表现为环境化学物的致癌、致畸和致突变作用。①致癌作用：环境有害因素与肿瘤的关系是当今社会备受关注热点之一。WHO 指出 90% 的人类肿瘤与环境因素有关，其中主要是化学因素。肺癌的发生与室内外空气污染有关，燃煤释放的多环芳烃、烹调油烟和居室内氡等有害物质是肺癌发生的诱因。②致畸作用：环境污染物通过母体影响胚胎发育和器官分化，使子代出现先天性功能和结构异常的作用，称为致畸作用。放射性物质、某些药物、病毒感染、工农业生产中的某些毒物、农药等环境致畸物对出生缺陷具有重要作用。如母亲妊娠期摄入甲基汞污染物，可引起新生儿出生缺陷。③致突变作用：环境污染物引起生物体细胞的遗传物质发生可遗传改变的作用，称为致突变作用，主要表现为基因突变和染色体畸变。大部分致癌物都是致突变物，而许多致突变物也是致癌物。

2. 间接危害　指环境污染物在积累和迁移转化过程中对生态系统和人类社会造成的危害。

（1）全球气候变暖　人类活动排放大量的二氧化碳、甲烷等温室气体，吸收地表发射的热辐射，使地球表面变热的现象，称为温室效应（green house effect）。全球气候变暖可导致冰川积雪融化、海平面上升、土地干旱、沙漠化等生态环境的破坏，以及高温热浪和海洋风暴等异常气候增多。同时可导致疟疾、乙型脑炎、流行性出血热等一些虫媒疾病的发病率升高。气候变暖可导致与暑热相关疾病（如中暑）的发病率和死亡率增加。

（2）酸雨（acid rain）　指 pH 低于 5.6 的大气降水，包括雨、雪、雾、霜等，主要是大气中的二氧化硫和氮氧化物溶于水而形成。酸雨可破坏水生和陆地生态环境，造成农作物减产、损害森林、腐蚀材料。酸雨渗入地下导致地下水中金属离子含量增加，危及饮用水安全。

（3）臭氧层破坏　臭氧层（ozone layer）是指距地球表面 15～35km 大气层中由臭氧构成的气层，厚约 20km。臭氧层可吸收来自宇宙的紫外线，使地球上的生物免受紫外线辐射的危害。人类活动排放的溴氟烷烃类（哈龙类）、氯氟烃类化合物等污染物进入大气中，与臭氧作用，是臭氧层破坏的主要原因。

（4）生物多样性锐减　地球上的生物多样性表现为成千上万种生物。环境污染与生态环境破坏（如恣意砍伐森林、破坏植被、掠夺性开采、滥捕乱猎等）已导致世界上大量生物物种灭绝。动植物的大量灭绝必然导致生态平衡的破坏，给人类生存带来严重威胁。

（五）环境污染与公害

1. 公害与公害病　公害（public nuisance）指由于人类活动引起的环境污染和生态环境破坏所造成的公众在安全、健康、生命财产和生活方面的危害。公害病（public nuisance disease）指由人类活动造成严重环境污染引起的与公害有因果关系的地域性疾病。

自 20 世纪 30 年代以来，工业的迅速发展和人口的急剧增长加重了自然资源的消耗和生态环境破坏，致使全球环境公害事件频发，如英国伦敦烟雾事件、美国洛杉矶光化学烟雾事件、日本水俣病事件、日本痛痛病事件、印度博帕尔毒气泄露事件、前苏联切尔诺贝利核泄漏事件等。

2. 公害病的特点

（1）在公害影响区域内的人群有与公害相关的共同症状和体征。

（2）病区内不同年龄和性别的人群均可能发病，甚至累及胎儿。

（3）除急性中毒外，大多具有低剂量、长时间暴露、陆续发病的特点。

（4）公害病必须经过科学的鉴定和国家法律的认可，具有严格的法律意义。一旦确定为公害病，有关部门应对受害者进行必要的赔偿。

第三节　环境污染的防治措施

生态环境保护和经济发展是辩证统一、相辅相成的，建设生态文明、推动绿色低碳循环发展，不仅可以满足人民日益增长的优美生态环境需要，而且可以推动实现更高质量、更有效率、更加公平、更可持续、更为安全的发展，走出一条生产发展、生活富裕、生态良好的文明发展道路。坚持绿水青山就是金山银山的发展理念，坚持节约资源和保护环境的基本国策，实现人与自然和谐共生的现代化。

一、我国的环境保护方针和对策

环境保护是我国的一项基本国策，关系到广大人民健康和造福子孙后代。不同的历史时期，我国环境保护的总方针有所不同。

（一）环境保护的基本方针

1973 年 8 月，国务院召开第一次全国环境保护会议，审议通过了"全面规划、合理布局、综合利用、化害为利、依靠群众、大家动手、保护环境、造福人民"的环境保护工作的基本方针。至此，我国环境保护事业开始起步。

（二）环境保护是我国的基本国策

1983 年 12 月，国务院召开第二次全国环境保护会议，进一步制定出我国环境规划与管理的大政方针。①将环境保护提升到我国现代化建设中的一项战略任务，是一项基本国策，从而确立了环境保护在经济和社会发展中的重要地位。②制定出"三同步、三统一"的战略方针：经济建设、城乡建设、环境建设同步规划、同步实施、同步发展，实现经济效益、社会效益和环境效益的统一。我国从保护环境这一基本国策出发，逐步形成以环境保护基本原则为基础、符合国情、适应经济体制和经济增长方式转变的三大环境政策。在防治环境污染方面，实行"预防为主、防治结合、综合治理"的政策；在自然保护方面，实行"自然资源开发、利用与保护、增殖并重"的政策；在环境保护责任方面，实行"谁污染谁治理，谁开发谁保护"的政策。

（三）可持续发展战略方针

1992 年联合国环境与发展大会之后，我国在世界上率先提出了《中国环境与发展十大对策》，第一次明确提出转变传统发展模式，走可持续发展道路。随后我国又制定了《中国 21 世纪议程——中国 21 世纪人口、环境与发展白皮书》《中国环境保护行动计划（1991—2000）》等纲领性文件，确定了实施可持续发展战略的政策框架、行动目标和实施方案。至此，可持续发展战略成为我国经济和社会发展的基本指导思想。环境与发展十大对策包括：①实行可持续发展战略；②采取有效措施，防治工业污染；③深入开展城市环境综合整治，认真治理城市"四害"；④推广生态农业，坚持不懈地植树造林，切实加强生物多样性的保护；⑤提高能源利用效率，改善能源结构；⑥运用经济手段保护环境；⑦大力推进科技进步，加强环境科学研究，积极发展环境保护产业；⑧健全环境法规，强化环境管理；⑨加强环境教育，不断提高全民族的环境意识；⑩参照联合国环境与发展大会精神，制定我国行动计划。

二、制定环境保护法规和标准，加强监督和管理

我国环境保护法律体系日臻完善，主要包括《中华人民共和国环境保护法》《中华人民共和国城乡规划法》《中华人民共和国海洋环境保护法》《中华人民共和国大气污染防治法》《中华人民共和国水污染防治法》《中华人民共和国固体废物污染环境防治法》《中华人民共和国土壤污染防治法》等。此外，还包括现行环境保护行政法规、建设项目环境保护管理办法（系列）、资源法律和法规等，使环境保护工作有法可依。

为加强环境保护工作，治理环境污染，2013—2016年期间我国先后出台了《大气污染防治行动计划》《水污染防治行动计划》和《土壤污染防治行动计划》，分别简称为《大气十条》《水十条》和《土壤十条》。

为保护人群健康和生态环境，我国制定了一系列环境与健康标准体系，主要包括两大类：环境质量标准体系（如《环境空气质量标准》《地表水环境质量标准》《农用地土壤环境质量标准》等）和环境卫生标准体系（如《生活饮用水卫生标准》等）。这些标准体系为改善人民的生活环境、保证环境卫生执法监督提供了重要法律保障。

三、环境保护的技术措施

（一）实施节能减排，调整产业结构

我国是世界上能源生产和消费大国，但能源利用效率不高，因此，合理开发和利用能源，实行开发和节约并举、把节约放在首位的方针极为重要，并积极倡导循环经济。应鼓励开发和应用节能降耗的新技术，实行强制淘汰高能耗、高物耗设备和产品制度。制定专项规划，明确各行业节能降耗的标准、目标和政策措施。从资源开采、生产消耗、废弃物利用和社会消费等环节推进资源的综合利用和循环利用。

（二）调整能源结构，供应清洁能源

降低煤炭占能源消费总量；加快清洁能源替代利用；积极有序发展水电，开发利用地热能、风能、太阳能、生物质能，安全高效发展核电。

（三）实行清洁生产，助推节能减排

清洁生产（cleaner production）是指既可满足人们的需要又可合理使用自然资源和能源并保护环境的实用生产方法和措施，其实质是一种物料和能耗最少的人类生产活动的规划和管理，将废物减量化、资源化和无害化，或消灭于生产过程之中。清洁生产可通过合理布局、调整和优化经济结构和产业产品结构、选用低毒或无毒原料、改革工艺、节约能源和原材料、资源的综合利用、科技创新、强化科学管理、产品的无害化生产与开发等措施来实现。

（四）发展绿色生态农业，保护农业环境

发展绿色生态农业是推进中国现代农业的重要组成部分，也是未来农业的发展方向。在种植业上，提倡生物技术防治病虫害和施用无害化农家肥，提倡使用低毒、低残留的化肥和农药，实现种植标准化。在养殖业上，科学施用饲料添加剂，促进优质畜产品生产良性发展，实现养殖标准化。加强各种畜禽废弃物的综合利用，通过多种经营和综合利用的农业结构，促进自然资源的合理开发，有效保护植被，改善生态环境。

（五）倡导绿色消费理念，践行低碳生活

环境治理，人人有责。人类在日常生活中，应当增强环境保护意识、节约意识、生态意识，自觉履行环境保护义务。从自身做起，养成简约适度、节约、绿色低碳、减少污染的消费方式和生活习惯，营造爱护生态环境的良好风气。

目标检测

答案解析

选择题

【A1 型题】

1. 人类自然环境的构成包括（　　）

    A. 大气圈　　　　B. 水圈　　　　　C. 土壤岩石圈　　D. 生物圈　　　　E. 以上都包括

2. 环境污染对人群健康的影响主要是（　　）

    A. 急慢性中毒、三致作用　　　　　　　　　B. 慢性中毒、致癌作用

    C. 急性中毒、亚急性中毒、慢性中毒　　　　D. 致癌、致畸、致突变

    E. 慢性中毒、致癌作用

3. 环境污染的基本特征不包括（　　）

    A. 环境污染物的浓度一般较低，且在环境中持续时间长

    B. 在各种因素的作用下，环境污染物可发生转化、增毒、降解或富集，使其原有性状和浓度发生改变而产生危害作用

    C. 许多环境污染物可通过大气、水体和食物等多种途径进入人体

    D. 多为高浓度、多种物质联合作用

    E. 环境污染影响各年龄段人群

3. 下面是环境污染产生的急性危害，除外（　　）

    A. 水俣病

    B. 印度博帕尔发生的异氰酸甲酯泄漏事件

    C. 前苏联发生过的核电站核泄漏事故

    D. 伦敦烟雾事件

    E. 洛杉矶光化学烟雾事件

4. 原生环境是指（　　）

    A. 受人为活动影响形成的环境　　　　　　　B. 以人类为中心的环境

    C. 天然形成的未受或少受人类活动影响的环境　　D. 受动物活动影响的天然环境

    E. 以人类为中心的环境

5. 清洁生产是指（　　）

    A. 生产场地清洁、厂房清洁

    B. 生产场所清洁卫生、无垃圾灰尘

    C. 清洁的生产过程

    D. 节约能源、减少资源消耗，有效预防控制污染物和其他废物生成的工艺技术过程

    E. 生产过程中有严格卫生管理制度，工人始终保持清洁卫生

6. 次生环境是指（　　）

　A. 天然形成的环境

　B. 某些元素分布不均所造成的环境

　C. 由于人类活动（生产和生活）所造成的环境

　D. 无生物所形成的环境

　E. 以上都不是

7. 下列气体不能引起温室效应的是（　　）

　A. CO　　　　　B. CO_2　　　　　C. CH_4　　　　　D. N_2O　　　　　E. 氯氟烃

8. 影响某环境污染物对健康损害的最主要因素是（　　）

　A. 暴露剂量　　　　　　　　　　　　B. 暴露时间

　C. 吸收途径　　　　　　　　　　　　D. 个体易感性

　E. 其他污染物的联合作用

9. 人群暴露环境污染物后表现为不同级别的健康效应，其分布规律是（　　）

　A. 两头大，中间小　　　　　　　　　B. 两头小，中间大

　C. 最弱的效应比例大　　　　　　　　D. 最强的效应比例大

　E. 都一样大

10. 影响人群易感性的非遗传因素是（　　）

　A. 性别　　　　　　　　　　　　　　B. 年龄

　C. 种族　　　　　　　　　　　　　　D. 遗传缺陷

　E. 代谢酶的基因多态性

（蒋守芳）

书网融合……

本章小结

微课

题库

第三章　生活环境与健康

📖 学习目标

知识要求：

1. 掌握　大气、室内空气污染物的来源及健康危害；介水传染病、生物地球化学性疾病、土壤污染的概念及其特征；影响氯化消毒效果的因素；医院环境有害因素及其防控。

2. 熟悉　大气污染防护、室内环境的基本卫生要求；饮用水源的种类与卫生学特征，新型饮用水卫生；碘缺乏病、地方性氟中毒的病因及主要临床表现；医院环境有害因素对健康的危害。

3. 了解　我国大气质量标准、生活饮用水卫生标准；医院选址、布局及防控感染的各种标准、规范和办法。

技能要求：

1. 培养识别环境污染物来源及危害的能力，增强环境保护意识。

2. 认识环境与健康的辩证关系，增强环境相关疾病早期预防的理念。

素质目标：

具有解决专业相关环境问题的能力及防控环境污染事故发生的意识。

生活环境是指与人类生活密切相关的各种自然因素和社会因素的总体。人类的生活环境存在着各种各样的环境因素，包括有益因素和有害因素，这些因素常以其固有的特性通过空气、水、食物和土壤等环境介质作用于人体，对人的健康产生影响。本章主要介绍大气环境与健康、室内环境与健康、饮用水环境与健康、地质及土壤环境与健康和医院环境与健康相关内容。

第一节　空气与健康

PPT

大气是生活在地球上生命体的必需物质。人通过呼吸与外界进行气体交换，从空气中吸收氧气，呼出二氧化碳，以维持生命活动。因此，空气的清洁度及其物理、化学和生物学特性与人类健康密切相关。

一、大气特征及其卫生学意义

（一）大气的垂直结构

大气是围绕地球周围的空气层，被称为大气圈（atmosphere）。随着距离地面的高度不同，大气层的理化特性有很大变化。按气温的垂直变化特点可将大气层自下而上分为对流层、平流层、中间层、热成层和逸散层。

1. 对流层　是大气圈中最靠近地面的一层，平均厚度约为12km，这一层集中了占大气总质量75%的空气和几乎全部的水蒸气。该层的特点为：①气温随着高度的增加而降低；②空气具有强烈的对流运动，复杂的气象条件均在此层发生；③人类活动排放的空气污染物大部分聚集在对流层。对流层对人类的生活、生产影响最大,与人类健康的关系最为密切。

2. 平流层　位于对流层之上,其上界伸展至约 55km 高处,空气运动以水平运动为主。在高 15 ~ 35km 处有厚约 20km 的臭氧层,能吸收太阳的短波紫外线和宇宙射线,保护地球生物免受这些射线的伤害。

3. 中间层　位于从平流层顶至 85km 处的范围,该层的气温随高度的增加而迅速降低,也具有明显的空气垂直对流运动。

4. 热成层　位于 85 ~ 800km 的高度之间。该层的气体在宇宙射线作用下处于电离状态,能反射无线电波,对无线电通讯有重要意义。

5. 外大气层　又称逸散层,是距地面 800km 以上区域。该层大气稀薄,气温高,分子运动速度快,地球对气体分子的引力小。

(二) 大气的组成

自然状态下的大气由混合气体、水蒸气和悬浮颗粒组成。除去水蒸气和悬浮颗粒的空气称为干洁空气,其主要成分为氮气 (78.10%)、氧气 (20.93%)、二氧化碳 (0.03%)、氩气 (0.93%) 及微量的氖与氦。

(三) 大气的物理性状及其卫生学意义

大气的物理性状主要有太阳辐射、气象条件和空气离子等。

1. 太阳辐射 (solar radiation)　是形成各种复杂天气现象的主要原因,也是地球上光和热的源泉。太阳光谱由紫外线 (波长 200 ~ 400nm)、可见光 (波长 400 ~ 760nm) 和红外线 (波长 760nm ~ 1mm) 组成。大阳辐射的波长不同,生物学效应亦不同,波长越短,生物学效应越强。

(1) 紫外线 (ultraviolet radiation)　按不同波长的生物效应,紫外线可分为 UV-A (400 ~ 320nm)、UV-B (320 ~ 275nm) 和 UV-C (275 ~ 200nm)。其中,UV-A 段生物活性较弱,具有色素沉着作用;UV-B 段具有红斑、抗佝偻病和免疫增强作用;UV-C 段具有明显杀菌作用,其中以波长 254nm 的紫外线杀菌作用最强。适量的紫外线照射对人体是有益的。但是过强的紫外线暴露可致日光性皮炎、光照性眼炎、白内障,甚至皮肤癌等。

🌐 **知识链接**

紫外线杀菌的原理

UV-C 段紫外线易被细菌、病毒的蛋白质、核酸吸收,导致蛋白质变性离解,DNA (脱氧核糖核酸) 或 RNA (核糖核酸) 的分子结构破坏,使其死亡或不能繁殖后代。紫外线可杀灭细菌繁殖体、芽孢、分枝杆菌、冠状病毒、真菌、立克次体和衣原体等,凡被上述病原微生物污染的空气、物体表面和水 (水深不超过 12cm) 均可采用紫外线消毒。

(2) 可见光 (visible light)　波长为 400 ~ 760nm,是人视觉器官感受到的光线。可见光综合作用于机体的高级神经系统,能提高视觉功能、改善机体的新陈代谢,并具有镇静作用,是生物生存的必需条件。

(3) 红外线 (infrared radiation)　波长为 760nm ~ 1mm。红外线的生物学作用基础是热效应。适量的红外线可促进机体新陈代谢,并有消炎和镇静作用。过量照射可引起皮肤烧伤、日射病和白内障等。

2. 气象因素　包括气温、气湿、气流、气压等因素。这些因素综合作用于机体,影响体温调节、心脑血管功能、神经功能、免疫功能等多种生理活动。适宜的气象因素使人感到舒适,机体处于良好状态，对健康有促进作用。如果气象条件的异常变化超出机体代偿能力，如高温、低气压、高湿、寒冷、暴风雨等，可引起机体抵抗力降低而诱发或加重心脑血管疾病、呼吸系统疾病和关节炎等。

3. 空气离子（air ion） 空气中的气体分子（如氧）在宇宙射线、阳光紫外线的作用下或在雷电、海浪、瀑布的冲击下，脱去外层电子，生成带有正电荷的正离子（阳离子）；游离的电子与另一个中性分子结合成为带负电荷的负离子（阴离子）。空气中阴离子对机体具有镇静、催眠、镇痛、降压等作用。而空气阳离子的作用则相反，可引起失眠、烦躁、头痛、血压升高等。每个离子可吸附周围的10~15个中性气体分子，形成直径较大、质量较轻的离子称为轻离子。轻离子与空气中的悬浮颗粒或水滴结合形成重离子。空气中重、轻离子数目的比值<50时，则空气较为清洁。

二、大气环境与健康

一个成年人通常每天呼吸2万多次，吸入 $10 \sim 15 m^3$ 的空气。因此，大气的清洁程度与人类健康关系密切。

（一）大气污染及其来源

大气污染是指由于自然或人为因素使大气中有害物质的浓度超过了大气的自净能力，使空气质量恶化，对居民健康造成直接、间接或潜在危害的现象。

1. 自然来源 沙尘暴、火山爆发、森林火灾等自然因素导致的大气污染属于天然污染。

2. 人为污染的来源 较为广泛，主要包括以下几方面。

（1）**工农业生产** 工业企业是大气污染的主要来源，也是大气卫生防护的重点。燃料的燃烧和生产过程中排出的废气是大气污染的主要来源。目前，煤炭和石油仍是我国企业的主要燃料。煤的主要杂质是硫化物，此外还有氟、砷、钙、铁、镉等。石油的主要杂质是硫化物和氮化物，其中也含少量的有机金属化合物。燃料燃烧完全的主要产物有二氧化碳（ CO_2 ）、二氧化硫（ SO_2 ）、二氧化氮（ NO_2 ）、水蒸气和灰分；燃烧不完全则产生一氧化碳（ CO ）、硫氧化物、氮氧化物（ NO_x ）、醛类、碳粒、多环芳烃等。其次，各种工业企业由原材料到产品生产过程的各环节都有可能排放污染物。污染物的种类与原材料种类、生产工艺密切相关。农业生产中化肥的施用、农药的喷洒、农作物秸秆的焚烧也会造成大气污染。

（2）**交通运输** 飞机、汽车、火车、轮船和摩托车等交通运输工具使用的主要燃料为汽油、柴油等石油制品，燃烧后产生大量的颗粒物、 CO 、 CO_2 、 NO_x 、多环芳烃和醛类等污染物。随着城市机动车保有量的迅速增加，汽车尾气排放已成为我国许多城市大气污染的主要来源之一。

（3）**生活炉灶和采暖锅炉** 以煤、液化石油气、煤气或天然气为燃料，是采暖季节大气污染的重要来源。

（4）**其他** 地面尘土飞扬、固体废弃物被大风刮起等会造成大气污染。此外，工厂爆炸、化学危险品储存罐泄露和爆炸、火灾、核泄漏等意外事故亦能严重污染大气。

（二）大气污染物的种类

大气污染物按其属性，一般分为物理性、化学性和生物性三类，其中以化学性污染物种类最多、污染范围最广。

根据其在大气中的存在状态，将其分为气态污染物和气溶胶。气溶胶体系中分散的各种微粒被称为大气颗粒物（particulate matter，PM）。

（1）**气态污染物** 主要有含硫、含氮、碳氧、碳氢和卤族化合物。

（2）大气颗粒物 粒径是大气颗粒物最重要的性质，与其体积、质量和沉降速度等有关。为了便于研究，在实际工作中常使用空气动力学等效直径（Dp）来表示大气颗粒物的大小。在气流中，若研究的大气颗粒物与一个有单位密度的球形颗粒物的空气动力学效应相同，则这个球形颗粒物的直径就定义为所研究大气颗粒物的 Dp。

按粒径大小，大气颗粒物可分为总悬浮颗粒物（TSP，$Dp \leqslant 100\mu m$）、可吸入颗粒物（IP、PM_{10}，$Dp \leqslant 10\mu m$）、细颗粒物（$PM_{2.5}$，$Dp \leqslant 2.5\mu m$）和超细颗粒物（$PM_{0.1}$，$Dp \leqslant 0.1\mu m$）。

（三）大气污染对人体健康的危害

1. 直接危害

（1）急性危害 当大气污染物的浓度急剧升高，可使当地人群因吸入大量的污染物而引起急性中毒，按其形成的原因可分为烟雾事件和生产事故。①烟雾事件：根据烟雾形成的原因，可分为煤烟型烟雾事件和光化学烟雾事件。煤烟型烟雾事件主要由燃煤产生的大量空气污染物排入大气，在高气压、逆温、无风、低温等不良气象条件下，大气污染物不能充分扩散而导致。自 19 世纪末开始，世界各地曾经发生过许多起严重的烟雾事件，如伦敦烟雾事件、马斯河谷烟雾事件和多诺拉烟雾事件。对人群的健康影响表现为眼睛、鼻、咽喉的刺激症状及其他呼吸系统疾病和心脏病。老年人、婴幼儿是易感人群。光化学烟雾是由汽车尾气排放的 NO_x 和挥发性有机物在日光紫外线的作用下，经过一系列的光化学反应生成的浅蓝色烟雾。光化学烟雾的刺激性很强，可使人群出现眼睛红肿流泪、咽喉痛、咳嗽等刺激性症状，严重者可出现心肺功能障碍。②生产事故引发的急性中毒事件：这类事件往往突然发生，后果通常十分严重。如 1984 年印度博帕尔毒气泄露事件、1986 年前苏联切尔诺贝利核电站爆炸事件、2011 年日本福岛核事故等。

（2）短期影响 研究显示 PM_{10}、$PM_{2.5}$ 短期暴露可显著增加居民的死亡风险；短期内 PM_{10}、$PM_{2.5}$ 浓度的增加与总死亡率、心血管死亡和呼吸道疾病死亡之间存在统计学的显著相关性。

（3）慢性及远期危害 ①影响呼吸系统：大气中的 SO_2、NO_x、硫酸雾、硝酸雾、颗粒物可长期反复刺激机体引起咽炎、喉炎、眼结膜炎和气管炎等。呼吸道炎症反复发作可形成慢性阻塞性肺疾病，包括慢性支气管炎和肺气肿。②影响心血管系统：研究显示大气中 $PM_{2.5}$、臭氧（O_3）浓度增高与心血管疾病患者死亡率升高相关。③致癌作用：国内外流行病学研究表明，大气污染程度与肺癌的发病率和死亡率存在正相关关系。2013 年 10 月 17 日，世界卫生组织下属的国际癌症研究机构发布报告，首次明确将大气污染确定为人类致癌物，其致癌风险归为第一类，即人类致癌物。④降低机体免疫力：大气污染可降低机体的免疫力。在大气污染严重的地区，居民唾液溶菌酶和分泌型免疫球蛋白 A 含量均明显降低，血清中的其他免疫指标也下降。大气污染可削弱肺部的免疫功能，增加儿童患呼吸道感染的易感性。⑤引起变态反应：大气中的 SO_2、O_3、NO_x 等污染物可引起支气管收缩、气道反应性增强、加剧过敏反应。研究表明，柴油车尾气中的颗粒物可加剧变应性鼻炎的症状。

2. 间接危害

（1）产生温室效应 大气中的某些气体如 CO_2 等能吸收地表发射的红外线等长波辐射，使地球表面的气温升高，称为温室效应。这些气体称为温室气体，主要包括 CO_2、甲烷、臭氧和氯氟烃（CFCs）等。温室气体在大气中像一层厚厚的玻璃，具有吸热和隔热的功能，使地球变成了一个大暖房，其中大气中 CO_2 浓度增加是造成全球变暖的主要原因。气候变暖已成为全球面临的重大问题。

气候变暖可使两极冰川融化，海平面上升，还可导致海洋变暖、酸化；有利于病原微生物的繁殖，导致生物媒介传染病性疾病的流行；还可导致与暑热相关疾病的发病率和死亡率增加。

⊕ **知识链接**

联合国气候变化框架公约

《联合国气候变化框架公约》是指联合国大会于1992年5月9日通过的一项为了应对气候变化的公约。1994年3月21日，该公约生效。公约具有法律约束力，终极目标是将大气温室气体浓度维持在一个稳定的水平，在该水平上人类活动对气候系统的危险干扰不会发生。

2014年12月9日，出席联合国气候变化框架公约第20轮缔约方会议的中国政府代表庄严承诺，2016—2020年我国将把每年的CO_2排放量控制在100亿吨以下，CO_2排放量将在2030年左右达到峰值。2020年9月22日，我国在第七十五届联合国大会上提出"二氧化碳排放力争于2030年前达到峰值，努力争取2060年前实现碳中和"庄严的目标承诺，"3060"双碳目标展现了我国贯彻新发展理念、建设清洁美丽世界的坚定决心。

（2）形成酸雨　酸雨是指pH<5.6的降水，包括雨、雪、雾等。形成酸雨的主要前体物质是SO_2和NO_x。酸雨影响水生生态系统、降低土壤pH、抑制土壤中的微生物，破坏树木、农作物、花草等植被，腐蚀建筑物和文物等。

（3）破坏平流层臭氧层　工业生产排入大气的某些化学物质如氯氟烃、溴氟烷烃类（哈龙类）进入平流层后，受短波紫外线辐射光解释放出游离氯（溴），与臭氧作用，导致臭氧层损耗。CFCs在工业上用作固体制冷剂、气溶胶喷雾剂、发泡剂等生产的原料。溴氟烷烃类主要用作灭火剂和熏蒸剂。臭氧层的破坏减弱了臭氧层吸收、阻挡短波紫外线和其他宇宙射线的能力，增加人群白内障、皮肤癌的发病率。

（4）形成大气棕色云团　大气棕色云团（atmospheric brown clouds，ABC）是指以细颗粒为主，悬浮于大气对流层的大片污染物。从工矿企业、机动车、木材燃烧或以牲畜粪便燃烧排放的废气，在大气层中积聚，最终形成有毒的棕色云团。棕色云团在1999年的印度洋试验中首次被观察到。当时，一个国际科学合作项目在印度洋上空发现了厚度约3公里，面积相当于美国陆地面积大小的棕色云团，命名为"亚洲棕色云团"。后来，在世界许多地区发现了此类云团。2003年3月，联合国环境规划署将其改名为"大气棕色云团"。

ABC对人类健康危害较大，其中那些细小的颗粒物可进入血液、肺部，诱发慢性呼吸系统疾病，甚至致癌。ABC还能降低大气能见度，妨碍交通安全。ABC对气温的影响尚有争议：它们将一些入射的太阳辐射反射回太空，冷却地球表面，同时吸收一些太阳能，加热周围的大气。全球范围内气溶胶能量吸收的大小及其对全球变暖的贡献尚不确定。

（四）大气主要污染物及其对人体健康的危害

1. 颗粒物　大气中的颗粒物主要来源于人类的生产和生活活动使用的各种燃料的燃烧。此外，沙尘暴、地面扬尘是我国北方一些地区大气颗粒物的重要来源。近年来，大气$PM_{2.5}$污染受到广泛的关注，$PM_{2.5}$是我国大多数城市的首要污染物，也是形成雾霾的主要污染物。

颗粒物被吸入呼吸道可引起鼻炎、咽炎、支气管炎或肺炎，长期反复作用于呼吸道可诱发慢性阻塞性肺疾病。此外，颗粒物还可吸附重金属、石棉和多环芳烃类等化合物而引发心血管疾病和肺癌等。

⊕ **知识链接**

PM₂.₅ 的特性

PM₂.₅ 是大气中 Dp ≤ 2.5μm 的颗粒物，直径不到人头发丝粗细的 1/20。其粒径小、比表面积大、吸附性强，表面易吸附大量的有毒有害物质，包括铅、铬、镉、镍等有毒重金属，多环芳烃类、多氯联苯等有机污染物，酸性氧化物，细菌和病毒等。PM₂.₅ 在空气中悬浮时间长、输送距离远。PM₂.₅ 在呼吸系统中易于溶解吸收，沉积于肺泡区后，由于肺泡区表面积大，肺泡壁上有丰富的毛细血管网，PM₂.₅ 可溶性部分很容易被吸收入血液。因此，PM₂.₅ 对人体健康的危害不是局限于呼吸系统，而是全身多个系统。

2. 二氧化硫 一切含硫燃料的燃烧都能产生 SO_2。SO_2 是一种刺激性气体，易溶于水，在空气中可被氧化为 SO_3，进而与水蒸气结合形成硫酸雾。其主要危害是引起呼吸道和眼结膜的急、慢性炎症，也是慢性阻塞性肺疾病的主要病因。吸附 SO_2 的颗粒物是变态反应原，能引起支气管哮喘。动物实验证实 SO_2 还有促癌作用，可增强苯并(a)芘的致癌作用。

3. 氮氧化物 大气中的 NO_x 主要指 NO_2 和 NO，前者的毒性要比后者高 4 ~ 5 倍。NO_x 主要来源于人类日常生活、工业企业和交通运输中各种有机物、矿物燃料燃烧，某些化工产品的生产过程，各种机动车辆排放的尾气。NO_2 较难溶于水，对上呼吸道和眼睛的刺激作用较小，主要作用于深部呼吸道、细支气管及肺泡。

4. 多环芳烃（polycyclic aromatic hydrocarbon，PAH） 是含两个或两个以上苯环的芳烃，主要来源于各种含碳有机物的热解和不完全燃烧、烹饪油烟以及各种有机废弃物的焚烧等。迄今已发现 PAH 有上百种化合物，苯并(a)芘（BaP）是其中认识最早、致癌性最强的 PAH。大气中的大多数 PAH 吸附在颗粒物表面，尤其是 <5μm 的颗粒物表面。

（五）我国的大气质量标准

现行的《环境空气质量标准》（GB 3095 – 2012）将我国全国范围分为两类不同的环境空气质量功能区：一类区为自然保护区、风景名胜区和其他需要特殊保护的地区；二类区为居住区、商业交通居民混合区、文化区、工业区和农村地区。

对每种污染物的浓度限值分为两级。

1. 一级标准 为保护自然生态和人群健康，在长期接触情况下，不发生任何危害影响的空气质量要求。上述一类区执行一级标准。

2. 二级标准 为保护人群健康和城市、乡村的动植物，在短期和长期接触的情况下，不发生伤害的空气质量要求。上述二类区执行二级标准。

大气中有害物质的浓度受生产周期、排放方式、气象条件等因素的影响而经常变动。各种有害物质对机体产生的有害作用类型也各不相同。有些物质使人或动物在短期内出现刺激、过敏或中毒等急性危害，则该物质必须制定 1 小时平均浓度限值，即任何 1 小时内平均浓度的最高容许值；对一些有慢性作用的有害物质须制定 24 小时平均浓度限值和年平均浓度限值。

以 SO_2 和 PM₂.₅ 为例，GB 3095 – 2012 中 SO_2 的 1 小时平均、24 小时平均和年平均的一级浓度限值分别为 150μg/m³、50μg/m³ 和 20μg/m³，二级浓度限值分别为 500μg/m³、150μg/m³ 和 60μg/m³。PM₂.₅ 的 24 小时平均和年平均的一级浓度限值分别为 35μg/m³ 和 15μg/m³，二级浓度限值分别为 75μg/m³ 和 35μg/m³。

（六）大气污染的防护

预防和控制大气污染必须坚持综合防治的原则，必须从源头开始控制并实行全过程控制，推行清洁生产。在城市或区域性大气污染的防制中，采用合理的规划措施和工艺措施是十分关键的。

1. 规划措施 ①合理安排工业企业布局，调整工业结构；②完善城镇绿化体系；③加强居住区内局部污染源的管理。

2. 工艺和防护措施 ①调整能源结构、大力降低能耗；②控制机动车尾气污染；③改进生产工艺，减少工业废气排放。

三、室内环境与健康

人的一生中大部分时间是在室内度过的，室内环境已成为人类接触最为密切的环境，室内环境质量优劣直接关系到每位居民的健康。

（一）室内环境的基本卫生要求

1. 小气候适宜 冬暖夏凉，有必要的通风、采暖、防寒、隔热、防潮等设施。

2. 采光照明良好 白天充分利用阳光采光，晚间照明适当。

3. 室内空气清洁卫生 应避免室内、外污染源对室内空气的污染。

4. 卫生设施齐全 应有上、下水道和其他卫生设施。

5. 环境安静整洁 应保证休息、睡眠、学习和工作。

（二）室内空气污染物的来源

根据污染物形成的原因和进入室内的途径，可将室内空气主要污染源分为室外来源和室内来源。

1. 室外来源 这类污染物主要存在于室外或其他室内环境中，但可通过门窗缝隙或其他管道缝隙等途径进入室内。

（1）室外空气 大气污染物可通过机械通风系统和自然通风进入室内空气中，常见的如二氧化硫、一氧化碳、铅和颗粒物等。

（2）建筑材料 地基的地层和建筑材料砖块、石材等本身含有镭、钍等放射性元素蜕变时产生氡，使室内放射性氡及其子体的浓度增加。北方地区冬季施工加入防冻剂，可渗出有毒气体氨。

（3）人为带入室内 人们每天进出居室，很容易将室外或工作环境中的污染物带入室内。这类污染物主要有大气颗粒物和工作环境中的铅、石棉等。

（4）相邻住宅污染 从邻居家排烟道、下水道进入室内的毒物、熏蒸杀虫剂、病原微生物等。2003年香港"淘大花园爆发严重急性呼吸综合征（SARS）事件"调查结果显示：其源头是患者探亲期间因腹泻而使用该花园住户的厕所，结果排泄物中的SARS病毒借助污水管道流动，经过地漏口漏出，挥发到空气中，再通过流动的空气传播到整个社区。此事件导致淘大花园321人感染，42人因SARS病故。因此，需经常向室内所有的水槽（包括地漏）加水，保证U形水槽水位，预防其他住宅污染物以气溶胶形式通过下水口进入室内。

（5）其他途径 如空调冷凝水中携带的细菌、微生物等。

2. 室内来源

（1）室内燃料燃烧和烹调油烟 燃煤、燃气可产生颗粒物、CO、CO_2、NO_x 等污染物。烹调时可产生大量的油烟，其成分高达数百种。

（2）室内装饰材料及家具 是目前室内空气污染的主要来源，如油漆、涂料、壁纸、胶合板、刨花板、泡沫填料等材料可释放甲醛、苯、甲苯、二甲苯、三氯甲烷等挥发性有机物；如果地砖、瓷砖、大理石等装饰石材等本身含有镭、钍等放射性元素，使室内氡及其子体的浓度增加。

（3）人的日常活动　人体内代谢产物，主要通过呼吸、谈话、大小便、汗液等排出体外。吸烟是室内有害物质的重要来源，吸烟形成的烟气中至少含有 3800 种成分，其中致癌物不少于 44 种。

（4）家用电器　家用电器的广泛使用使人们接触电磁辐射的机会大大增加。打印机、复印机等办公设备在使用过程中会释放一定量的臭氧。

（5）室内生物性污染　呼吸道感染或传染病患者通过咳嗽、喷嚏飞沫排出病原体，污染室内空气。由于室内的气温、湿度比较适宜，空气流速小，有利于致病微生物如真菌、尘螨等生物的生长和繁殖，引起人们的过敏反应。

（三）室内空气主要污染物及其对健康的影响

1. 甲醛　是室内的主要污染物之一，主要来自建筑、装饰材料，如黏合剂、涂料等。另外，甲醛还可来自化妆品、杀虫剂、消毒剂、防腐剂、纺织纤维等生活用品。甲醛具有强烈的刺激性，对呼吸道、皮肤黏膜产生刺激作用，引起眼红、流泪、咽干发痒、咳嗽等症状；长期接触甲醛还可引起变态反应，如过敏性皮炎、哮喘等；长期接触甲醛增加了致癌风险，已有确凿的证据显示甲醛可诱发职业接触者患鼻咽癌。国际癌症研究中心在 2004 年已将其列为 1 类致癌物。

2. 挥发性有机化合物（volatile organic compound，VOC）　是一类重要的室内污染物，目前已鉴定出 500 多种，尽管它们各自的浓度不高，但同时存在于室内空气，其联合作用不可忽视。除醛类外，常见的 VOC 还有苯、甲苯、二甲苯、三氯乙烯、三氯甲烷、萘等，主要来自各种溶剂、黏合剂等化工产品。VOC 能引起免疫失调，影响中枢神经系统功能，出现头晕、头痛、嗜睡、无力等症状。亦可影响消化系统，表现为食欲减退、恶心、呕吐，严重者可损伤肝脏和造血系统。由于它们各自浓度不高，但种类多，通常以 TVOC 表示其总量。

3. 放射性污染物　氡是一种放射性气体，由镭衰变而来。室内氡污染主要来自地基土壤、建筑和装饰材料。氡及其子体对人体健康的危害主要是引起肺癌，潜伏期为 15 ~ 40 年。

4. 生物性污染物　病原微生物对呼吸道传染病的传播有重要意义，如流行性感冒、麻疹、SARS、新型冠状病毒肺炎、百日咳、白喉、猩红热及结核等，均可经空气传播。孳生于空调冷却塔或冷却器内的军团菌也可以通过气溶胶进入人体，诱发军团菌病。此外，尘螨普遍存在于居室环境中，尤其是在室内潮湿、通风不良的情况下，床垫、被褥、地毯、枕头、沙发套等纺织物内极易孳生。尘螨本身及其分泌物和排泄物是变态反应原，吸入后可引起哮喘、荨麻疹、过敏性皮炎等变态反应性疾病。

（四）室内空气污染的控制

室内空气污染来源很多，保证室内空气清洁应从多方面考虑，除了立法机构、政府和企业共同努力防治室内外各种空气污染外，还需考虑以下方面。

1. 住宅选择在大气清洁、日照通风良好、周围无环境污染源、有绿化地带，与闹市、工业区和交通要道隔离的地段内。

2. 选择符合室内装饰装修材料有害物质限量 10 项强制性国家标准的装饰装修材料。

3. 加强能源利用的管理，改造炉灶和采暖设备，提高燃料的燃烧效率；提高抽油烟机的排烟效果。改进能源结构，推广天然气、电能、太阳能等清洁能源。大力发展集中式供暖系统。

4. 加强室内通风，合理使用空调设备。

5. 改进个人的卫生习惯。

6. 健全室内空气质量标准和室内装饰装修材料有害物质限量标准。

PPT

第二节　饮用水与健康

2010 年海地霍乱流行

案例：2010 年 1 月 12 日，海地发生里氏 7.3 级强烈地震，致约 30 万人死亡、30 万人受伤，另有 100 万人无家可归。洁净的饮用水缺乏，卫生设施也极度匮乏。震后重建期间爆发霍乱。至 2010 年 12 月 19 日，已有 10 万人感染霍乱，2535 人死亡。

霍乱是因摄入的食物或水受到霍乱弧菌污染而引起的一种急性腹泻性传染病，能在数小时内造成腹泻脱水甚至死亡。霍乱为我国法定的甲类烈性传染病，要求在发现确诊或疑似病例后 2 小时内上报。

讨论：1. 海地发生霍乱的可能原因？

2. 霍乱的流行特征是什么？

3. 如何预防、控制霍乱的流行？

4. 结合介水传染病的流行特征，分析我国是如何做到"大灾之后无大疫"的。

水是生命之源，是一切生命过程必需的基本物质，人体内的一切生理和生化活动都需要在水的参与下完成。人体的 70% 由水组成，成人每日的生理需水量为 2.5 ~ 3L。同时，水又是人类日常生活和工农业生产的必备物质条件。我国人口众多，淡水资源缺乏，人均水量仅为世界人均水量的 1/4，是全球人均水资源最贫乏的国家之一。然而，中国又是世界上用水量最多的国家。

一、饮用水源的种类与卫生学特征

天然水资源一般分为降水、地表水和地下水三大类。

（一）降水

降水主要指雨、雪水，水质较好、矿物质含量较低，但水量无法保证。

（二）地表水

地表水主要包括江河水、湖泊水、水库和池塘水等。地表水以降水为主要补充来源，与地下水也有相互补充关系。地表水的水量和水质受流经地区地质状况、气候条件、人类工农业生产活动的影响较大。水质一般较软，含盐量较少，易受污染。

在我国经济发展的同时，江、河、湖泊、水库的水域曾受到不同程度的污染，虽然我们国家加强了水资源保护，但饮用水安全问题仍需关注。生态环境部 2021 年 1 ~ 12 月全国地表水质量状况通报显示，国家地表水考核的 3641 个断面中，水质优良（Ⅰ ~ Ⅲ类）断面比例为 84.9%，劣Ⅴ类断面比例为 1.2%；监测的 210 个重点湖（库）中，水质优良（Ⅰ ~ Ⅲ类）湖库个数占比 72.9%，劣Ⅴ类水质湖库个数占比 5.2%。

（三）地下水

地下水是指循环在地壳岩层的水，以降水和地表水为补充来源。地下水可分为浅层地下水、深层地下水和泉水。与地表水比较，地下水的水质较好，感官性状良好，但各种矿物盐含量高，水的硬度较大。

二、饮用水的净化与消毒

水源水往往含有各种杂质，须经过净化和消毒方能满足生活饮用水卫生标准的要求。

（一）净化

生活饮用水的净化处理目的是去除水中的悬浮物质、胶体颗粒和细菌等。净化方式包括混凝沉淀和过滤。

（二）消毒

供水过程的各环节都存在致病菌的污染，饮用水消毒的目的是通过消毒杀灭饮用水中的病原微生物，预防传染病的发生和流行。我国用于饮用水消毒的方法有氯化消毒、二氧化氯消毒、紫外线消毒和臭氧消毒，其中氯化消毒是我国最主要的饮水消毒方法。

1. 氯化消毒的原理　饮水氯化消毒是指用氯或氯制剂进行饮水消毒的方法，常用的氯制剂主要有液氯、漂白粉、漂白粉精和有机氯制剂等。含氯化合物中具有杀菌能力的有效成分称为有效氯，含氯化合物分子团中氯的价数大于 -1 者均为有效氯。漂白粉含有效氯28% ~ 33%；漂白粉精含有效氯60% ~ 70%。氯溶于水后生成次氯酸，漂白粉和漂白粉精在水中均能水解生成次氯酸。氯化消毒的基本原理是次氯酸的作用。由于次氯酸体积小，电荷中性，易穿过微生物的细胞壁。同时，它又是一种强氧化剂，能损害细胞膜，使其通透性增加，导致细胞内容物如蛋白质、RNA 和 DNA 释出，并能干扰多种酶系统，从而使细菌死亡。氯对病毒的作用，在于对核酸的致死性损害，但病毒对氯的抵抗力较细菌强。

2. 影响氯化消毒效果的因素

（1）加氯量和接触时间　为保证消毒效果，加氯量除满足杀灭水中病原微生物的需氯量外，应保持一定的余氯量以维持杀菌的效果。一般要求氯加入水中后，接触30 分钟，有 0.3 ~ 0.5mg/L 的游离氯。对化合性余氯则要求接触 1 ~ 2 小时后有 1 ~ 2mg/L 余氯。

（2）水的 pH　次氯酸是弱电解质，在水中解离 $HOCl \rightleftharpoons H^+ + OCl^-$。其解离程度取决于水温和 pH 值。当 pH < 5.0 时，平衡左移，HOCl 接近 100%；当 pH > 9.0 时，平衡右移，OCl^- 接近 100%；当 pH = 7.50 时，HOCl 和 OCl^- 大致相等。HOCl 的杀菌效果较 OCl^- 高约 80 倍，因此氯化消毒时水的 pH 不宜太高。

（3）水温　水温低杀菌效果差，反之亦然。水温每升高 10℃，杀菌效果提高 2 ~ 3 倍。

（4）水混浊度　水混浊度高，悬浮物质较多，细菌多附着在这些悬浮颗粒上，则氯不易直接作用于细菌本身，杀菌效果降低。

（5）水中微生物的种类和数量　不同微生物对氯的耐受性不同，病毒对氯的耐受性高于细菌。水中微生物数量过多将影响消毒效果。

三、饮水污染与健康

水质不良可引起多种疾病，据 WHO 的调查，80% 的人类疾病与饮用被污染的水有关。饮用水污染分为物理性污染、化学性污染和生物性污染。我国的饮水污染同时存在生物性污染和化学性污染，但生物性污染仍是我国农村地区面临的突出问题。饮用水受病原微生物污染可引起介水传染病的流行。

（一）介水传染病

介水传染病（water - borne communicable disease）指通过饮用或接触受病原体污染的水，或食用被这种水污染的食物而传播的疾病，也称水性传染病。介水传染病的病原体主要有细菌、病毒和原虫。常见的介水传染病为肠道传染病，如霍乱和副霍乱、伤寒和副伤寒、痢疾、甲型肝炎、阿米巴痢疾以及血吸虫病等。介水传染病的发生原因有两方面：一是水源受病原体污染后，未经妥善处理和消毒即供居民饮用；二是饮用水在输配水和贮水过程中，由于管道渗漏、出现负压等原因，重新被病原体污染。

介水传染病的流行特点为：①饮用水源一次严重污染后，可引起暴发流行，短期内出现大量患者，且大多数病例的发病日期集中在该病最短和最长的潜伏期之内，如饮用水源持续遭受污染，则病例可终年不断；②病例的分布与供水范围一致，绝大多数的患者都有饮用同一水源的历史；③一旦对污染水源采取治理措施，加强对饮水的净化和消毒后，疾病的流行能很快得到控制。

（二）饮水化学性污染

工业废水的排放是水体化学性污染的主要原因。水体中常见的化学性污染物包括无机物质（如镉、汞、铅、砷、铬、氰化物等）和有机物质（如酚、多氯联苯、石油及其制品等）。水体受污染后，各种有毒化学物质可通过饮水或食物链传递使人发生急、慢性中毒和远期危害（致突变、致癌和致畸）。

1. 酚类化合物　酚是一种重要的工业原料，被广泛应用于炼油、炼焦、化工、冶金、造纸、印染、石油等工业企业。酚类化合物还广泛应用于消毒、灭螺、除莠、防腐等，在使用过程中可使水体受到污染。水中的酚能使水的感官性状明显恶化，产生异味和异臭。

由于酚在体内代谢迅速，酚类化合物的危害多为事故性的急性中毒。急性酚中毒主要表现为大量出汗、肺水肿、吞咽困难、肝及造血功能损害、黑尿等。酚对皮肤、黏膜有强烈的刺激腐蚀作用。

2. 汞和甲基汞　矿山开采与冶炼、氯碱、化工、仪器仪表制造、电子、染料等工业企业废水和含汞农业废水可致水体汞污染。水体中的汞沉淀进入底泥后，在含有 hgcA 和 hgcB 基因微生物作用下可转变为甲基汞或二甲基汞。甲基汞可通过食物链在水生生物体内富集浓缩，鱼、贝等水生生物体内甲基汞富集可达百万倍以上。人长期食用含甲基汞的鱼、贝类等海鲜，可引起慢性甲基汞中毒。

发生在 20 世纪 50 年代日本熊本县水域湾的水俣病，就是典型的慢性甲基汞中毒。慢性甲基汞中毒以中枢神经系统损伤为主要中毒表现，最突出的症状是神经精神症状，早期表现为神经衰弱综合征，严重者可出现神志障碍、谵妄、昏迷、锥体外系受损、甚至死亡。小脑受损时可出现共济失调现象。水俣病患者可出现肢端感觉麻木、向心性视野缩小，共济运动失调、语言和听力障碍等典型症状，称之为Hunter – Russel 综合征。甲基汞可通过胎盘侵入胎儿脑组织引起中枢神经系统障碍。

3. 多氯联苯（polychlorinated biphenyls，PCBs）　是联苯苯环上的氢原子为氯所取代而形成的一类化合物。PCBs 被广泛应用于变压器和电容器、热交换器和水力系统、工业用油、阻燃剂等工业生产中，随工业废水进入水体。PCBs 在水环境中极为稳定，可通过水生生物进入食物链而发生生物富集。PCBs 的脂溶性强，进入机体后易在脂肪组织中蓄积并储存。PCBs 可通过胎盘和乳汁进入胎儿或婴儿体内。此外，PCBs 是典型的环境内分泌干扰物，可干扰体内雄激素和雌激素的正常代谢和生理功能。

然而，人们对 PCBs 健康危害的认识并非来自水污染事件，而是载入公共卫生史策的两起食品污染灾难事件，即 1968 年发生在日本的"米糠油中毒事件"和 1979 年发生于我国台湾彰化县的"油症事件"。1968 年日本的九州居民因食用被 PCBs 污染的米糠油而中毒。患者最初症状为痤疮样皮疹伴有指甲发黑、皮肤色素沉着、眼结膜充血等，其后症状转为肝功能下降、全身肌肉疼痛、咳嗽，重者发生急性肝坏死、肝昏迷等，以至死亡。

（三）饮水物理性污染

1. 热污染　水体热污染的主要原因是工业企业向水体排放温度较高的废水所致，主要是火力发电厂、核电站、冶金、石油、化工等企业的冷却水排入水体，导致水温升高，加速水体中化学和生物反应的速率和水分蒸发量。水温升高增加水中化学反应的速度，使水中有毒物质如氰化氢对水生生物的毒性作用增强；水温升高可使一些藻类水生生物繁殖加快，加剧原有水体的富营养化；水温升高可改变水生生物的种群结构。

2. 放射性污染　主要来源于人类对放射性物质的研究和利用，如核试验、核武器、核潜艇和核电站等。这些放射性物质可由使用不当或意外事故而泄漏并随废气、废水、废渣进入环境，又通过多种途径污染水体。水体中的放射性物质可通过饮水或食用被污染的食物进入人体而引起内照射，导致某些疾病的发病率增加，并可能诱发人群恶性肿瘤的发生率增高。

（四）饮用水的其他健康问题

1. 饮水氯化消毒副产物与健康危害　氯化消毒目前是我国主要的饮水消毒方法。在氯化消毒过程中氯与水中的有机物反应所产生的卤代烃类化合物，称为氯化消毒副产物。最常见的有两大类：挥发性卤代有机物（如三卤甲烷）和非挥发性卤代有机物（如卤代乙酸）。水中能与氯反应形成氯化消毒副产物的有机物称为有机前体物，常见的有腐殖酸、富里酸、藻类及其代谢物、蛋白质等。如水源受到污染，水中的污染物也是氯化消毒副产物的前体物的重要来源。许多氯化消毒副产物在动物实验中被证明具有致突变性和（或）致癌性、致畸性和（或）生殖发育毒性作用。通过减少水中有机前体物含量、改变氯化消毒工艺等措施可减少饮用水中的氯化消毒副产物含量。

2. 藻类及其代谢产物与健康危害　藻类及其代谢物是氯化消毒副产物的前体物质。此外，一些藻类可产生毒素，藻类及其毒素对水体的污染已成为全球性的环境问题。蓝藻是富营养化淡水湖泊中生长的一种最常见藻类，目前国际上确认能产生毒素的蓝藻有 46 种，已发现的蓝藻毒素的种类很多，其中铜绿微囊藻产生的微囊藻毒素和泡沫节球藻产生的节球藻毒素是富营养化水体中含量最多、对人体危害最大的两类毒素。微囊藻毒素具有强的肝毒性，被认为是继肝炎病毒、黄曲霉毒素之后，又一个导致肝癌的重要危险因素。流行病学调查显示，我国东南沿海一些地区如江苏海门、启东和广西绥远等地区，长期饮用含微量微囊藻毒素的浅塘水和河流水的当地居民的原发性肝癌发病率明显高于饮用深井水的当地居民。

3. 高层建筑二次供水与健康问题　高层建筑二次供水指供水单位将来自集中式供水或自备水源的生活饮用水贮存于水箱或贮水池中，再通过加压和消毒或深度处理，通过管道或容器二次输送给用户的供水方式。一般在 5~6 层以上的建筑都要依靠二次供水系统将饮用水输送到高层房间。二次供水系统的贮水箱或贮水池会由于设计不合理（出水口高于出水箱底平面，使贮水箱中的水不能完全循环，形成死水），水箱、管道壁腐蚀、结垢，管道内壁涂料不符合卫生要求，基础设施和设计安装不合理，卫生管理不善等原因造成水污染。目前，我国高层住宅楼、办公楼、宾馆、饭店发展迅速，水污染事件时有发生，应加强对二次供水的卫生防护。

4. 新型饮用水卫生　目前，桶装水和直饮水越来越普及，其质量与人体健康密切相关。

（1）桶装水　指以自来水或地下水为源水，采用各种深度净化工艺（反渗透、电渗析、蒸馏、树脂软化等）处理的水，灌装密封于容器内得到的饮用水，分为纯净水、天然矿泉水和矿物质水。①纯净水：以市政自来水为生产源水，采用反渗透、电渗析、蒸馏等工艺去除水中溶解的矿物质及其他有害物质，除水分子外，基本上没有其他化学成分，可以直接饮用。②天然矿泉水：存于地下深处自然涌出或人工采集的未受污染且含有偏硅酸、锶、锌、溴等一种或多种微量元素达到限量值的泉水，经过过滤等工艺而成。③矿物质水：在纯净水中添加矿物质类食品添加剂或天然矿物提取液后制成的饮用水。

对桶装水的质量调查发现，桶装水的微生物污染问题较突出。出厂时细菌总数、大肠菌群超标现象时有发生，用户桶装式饮水机常温出水的大肠菌群的超标率达 20%~50%，随水的使用时间延长而增加。桶装水微生物污染的原因有：生产企业未按要求严格控制生产加工过程的卫生条件；包装容器清洗消毒不彻底；罐装过程污染；饮水机没有定期清洗，其出水系统被污染。另外需要特别关注桶装水微塑料污染及其危害。微塑料指的是直径小于 5mm 的塑料碎片和颗粒。2018 年，纽约州立大学的专家从全球 9 个国家生产的瓶装饮用水抽样调查后发现，大部分瓶装水受塑料微粒不同程度污染。已有研究在志愿者粪便、血液样本发现了多种不同种类的微塑料。

（2）直饮水 一般采用分质供水的方式直通住户。所谓分质供水，即根据生活中人们对水的不同需要，以自来水为原水，把自来水中生活用水和直接饮用水分开，另设管网，直通住户，实现饮用水和生活用水分质、分流，达到直饮的目的，并满足优质优用、低质低用的要求。管道分质供水是在居住小区内设净水站，将自来水进一步深度处理、加工和净化，在原有的自来水管道系统上，再增设一条独立的食品卫生级的优质供水管道，将水输送至用户，供居民直接饮用。

目前，自助直饮水机已经广泛进入居民小区，24 小时供用户自取饮用纯净水，深受市民青睐。小区直饮水机一般是采用城市的自来水，通过高压水泵和低压水泵自动调节水压，再通过过滤和吸附等工艺对自来水进行净化处理并进行消毒杀菌，保证出水水质。但小区直饮水机存在诸多卫生隐患：许多直饮水机周围环境较差，大多数饮水机安装在楼角或小区角落，管理不到位；有的直饮水机的接水口裸露在外，没有防尘装置，或防尘装置已损坏；滤芯不能及时更换；卫生监督不到位。

四、我国生活饮用水卫生标准

生活饮用水水质标准是保证饮用水安全，保护人民身体健康的一项国家标准，也是卫生部门开展饮水卫生工作、监测和评价饮用水水质的依据。

（一）制定标准的原则

1. 生活饮用水中不得含有病原微生物。

2. 生活饮用水中化学物质及放射性物质不得危害人体健康。

3. 生活饮用水的感官性状良好。

4. 在选择指标和确定标准限值时要考虑经济技术上的可行性。

（二）生活饮用水水质标准与检验指标

我国现行《生活饮用水卫生标准》（GB 5749 - 2006）规定了 106 项水质指标，分为常规指标和非常规指标。常规指标是常见的或经常被检出的项目，共 42 项，分为 5 组，分别为微生物学指标、毒理学指标、感官性状和一般化学指标、放射性指标及饮用水消毒剂常规指标。其中微生物学指标是为了保证饮用水在流行病学上的安全性；毒理学和放射性指标是为了保证水质对人体健康不产生毒性和潜在危害；感官性状和一般化学指标主要是为了保证生活饮用水的感官性状良好；饮用水消毒剂常规指标是为了保证杀菌效果，并保证添加的消毒剂不对人体健康产生毒性和潜在危害。非常规指标则是根据地区、时间或特殊情况需要的生活饮用水水质指标，共 64 项非常规指标及限值，分为 3 组：微生物学指标、毒理学指标和感官性状及一般化学指标。

《生活饮用水卫生标准》（GB 5749 - 2006）不仅适用于城乡各类集中式供水的生活饮用水，也适用于分散式供水的生活饮用水。

《生活饮用水卫生标准》（GB 5749 - 2022）已于 2022 年 3 月 15 日正式发布，2023 年 4 月 1 日实施。与《生活饮用水卫生标准》（GB 5749 - 2006）相比较，改动如下。

1. 将指标分类由原来的"常规指标、非常规指标"，改为"常规指标、扩展指标"。

2. 指标数量由原来的 106 项指标，减少到 97 项指标。常规指标由原来的 42 项指标，增加为 43 项指标。扩展指标由原来的 64 项指标，减少到 54 项指标。①增加了 4 项指标，包括高氯酸盐、乙草胺、2 - 甲基异莰醇和土臭素。②删除了 13 项指标，包括耐热大肠埃希菌、三氯乙醛、硫化物、氯化氰（以 CN⁻计）、六六六（总量）、对硫磷、甲基对硫磷、林丹、滴滴涕、甲醛、1，1，1 - 三氯乙烷、1，2 - 二氯苯、乙苯。③更改了 3 项指标名称，包括氧量（CODMn 法，以 O_2 计）修改为高锰酸盐指数（以 O_2 计）、氨氮（以 N 计）修改为氨（以 N 计）、1，2 - 二氯乙烯修改为 1，2 - 二氯乙烯（总量）。④更改了 8 项指标限值，包括硝酸盐（以 N 计）、混浊度、高锰酸盐指数（以 O_2 计）、游离氯、硼、氯乙烯、三氯乙烯、乐果。⑤增加了总 β 放射性指标进行核素分析评价的具体要求及微囊藻毒素 – LR 指标的适用情况。⑥删除小型集中式供水和分散式供水部分水质指标及限值的暂行规定。

3. 水质参考指标由原来的 28 项，调整为 55 项。①增加了 29 项指标，包括钒、六六六（总量）、对硫磷、甲基对硫磷、林丹、滴滴涕、敌百虫、甲基硫菌灵、稻瘟灵、氟乐灵、甲霜灵、西草净、乙酰甲胺磷、甲醛、三氯乙醛、氯化氰（以 CN – 计）、亚硝基二甲胺、碘乙酸、1，1，1 – 三氯乙烷、乙苯、1，2 – 二氯苯、全氟辛酸、全氟辛烷磺酸、二甲基二硫醚、二甲基三硫醚、碘化物、硫化物、铀和镭 – 226。②删除了 2 项指标，包括 2 – 甲基异莰醇和土臭素。③更改了 3 项指标的名称，包括二溴乙烯名称修改为 1，2 – 二溴乙烷、亚硝酸盐名称修改为亚硝酸盐（以 N 计）、石棉（＞10μm）名称修改为石棉（纤维＞10μm）。④更改了 1 项指标的限值，为石油类（总量）。

第三节　地质及土壤环境与健康

PPT

一、地质环境与健康

（一）生物地球化学性疾病

由于不同地区成土母岩的性质、气候、地形和地貌不同，使得地壳表面的化学元素分布不均，造成一些地区的土壤、水中某些或某种化学元素过多或缺乏，影响到该地区人群对化学元素的摄入量。某些元素具有明显的营养作用及生理功能，是维持机体健康所必需的；而有些元素是有害的，机体摄入过多会引起疾病。生物与其所在的环境是互相适应的条件下发展起来的，因而生物体与地质环境中的一些元素保持动态平衡。

生物地球化学性疾病（biogeochemical disease）是由于地壳表面化学元素的分布不均衡，使某些地区的环境介质中某些元素过多或过少，当地居民通过饮水、食物等途径摄入的这些元素过多或过少，超出机体的适应范围而引起的特异性疾病。由于这类疾病具有明显的地区性分布，又被称为地方病。我国常见的生物地球化学性疾病包括碘缺乏病、地方性氟中毒、地方性砷中毒及与元素硒相关的生物地球化学性疾病。

生物地球化学性疾病的流行特征主要表现在以下两方面：①由于生物地球化学性疾病是由于地壳表面化学元素分布的不均衡引起，所以此类疾病的发生具有明显的地区性；②生物地球化学性疾病与环境中某种元素水平密切相关。人群流行强度与地质中某种元素水平有明显的剂量 – 反应关系，在不同时间、地点、人群中均有较一致的相关性，且能用现代医学理论加以解释。

（二）碘缺乏病

碘缺乏病（iodine deficiency disorders，IDD）是指从胚胎发育至成人期由于碘摄入量不足而引起的一系列病症，包括地方性甲状腺肿、地方性克汀病、地方性亚临床克汀病、流产、早产、死产等。这些疾病形式实际上是不同程度碘缺乏在人类不同发育期所造成的损伤，其中甲状腺肿和克汀病是碘缺乏病最明显的表现形式。

1. 病因　缺碘是引起本病流行的主要原因。碘是维持人体正常生理活动的必需微量元素，主要来源于食物，其次来源于饮水和空气。水碘含量与碘缺乏病的流行关系密切。由消化道吸收的无机碘进入血液循环，主要被甲状腺摄取而合成甲状腺激素。

（1）分布　碘缺乏病是一种世界性的地方病。全世界有 110 个国家流行此病。我国是世界上碘缺乏病流行最严重的国家之一，除上海市外，各省、市、自治区都有不同程度的流行。病区主要分布在海拔较高的山区、丘陵及远离海洋的内陆。如东北的大小兴安岭、长白山山脉；华北的燕山山脉、太行山、吕梁山、五台山、大青山一带；西北的秦岭、六盘山、祁连山和天山等。这些地带地形倾斜，洪水冲刷严重；有的地区降雨量集中，水土流失严重，碘元素含量极少。

（2）流行特征　山区高于丘陵，丘陵高于平原，平原高于沿海；内陆高于沿海，内陆河的上游高于下游，农业地区高于牧区。

（3）疾病类型　①地方性甲状腺肿：在碘缺乏病区，当地居民从饮水、食物等途径摄入到体内的碘量过少，甲状腺激素合成下降，血液中甲状腺激素水平降低，甲状腺组织发生代偿性增生，腺体肿大。②地方性克汀病：妊娠期和（或）出生后至 2 岁期间缺碘可导致地方性克汀病；妊娠期缺碘，胎儿的甲状腺激素供应不足，胎儿的生长发育出现障碍，特别是中枢神经系统发育分化障碍。由于胚胎期大脑发育分化不良，可引起耳聋、语言障碍、运动神经元障碍和智力障碍等；出生后至 2 岁期间摄碘不足，体内甲状腺激素合成降低，引起甲状腺激素缺乏，明显影响婴幼儿身体和骨骼的生长，表现出体格矮小、性发育落后、黏液性水肿及其他甲状腺功能低下等症状。

（4）致甲状腺肿物质　除缺碘外，致甲状腺肿物质可干扰甲状腺激素的合成，引起甲状腺肿大。木薯、杏仁、黄豆、芥菜中含有的硫氰化物、硫葡萄糖苷等有机硫化物具有致甲状腺肿作用。此外，生物类黄酮、酚类等有机物及水中的钙、氟、镁等无机物也具有致甲状腺肿作用。致甲状腺肿物质单独作用较少见，常与缺碘产生联合作用。

2. 临床表现

（1）甲状腺肿大　早期无明显不适，随甲状腺增大，可出现周围组织的压迫症状。

（2）地方性克汀病　智力低下是地方性克汀病的主要表现，程度可轻重不一。患儿可出现聋哑、生长发育落后（表现为身材矮小，婴幼儿囟门闭合、出牙、坐、站、走等延迟）、有的呈克汀病面容（表现为头大、额短、眼距宽、鼻梁下塌、鼻翼肥厚、唇厚等）、性发育落后等。此外，患儿可出现下肢痉挛性瘫痪、肌张力增强、腱反射亢进等神经系统症状，黏液性水肿等表现。

3. 防治措施　食盐加碘是预防碘缺乏病的首选方法。在偏远交通不便、没有推广碘盐的地区，可选用碘油。此外，也可使用碘化面包、碘化饮水等。补碘一定要适量，碘过量可导致甲状腺功能减退症、自身免疫甲状腺病和乳头状甲状腺癌的发病率显著增加。

（三）地方性氟中毒

地方性氟中毒（endemic fluorosis）是由于一定地区的地质环境中氟元素含量过多，当地居民经饮水、食物和空气等途径长期摄入过量氟所引起的以氟骨症和氟斑牙为主要特征的一种慢性全身性疾病，又被称为地方性氟病。

氟（fluorine，F）是自然界中化学性质最活泼的非金属元素，常温下能同所有的元素化合，故自然界的氟以化合物形式存在。氟对人体健康具有双重作用：适量的氟是人体必需微量元素，而长期过量摄入可引起氟中毒。地方性氟中毒流行于世界 50 多个国家和地区，我国是地方性氟中毒发病最广、波及人口最多、病情最严重的国家之一。

1. 地方性氟中毒的病区类型与分布　我国地方性氟中毒的病区类型包括饮水型病区、燃煤污染型病区和饮砖茶型病区。

（1）饮水型病区　由于长期饮用高氟水（>1.0mg/L）而引起氟中毒的病区，其患病率与饮水氟含量呈明显正相关。饮水型病区是我国最主要的病区类型，主要分布在淮河 - 秦岭 - 昆仑山一线以北广大北方地区的平原、山前倾斜平原和盆地。

（2）燃煤污染型病区　由于居民燃用当地氟含量高的煤做饭、取暖，炉灶无烟囱，并用煤火烘烤粮食、辣椒等食品，导致氟严重污染室内空气和食品。居民通过吸入污染的空气和摄入氟污染的食品而引起氟中毒。此类病区主要分布在陕西、四川、湖北、贵州、云南、湖南和江西等地区。

（3）饮砖茶型病区 居民长期饮用含氟量高的砖茶而引起氟中毒的病区。此病区主要分布在内蒙古、西藏、四川、青海、甘肃和新疆等省、自治区等习惯饮砖茶的民族聚居区。砖茶是当地少数民族的生活必需品，含氟量高达493mg/kg，已检测样品的最高含氟量可达1175mg/kg。所以，在我国就形成了世界上其他国家所没有的饮砖茶型氟中毒病区。

2. 地方性氟中毒的发病原因 长期摄入过量氟是发生氟中毒的根本原因，人体摄入总氟量超过4mg/d时即可引起慢性氟中毒。本病好发年龄为青壮年，女性常高于男性，患病率可随年龄增长而升高。妊娠和哺乳期妇女更易发病，且病情较重。营养不良，特别是膳食蛋白质、钙、维生素供给缺乏时，机体对氟的敏感性增高。

3. 临床表现

（1）氟斑牙 ①釉面光泽改变：釉面失去光泽，不透明，可见白垩样线条、斑点、斑块，白垩样变化也可布满整个牙面。②釉面着色：釉面出现不同程度的颜色改变，浅黄、黄褐乃至深褐色或黑色，着色范围可由细小斑点、条纹、斑块直至布满大部分釉面。③缺损型：缺损的程度不一，釉面有细小的凹痕，小的如针尖或鸟啄样，乃至深层釉质较大面积的剥脱，轻者缺损仅限于釉质表层，严重者缺损可发生在所有的牙面，包括邻接面，以致破坏了牙齿整体外形。

（2）氟骨症

1）症状 氟骨症发病缓慢，患者很难说出发病的具体时间，症状也无特异性。①最常见的自觉症状是疼痛：疼痛部位可为1~2处，也可遍及全身。通常由腰背部开始，逐渐累及四肢大关节直到足跟。疼痛一般呈持续性，多为酸痛，无游走性，局部也无红、肿、发热现象，活动后可缓解，静止后加重，尤其是早晨起床后常不能立刻活动。受天气变化的影响不明显，重者可出现刺痛或刀割样痛，患者常保持一定的保护性体位。②神经症状：部分患者除疼痛外，因骨质增生使椎孔缩小变窄，造成神经根受压或营养障碍，引起肢体麻木、蚁走感、知觉减退等感觉异常；肌肉松弛，有脱力感，握物无力，下肢支持躯干的力量减弱，甚至瘫痪。③肢体变形：轻者一般无明显体征，病情发展可出现关节功能障碍及肢体变形。④其他：不少患者可有头痛、头晕、心悸、乏力、困倦等神经衰弱综合征表现，也可有恶心、食欲不振、腹胀、腹泻或便秘等胃肠功能紊乱的症状。

2）体征 随临床类型与疾病严重程度而异，可分为硬化型和混合型。硬化型以骨质硬化为主，表现为广泛性骨质增生，硬化及骨周软组织骨化所致的关节僵硬及运动障碍、脊柱固定、胸廓固定、四肢关节强直等。混合型在骨质硬化的同时，因骨质疏松、软化引起脊柱及四肢变形。

（3）非骨相氟中毒 地方性氟中毒是一种慢性全身多系统受损的疾病，除牙齿和骨骼的改变外，可表现非骨相的中毒症状，以神经系统损害多见，另外有骨骼肌、肾脏的损害。

4. 预防措施 本病的根本预防措施是减少氟的摄入量。

（1）饮水型氟中毒 ①改换水源：如打低氟深井水、饮低氟地面水、收集降水等方式。②饮水除氟：无低氟水源可供利用的病区，可采用理化方法降氟，如电渗析、反渗透、活性氧化铝吸附法、铝盐或磷酸盐混凝沉淀法、骨炭吸附法等除氟技术。

（2）燃煤污染型氟中毒 ①改良炉灶：改造落后的燃煤方式，炉灶应有良好的炉体结构并安装排烟设施，将含氟烟尘排出室外。②防止食物被氟污染：如改变烘烤玉米及辣椒等食物的保存方法，采用自然条件烘干粮食或用烤烟房、火炕烘干，避免烟气直接接触食物。③不用或少用高氟劣质煤。

（3）饮砖茶型氟中毒 在饮砖茶病区研制低氟砖茶和降低砖茶中氟含量，提倡用低氟茶种替代砖茶。

二、土壤污染与健康

土壤是自然环境的重要组成部分，是人类赖以生存和发展的物质基础。土壤处于大气圈、水圈、岩石圈和生物圈的过渡地带，是联系无机界和有机界的重要环节；是结合环境各要素的枢纽；是陆地生态系统的核心及食物链的首端；同时又是许多有害废弃物处理和容纳的场所。土壤具有一定的环境容量，可以承载一定的污染负荷，但是，污染物一旦超过土壤的自净能力将会引起土壤污染，进而影响土壤中的动植物，通过生态系统食物链危害人类健康。另一方面，土壤中的化学元素和有害物质可以向大气、水体和生物体内迁移，间接危害人类健康。

（一）土壤污染

土壤污染（soil pollution）是指在人类生活和生产活动中排出的有害物质进入土壤中，超过一定限量，直接或间接危害人畜健康的现象。土壤污染大致可分为生物性污染、化学物质污染及放射性物质污染。

1. 土壤污染的来源

（1）工业污染　是指工矿企业排放的废水、废气和废渣（工业"三废"），是污染土壤的最重要来源之一。污染物一般聚集在土壤的表层，但也可随污水灌溉或在渗水性强、地下水位高的地区造成地下水的污染。金属矿采选业和冶炼加工业以及石油化工业等企业的污水和固体废弃物年排放量大，有害的化学毒物种类多，对土壤污染严重。

（2）农业污染　主要包括农药、化肥和残留于土壤中的农用地膜等。对土壤污染最严重的是农药如除草剂、杀虫剂、杀菌剂等。中国不仅是世界上最大的农药使用国，也是最大的化肥使用国。化肥的不科学使用可破坏土壤的结构，还导致营养元素通过降雨冲刷进入水体引起水体富营养化，还可能渗入地下水，导致地下水中亚硝态氨和硝态氨的累积。因饲料中使用各种添加剂，施用禽畜有机肥可导致土壤重金属、抗生素和动物生长激素污染。

（3）生活污染　人类尿及禽畜排泄物长期以来被用做重要的肥料，对农业增产起重要作用。但如处理不充分可引起土壤的生物性污染。随着城市化进程的不断发展，城市生活垃圾产量迅速增长，因无害化处理技术滞后，对局部土壤、大气和水体造成严重威胁。

（4）交通污染　交通工具对土壤的污染主要体现在汽车尾气中的各种有害有毒物质通过大气沉降作用污染土壤，以及事故泄露造成的污染。

（5）电子垃圾污染　电子垃圾或称垃圾电气电子设备，是指被废弃不再使用的电气或电子设备，主要包括电冰箱、空调、洗衣机、电视机等家用电器和计算机、手机等通讯电子产品等的淘汰品。随着信息技术进步，电子垃圾增长迅速。电子垃圾含有的污染物成分复杂，比一般的城市生活垃圾危害大得多。废旧电子产品及其拆解残留物中含有铅、镉、汞、铬、聚氯乙烯塑料、溴化阻燃剂等大量有毒有害物质，回收利用率低，极难降解。如随意堆放，一旦被焚烧或雨水冲刷，有毒气体与物质就会外泄；而掩埋则会对土壤、水源造成污染，还可通过食物链进入人体，危害人类健康。

2. 污染物污染土壤的方式

（1）气型污染　是由于大气中的污染物沉降而污染土壤，主要污染物有铅、镉、砷、氟等。大气中的硫氧化物和氮氧化物形成酸雨降至地面可造成土壤酸化。气型污染还包括汽车废气对土壤的污染。

（2）水型污染　主要是工业废水和生活污水污染土壤。污水灌田可使农作物受到污染，如含重金属污水灌田可引起生物富集，人长期食用后可引起慢性中毒。

（3）固体废弃物型污染　是指工业废渣、生活垃圾、农药和化肥等对土壤的污染。

3. 土壤污染的基本特点　由于土壤环境的组成、结构、功能以及在自然生态系统中的特殊地位和

作用，土壤污染比大气污染、水体污染要复杂得多，其特点主要表现为

（1）隐蔽性　大气、水体污染往往伴随着颜色、气味、能见度等特征的改变，而污染物进入土壤不像大气、水体污染容易被人们发现。

（2）累积性　由于土壤的流动性比较差，使得污染物质在土壤中不如在大气和水体中那样容易扩散和稀释，因此容易在土壤中不断积累而超标，同时也使土壤污染具有很强的地域性。土壤中的有害物质，特别是一些重金属、持久性有机污染物和放射性元素进入土壤后，可被土壤颗粒吸附或络合为难溶的盐而不断积累，可长久地保留在土壤中。POPs是持久存在于环境中，具有很长的半衰期、高亲油性和高憎水性，能在活生物体的脂肪组织中进行生物积累，可通过食物网积聚，并对人类健康造成不利影响的有机化学物质。POPs具有高毒性、持久性、生物蓄积性、远距离迁移性等特性。

（3）不可逆性　重金属、POPs对土壤环境的污染基本上是一个不可逆的过程。

（4）难治理　土壤环境一旦被污染很难治理，土壤污染不像大气和水体污染那样，切断污染源之后通过稀释作用和自净化作用也有可能使污染问题逆转。土壤污染一旦发生，仅靠切断污染源的方法难以自我修复，需要采用有效的综合治理技术才能有效，而且可能见效较慢。治理污染土壤通常成本较高、治理周期较长。

（二）土壤污染对健康的危害

1. 化学性污染　土壤的化学性污染以重金属比较突出，如镉、铬、铊、铅等。因重金属不能被微生物分解，一旦进入土壤可持久地存在，有的可转化为毒性更大的化合物。土壤中的重金属可通过食物链传递而危害人体健康，慢性镉中毒导致的痛痛病，是土壤污染引起健康危害的典型例子。痛痛病是首先发生在日本富山县神通川流域的一种奇病，因为患者患病后全身非常疼痛，终日喊痛不止，由此命名。痛痛病是由于使用含镉工业废水长期污染农田，使稻米的镉含量增加，当地居民长期食用含镉的大米而引起的慢性镉中毒。症状初始是腰、背、手、脚等各关节疼痛，随后遍及全身，有针刺般痛感。数年后骨骼严重畸形，骨脆易折，甚至轻微活动或咳嗽，都能引起多发性病理骨折，最后衰弱疼痛而死。

2. 生物性污染　土壤的生物性污染主要引起肠道传染病和寄生虫病。人体排出的含有病原体的粪便污染土壤，又通过土壤污染蔬菜和瓜果，人生吃蔬菜和瓜果而感染患病。常见的肠道致病菌如痢疾杆菌、伤寒杆菌等在土壤中存活的时间较长，如痢疾杆菌在土壤中可存活25～100天，肠道病毒在土壤中可存活100～170天，蛔虫卵在土壤中可存活数年之久。此外，患钩端螺旋体病和炭疽病的家畜或其他动物的粪便可造成土壤污染。人接触土壤，病原体通过皮肤或黏膜进入人体而患病。天然土壤中含有破伤风杆菌和肉毒杆菌，人可通过接触土壤而感染。

⊕ **知识链接**

土壤普查

土壤普查是以全面清查土壤资源合理利用和改良土壤为目的，由专业队伍指导群众进行的土壤调查。它是在全国或地区范围内，有统一组织领导，按统一调查规程，由下而上逐级实施土壤调查、制图，编制汇总土壤资料和成果验收的过程。

2022年2月，国务院印发《关于开展第三次全国土壤普查的通知》，决定自2022年起开展第三次全国土壤普查，利用四年时间全面查清农用地土壤质量家底。

PPT

第四节 医院环境质量与健康

医院是人类社会环境的重要组成部分，不仅是各类患者聚集的公共场所，也是医护人员的工作场所，医院环境质量与患者的康复、医护人员的健康息息相关（2020年6月1日实施的《基本医疗卫生与健康促进法》用法律的形式把医院列入公共场所）。根据功能和任务，医院可分为一、二、三级。按照技术水平、质量水平和管理水平，并参照必要的设施条件，每一级医院可分为甲、乙、丙三等，三级医院增设特等。按收治范围，可分为综合性医院和专科医院。医院在为患者诊治疾病的过程中同样会带来环境污染，如传染性疾病可能由于防护、隔离问题而传染给医护人员、其他患者或陪护人员等，同时在医院诊治和患者住院过程中可产生大量污水、废弃物等。医用废物和医用污水中含有药物、消毒剂、大量的病原微生物，甚至含有放射性物质，是最大的医源性污染源，若不加处理将会对生态环境、社会造成极大危害，甚至会造成疾病扩散。因此，需要加强对医院环境质量控制和监督，有效降低医院环境污染。

一、医院环境污染及其对健康的影响

（一）医院环境有害危险因素

医院环境因素（hospital environment factors）是指医院建筑设计布局、卫生工程、消毒隔离、环境和职业卫生、食品卫生等诸多环境因素。医院规划、选址、布局、结构不符合规范，医院本身存在的空气污染、用水污染、噪声污染、医院污物处理不当等，均可能造成患者或医务人员的健康损害。医院环境有害危险因素的分类如下。

1. 按属性分类 可以分为物理因素、化学因素、生物因素三类。

（1）物理因素 ①噪声：医院内噪声主要来源于监护仪、呼吸机等仪器运行和移动发出的声音，以及患者的呻吟声和患者家属的吵闹声。此外供应室、洗衣房、锅炉房、空调室等环境的机器运行也会产生较强的噪声。医护人员和工作人员长期处于较高噪声水平的环境中，可能引起疲劳、烦躁、头痛等心理反应，还可出现心跳加快、听力下降、血压升高等生理改变。②医院电离辐射暴露：电离辐射是指能够对其穿过的物质产生电离的高能辐射。医疗诊断和治疗过程中使用的X射线、γ射线和放射性药物是医院内常见的电离辐射暴露。医务人员在职业环境中进行χ射线透视、照相诊断、放射性核素对人体脏器测定、对肿瘤的照射治疗等。实施医疗照射过程中除了医疗人员的职业照射外，还有可能发生探视、慰问人员等的公众照射。医院中电离辐射暴露多见于放射科、核医疗治疗室、手术室等科室。不适当的暴露可能引起急性或远期效应，引起急性放射病、恶心呕吐、性欲及生育力下降、白细胞与血小板减少等症状或体征，甚至恶性肿瘤。③非电离辐射暴露：主要包括微波、超声、激光、紫外线辐射、红外辐射等，多见于理疗室、介入室、外科等。微波可致神经衰弱综合征、内分泌失调及促使心血管疾病发生；激光可引起皮肤灼伤、损伤视网膜等；紫外线辐射可致皮肤肿瘤、急性红斑反应、皮肤光老化、色素沉着，还可引起皮质性白内障、光性角膜炎和结膜炎、翼状胬肉等；红外线可引起皮肤色素沉着、红斑反应和眼部损伤。

（2）化学因素 ①消毒剂和化学药品：医护人员在消毒、处置、换药过程中经常接触各种消毒剂和化学药品，主要有过氧化氢、过氧乙酸、戊二醛、甲醛、含氯消毒剂和臭氧等；保洁人员使用清洁消毒剂可造成医院内空气污染，可对人体皮肤、黏膜、眼睛、呼吸道、消化道、神经系统产生损害。轻者可致过敏性皮炎、结膜炎、鼻炎、气管炎、哮喘，重者可致中毒、肝损害或致癌等。②抗肿瘤药物和麻醉药：护理人员在配制和注射抗肿瘤药物时，药物气化会以气溶胶的形式通过呼吸道进入人体；日常频繁接触低剂量的抗肿瘤药物，会引起蓄积作用产生远期影响，主要有骨髓抑制、生殖系统影响及过敏反应，甚至有致畸、致癌、致突变的危险；手术时使用挥发性麻醉药物，由于麻醉机回路漏气或术后患者吸入麻醉药的排出会造成空气污染。长期暴露于微量麻醉废气污染的工作环境中，对人体的呼吸系统有刺激作用，对神经系统会产生不同程度的损伤。

（3）生物因素　医院（尤其是三级医院）内患者及其陪护人员密集，人员流动量大，医院环境易被病原微生物污染，是呼吸道传染病的重要媒介因子，可能对医务人员、患者甚至附近人群的健康和环境造成极大的危害。常见的致病菌包括溶血性链球菌、金黄色葡萄球菌、结核分枝杆菌、脑膜炎双球菌、百日咳杆菌、军团菌、炭疽杆菌、白喉杆菌、肺炎支原体、立克次体等。常见的致病性病毒包括流感病毒、麻疹病毒、水痘病毒、腮腺炎病毒、风疹病毒及部分肠病毒。

2. 按有害因素存在的介质分类　可以分为空气、医院污水和医疗废物。

（1）空气　空气飞沫传播是医院环境感染最常见的传播途径，当患者或病原体携带者咳嗽和喷嚏时，可将口腔中的唾液和鼻腔中的分泌物形成飞沫，将病原微生物排入到空气中，较大的飞沫在蒸发之前降落到地面，较小的飞沫可在短时间内蒸发形成飞沫核，在空气中悬浮散播，包裹其内的微生物可存活几小时或更长时间，造成室内空气微生物污染，直接传染给其他患者、健康人甚至是医护人员，导致疾病流行。例如在2003年，严重急性呼吸综合征（SARS）流行初期，医务人员发病占发病者总数的33%；整个SARS流行过程中，我国医护人员中的感染人数累计达1000名左右，医护人员的患者人数约占患者总数的20%，位居各职业之首。而据报道始发于2019年12月底的新型冠状病毒肺炎早期也有大量医务人员感染（2020年2月14日，国务院应对新型冠状病毒感染肺炎疫情联防联控机制召开新闻发布会，国家卫生健康委副主任曾益新介绍，截至到2月11日24时，全国共报告医务人员确诊病例1716例，占全国确诊病例的3.8%）。

军团菌也是重要的医院内感染病原体，流行病学调查认为该疾病的传播与公共场所的空调冷却塔关系密切。军团菌可存在于医院供水系统、冷却塔和空调系统中。军团菌主要通过呼吸道传播，气溶胶是军团菌传播、传染的重要载体。近年来已有较多院内军团菌感染的报道。

（2）医院污水　包括诊疗患者时产生的医疗污水和生活污水。生活污水包括：医院行政管理和医务人员排放的生活污水，食堂、单身宿舍、家属宿舍排水。医疗污水包括：诊疗室、化验室、病房、洗衣房、实验室、动物房、同位素治疗诊断、手术室等排水。不同部门科室产生的污水成分和水量各不相同，如重金属废水、含油废水、放射性废水等，而且不同性质医院产生的污水也有很大不同。医院污水较一般生活污水排放情况更为复杂。

医院污水来源及成分复杂，主要污染特点是含有病原性微生物，此外还含有毒、有害的物理化学污染物和放射性污染等，具有急性传染和潜伏性传染等特征，不经有效处理会成为一条疾病扩散的重要途径、严重污染环境。当医疗机构其他污水与医疗污水混合排出时一律视为医疗机构污水。

医院污水中的有害因素主要如下。①病原微生物：一般综合性医院、传染病医院、结核病医院等排出的污水含有大量的病原微生物，如伤寒杆菌、痢疾杆菌、结核分枝杆菌、肠道病毒、肝炎病毒、放线菌、真菌、寄生虫卵等，这些病原微生物在外环境中可生存较长时间。因此，医院未经消毒处理的污水和污物是造成水体和土壤生物污染的最大危险，有些病原微生物在污水中能较长存活，可引起介水传染病的暴发流行。②有机物、无机物、重金属：医院在诊断、医疗、化验检测、洗涤消毒过程中可排出大量有机物和无机物，含有酸、碱、悬浮固体和动植物油等有毒有害物质。牙科治疗、洗印等过程产生污水含有重金属、消毒剂等，部分具有致癌、致畸或致突变性，危害人体健康并对环境有长远影响。医院污水若不处理或处理不当，污染了地表水或饮用水源，会造成地表水水质恶化，引发人或动物患病。③放射性污染物：医疗诊疗技术的发展使得很多医院采用放射性物质进行疾病的诊断和治疗，如同位素技术、放疗等产生放射性污水，含有放射性污染物，放射性同位素在衰变过程中产生放射性，一旦未经处理排入环境，在人体内积累对接触人群造成放射性损伤。

（3）医疗废物 是指医疗卫生机构在医疗、预防、保健以及其他相关活动中产生的具有直接或者间接感染性、毒性以及其他危害性的废物。医疗废物是一种特殊的污染物，是有害病菌、病毒的传播源头之一，也是产生各种传染病及病虫害的污染源之一，主要来自于患者的生活废弃物、医疗诊断及治疗过程中产生的各种固体废弃物。

医疗废物的种类如下。①一次性医疗用品：包括注射器、输液器、扩阴器、各种导管、药杯、尿杯、换药器具等。②具有传染性及潜在传染性的废物：主要有来自传染病区的污物，包括医疗废物和患者的活检物质、粪、尿、血及生活垃圾；与血和伤口接触的各种污染手套、手术巾、纱布、棉签等；病理性废物包括手术切除物、胎盘、实验动物尸体等；实验室产生的废物包括血、尿、痰、培养基等。③锐器：用过的、一次性的注射器、针头、手术刀等。④药物废液：包括过期的药品、疫苗、血清等。⑤细胞毒废液：包括过期的细胞毒药物及被细胞毒药物污染的物品等。⑥其他实验药物及用品等。医疗废物中含有大量的病原微生物、寄生虫，还含有其他的有害物质。国内医疗机构大多集中在市中心区域，如不对医疗废物严格管理处置，则在包装、贮存和处理过程中可能发生传染性物质、有害化学物质的流散，直接或间接危害居民的健康和安全。

（二）候诊室、病房及手术室的卫生学要求

1. 候诊室 候诊室人员集中，会产生大量的呼出气，二氧化碳、水、致病微生物及其他各种废气和臭气等易在室内聚集，空气质量极差，不但影响患者心情，而且易引起呼吸道和传染性疾病。

（1）候诊室的特点 ①医院候诊室是患者在门诊就医过程中停留时间最长的场所，停留人群多为患患者群，是所有公共场所中人群健康水平最差的公共场所。②候诊室的空气质量常因候诊人数众多而恶化，长时间等候又加重了暴露强度。③患者及陪护人员既可能是病原体传播者，又可以是易感人群；患者大多抵抗力低下，若再与其他患者接触，易发生交互感染。④候诊室人群较密集，患者心理承受能力较差，易产生烦躁情绪。

（2）候诊室卫生要求 候诊室的物品配置、通风换气、空调设施及卫生要求、卫生间要求、病媒生物防治、环境清扫保洁、标志标识、卫生管理等要符合公共场所卫生管理规范（GB 37487 – 2019）及公共场所卫生指标及限值要求（GB 37488 – 2019）的要求。

2. 病房 是患者居住在医院的房间，一般可分为普通病房、重症监护病房、监测病房、传染病隔离病房，部分医院设置有特需病房、保健病房及医养结合病房。

（1）病房的特点 ①患者病情相对或绝对较重；②患者停留时间长，如老年病房、重症监护病房（ICU）患者住院时间较长；③传染性疾病病房是潜在的传染源；④患者起居饮食或多或少受到限制；⑤患者可能存在各式各样的心理问题；⑥可产生大量的医疗废弃物。

（2）病房卫生要求 近年来传染性疾病，例如新型冠状病毒具有较强的传染性和较高的病死率，已引起了广泛的关注；病毒、细菌在罹患慢性基础性疾病的患者中产生的变异和耐药情况，还需重视。医院病房的建筑、设计需要遵循《综合医院建筑设计规范》（GB 51039 – 2014）、传染病医院建筑设计规范（GB 50849 – 2014）。传染病病房要依据《医院隔离技术规范》（WS/T 311 – 2009）安置患者及做好防护；重症监护病房要依据《重症监护病房医院感染预防与控制规范》（WS/T 509 – 2016）预防、控制感染。此外，各级医院还需根据实际情况，制定相应的管理制度和规范。

3. 手术室（部） 是为患者提供手术或抢救的场所，是医院的重要技术部门。

（1）手术室（部）的污染源主要有来自外部和手术室内部的两部分 ①外部污染主要是送到手术室的新风所含的细菌；②内部污染主要是手术的医生、护士及手术患者的服装、皮肤、呼吸、飞沫等携带的细菌以及灭菌不良的手术器械、敷料上的细菌。

（2）手术室（部）卫生要求 手术部应分为一般手术部和洁净手术部。根据《医院洁净手术部建筑技术规范》（GB 50333 - 2013），洁净手术部洁净用房应按空态或静态条件下的细菌浓度可分为Ⅳ级。Ⅰ类手术间可进行假体植入、某些大型器官移植、手术部位感染可直接危及生命及生活质量等手术。Ⅱ类手术间可进行涉及深部组织及生命主要器官的大型手术。Ⅲ类手术间可进行其他外科手术。Ⅳ类手术间可进行感染和重度污染手术。

手术部的卫生要求，应符合现行国家标准《医院消毒卫生标准》（GB 15982 - 2012）的有关规定；洁净手术部应按现行国家标准《医院洁净手术部建筑技术规范》（GB 50333 - 2013）的有关规定设计。医务人员从事职业活动过程中的洗手、卫生手消毒和外科手消毒要遵循《医务人员手卫生规范》（WS/T 313 - 2019）的规定。

二、医院环境质量管理措施

医院是一个复杂的公共场所，向社会提供公共医疗服务，但诸多的环境有害因素，在医疗服务过程中，可能会对患者和医务人员的健康和安全构成潜在威胁。医院环境质量管理体系的基本框架应该至少包括以下几个方面。

（一）医院选址、建筑与布局应考虑其科学性和安全性

医院设计特别是室内的环境质量要求比一般建筑更加严格，医院建筑布局合理与否对医院感染的预防至关重要。为防止引起医院内外感染、环境污染及其扩散引起疾病的蔓延，医院在选址、建筑布局、医疗工艺设计、建筑设计、采暖通风及空调系统等需要相应地遵循《综合医院建筑设计规范》（GB 51039 - 2014）、传染病医院建筑设计规范（GB 50849 - 2014）。手术室的建筑布局要遵循《医院洁净手术部建筑技术规范》（GB 50333 - 2013）规定。

针对诸如 SARS、新型冠状病毒肺炎的流行情况，医院从传染病防控角度，应该考虑门诊、病房分区；医、患通道分开；建立独立的发烧发热、不明原因肺炎门诊、病房区域；设置紧急情况下（例如发现疫情），相应区域可迅速封闭的应急设施等。

（二）建立、健全医院防控感染管理办法和技术规范

为了控制医院内环境质量，相关部门已制定了《综合医院建筑设计规范》（GB 51039 - 2014）、公共场所卫生管理规范（GB 37487 - 2019）及公共场所卫生指标及限值要求（GB 37488 - 2019）。为了控制医院内感染，相关部门制定了《医院感染管理办法》（2006 年卫生部第 48 号令）、《医院隔离技术规范》（WS/T311 - 2009）安置患者及做好防护；重症监护病房要依据《重症监护病房医院感染预防与控制规范》（WS/T 509 - 2016）等标准、规范和管理办法预防、控制感染。此外，各级医院还需根据实际情况，制定相应的管理制度和规范。

（三）建立、健全环境质量组织与制度建设

医院感染管理是医院质量与安全管理工作的重要组成部分。各级医院应依据《医院感染管理办法》（2006 年卫生部第 48 号令）、《医疗废物管理条例》（2011 年国务院第 588 号令）等规定，建立健全医院环境质量、感染管理组织与机构，成立医院感染管理委员会（环境质量管理委员会），切实履行职责，防止医源性传染病传播和环境污染事故。并依据相应的国家标准、技术规范、管理办法制定医院环境质量管理的规章制度。

（四）建立、健全医院监测制度系统

依据相关法律、法规及标准建立医院感染管理的规章制度和技术规范，加强医院感染的预防与控制

工作。健全院内感染监测网络，对医院空气状况、噪声污染、污水和医院污染物等进行监测、检查，并加强对医院重点科室、重点病房的日常监测工作。通过医院环境感染监测，分析医院感染的原因、传播途径等，发现薄弱环节，为采取有效措施提供依据，并通过监测评价各种措施的效果。监测工作应作为常规、定期、定点、定项目进行，对监测结果进行定期统计分析，并将发现的问题及时汇报。

（五）加强对医院污水、医疗废物的管理工作

1. 污水处理 医院污水排放和处理应严格执行《医疗机构水污染物排放标准》（GB 18466－2005）、《医院污水处理技术指南》（环发 2003［197 号］）规定，加强对医疗机构污水、污水处理站废水和污泥排放的控制与管理，预防控制传染病的暴发流行，维护良好的生态环境。

医院污水处理需遵循以下原则。①全过程控制原则：对医院污水产生、处理、排放的全过程进行控制。②减量化原则：严格医院内部卫生安全管理体系，在污水和污物发生源处进行严格控制和分离，医院内生活污水与病区污水分别收集，即源头控制、清污分流。严禁将医院的污水和污物随意弃置排入下水道。③就地处理原则：为防止医院污水输送过程中的污染与危害，在医院必须就地处理。④分类指导原则：传染病医院必须采用二级处理，并需进行预消毒处理；处理出水排入自然水体的县及县以上医院必须采用二级处理。传染病医院（含带传染病房综合医院）应设专用化粪池。被传染病病原体污染的传染性污物，如含粪便等排泄物，必须按我国卫生防疫的有关规定进行严格消毒。消毒后的粪便等排泄物应单独处置或排入专用化粪池，其上清液进入医院污水处理系统。对于经济不发达地区的小型综合医院，条件不具备时可采用简易生化处理作为过渡处理措施，之后逐步实现二级处理或加强处理效果的一级处理。⑤达标与风险控制相结合原则：全面考虑综合性医院和传染病医院污水达标排放的基本要求，同时加强风险控制意识，从工艺技术、工程建设和监督管理等方面提高应对突发性事件的能力。⑥生态安全原则：有效去除污水中的有毒有害物质，减少处理过程中消毒副产物产生和控制出水中过高余氯，保护生态环境安全。医院污水处理过程中生成的沉淀污泥，根据国家环境保护总局危险废物分类，属于危险废物的范畴，必须按医疗废物处理要求进行集中（焚烧）处置。

2. 医疗废物处理 严格按规定进行无害化处理。医疗废物无论是回收再使用的物品，或是废弃的物品必须进行无害化处理，不得检出致病性微生物。存在可疑污染的情况下，应进行相应指标的检测。医院产生的废物严格按照《医疗废物管理条例》（2011 年国务院第 588 号令）、《医疗卫生机构医疗废物管理办法》（2003 年卫生部第 36 号令）及《医疗废物焚烧炉技术要求（试行）》（GB19218－2003）进行处理。

医院医疗废物处理需注意以下事项。①应当对医疗废物进行登记，登记内容应当包括医疗废物的来源、种类、重量或者数量、交接时间、处置方法、最终去向以及经办人签名等项目。登记资料至少保存 3 年。②应当及时收集本单位产生的医疗废物，并按照类别分置于防渗漏、防锐器穿透的专用包装物或者密闭的容器内。医疗废物专用包装物、容器，应当有明显的警示标识和警示说明。③应当建立医疗废物的暂时贮存设施、设备，不得露天存放医疗废物；医疗废物暂时贮存的时间不得超过 2 天。医疗废物的暂时贮存设施、设备应当定期消毒和清洁。④应当使用防渗漏、防遗撒的专用运送工具，按照本单位确定的内部医疗废物运送时间、路线，将医疗废物收集、运送至暂时贮存地点。禁止在运送过程中丢弃医疗废物；禁止在非贮存地点倾倒、堆放医疗废物或者将医疗废物混入其他废物和生活垃圾。⑤收治的传染病患者或者疑似传染病患者产生的生活垃圾，按照医疗废物进行管理和处置。医疗卫生机构废弃的麻醉、精神、放射性、毒性等药品及其相关的废物的管理，依照有关法律、行政法规和国家有关规定、标准执行。⑥不具备集中处置医疗废物条件的农村医疗卫生机构应当自行就地处置其产生的医疗废物。自行处置医疗废物的，应当符合下列基本要求：使用后的一次性医疗器具和容易致人损伤的医疗废物，应当消毒并做毁形处理；能够焚烧的，应当及时焚烧；不能焚烧的，消毒后集中填埋。

医院污水、医疗废弃物的处理还需要遵守环保、卫生部门发布的新的各种规章制度，例如为了控制新型冠状病毒传播，生态环境部在 2020 年 2 月印发的《关于做好新型冠状病毒感染的肺炎疫情医疗污水和城镇污水监管工作的通知》和《新型冠状病毒污染的医疗污水应急处理技术方案（试行）》。

（六）加强安全教育和人员培训工作

加强对医院医护人员、保洁员等工作人员进行安全防护、医院环境污染控制知识和防护技能的培训，包括个体防护、环境和物表清洁、消毒流程、规范及评价指标、无菌技术操作、手卫生等，吸纳先进的清洁理念和清洁措施，强化落实消毒隔离措施，提高清洁、消毒效果。

对从事可能对环境产生重大影响工作的人员进行相关培训，能够准确识别可能危害环境的因素，如医疗诊治过程中的一次性医用物品废弃可能造成土壤污染，医用废水排放可能造成水污染，X 光机运行的辐射对环境产生的危害，紧急状态的环境因素如压力容器的爆炸、医用污水处理设施失灵造成的环保事故、有毒有害化学品的泄漏等。

（七）做好清洁、消毒和灭菌处理工作

清洁、消毒和灭菌是控制医院环境感染的一项有效工作，对控制医院内病原体的传播至关重要。环境清洁度是医院环境质量的重要内容，医院清洁指去除物体表面有机物、无机物和可见污染物的过程。消毒是用物理或化学方法消灭停留在不同的传播媒介物上的病原体，藉以切断传播途径，阻止和控制传染的发生。消毒又分为高水平消毒、中水平消毒与低水平消毒。灭菌指杀灭或者消除传播媒介上一切微生物的处理。不同风险区域应实施不同等级的环境清洁与消毒管理。

清洁、消毒、灭菌要严格执行《医院消毒卫生标准》（GB 15982 – 2012）、《医疗机构环境表面清洁与消毒管理规范》（WS/T 512 – 2016）、《医疗机构消毒技术规范》（WS/T 367 – 2012）要求开展工作，切断医院内病原体的传播途径，切实防制医源性感染、实验室感染，杜绝病原微生物的扩散。

按《医疗机构环境表面清洁与消毒管理规范》要求，医疗机构应将所有部门与科室按风险筹级，划分为三类区域。①低度风险区域：基本没有患者或患者只做短暂停留的区域，如行政管理部门、图书馆、会议室、病案室等。②中度风险区域：有普通患者居住，患者体液、血液、排泄物、分泌物对环境表面存在潜在污染可能性的区域，如普通住院病房、门诊科室、功能检查室等。③高度风险区域：有感染或定植患者居住的区域以及对高度易感患者采取保护性隔离措施的区域，如感染性疾病科、手术室、产房、重症监护病区、移植病房、烧伤病房、早产儿室等。不同风险区域应实施不同等级的环境清洁与消毒管理，具体要求见表 3 – 1。

表 3 – 1　不同等级的风险区域的日常清洁与消毒管理

风险分类	环境清洁等级分类	方式	频率（次/d）	标准
低度风险区域	清洁级	湿式卫生	1~2	要求达到区域内环境干净、干燥、无尘、无污垢、无碎屑、无异味等
中度风险区域	卫生级	湿式卫生，可采用清洁剂辅助清洁	2	要求达到区域内环境表面菌落总数≤10cfu/cm² 或自然菌减少 1 个对数值以上
高度风险区域	消毒级	湿式卫生，可采用清洁剂辅助清洁	≥2	要求达到区域内环境表面菌落总数符合 GB 15982 要求
		高频接触的环境表面，实施中、低水平消毒		

注　1. 各类风险区域的环境表面一旦发生患者体液、血液、排泄物、分泌物等污染时应立即实施污点清洁与消毒。

　　2. 凡开展侵入性操作、吸痰等高度危险诊疗活动结束后，应立即实施环境清洁与消毒。

　　3. 在明确病原体污染时，可参照 WS/T 367 提供的方法进行消毒。

（八）其他

院内电离辐射，根据放射源的不同种类、用途和操作方式的不同，利用一定厚度的物质吸收和减弱射线，在人体与辐射源或发射器之间设置一定的屏障，使人体受辐射剂量尽可能降低甚至完全消除。在医疗工作中要尽量远离放射源以达到防护目的。

医院绿化环境的好坏，对患者的康复有着不可忽视的作用。《城市绿化规划建设指标的规定》（城建〔1993〕784号）要求，医院附属绿地面积占单位总用地面积比率不低于35%的标准。绿化可以净化空气，减弱噪音，调节身心，美化环境，为患者提供休息、散步、放松的自然气氛。

目标检测

答案解析

一、选择题

【A1 型题】

1. 下列关于大气对流层的特点，叙述正确的是（　　）

    A. 平均厚度为10km
    B. 空气以水平运动为主

    C. 可吸收阳光紫外线
    D. 气温随着高度的增加而降低

    E. 气体处于电离状态

2. 臭氧层受到破坏可导致（　　）

    A. 皮肤癌和肺癌的发病率增高
    B. 肺癌和白内障的发病率增高

    C. 白内障和心血管系统疾病的发病率增高
    D. 皮肤癌和白内障的发病率增高

    E. 皮肤癌和心血管系统疾病的发病率增高

3. 大气中细颗粒物的空气动力学直径（　　）

    A. $\leqslant 5\mu m$
    B. $\geqslant 5\mu m$
    C. $\leqslant 10\mu m$
    D. $\leqslant 1\mu m$
    E. $\leqslant 2.5\mu m$

4. 形成雾霾的主要污染物是（　　）

    A. $PM_{0.1}$
    B. $PM_{2.5}$
    C. PM_5
    D. PM_{10}
    E. TSP

5. 有效氯是指含氯化合物分子团中氯的价数大于（　　）

    A. -2
    B. -1
    C. 0
    4. 1
    5. 2

6. 下列关于介水传染病的流行特点，错误的是（　　）

    A. 水源一次严重污染后，可呈暴发流行

    B. 多数患者发病日期集中在同一潜伏期内

    C. 病例分布与供水范围一致

    D. 若水源经常受污染，发病者可终年不断

    E. 对污染源采取治理措施后，疾病的流行仍难以得到控制

7. 多氯联苯进入人体后，可蓄积在各种组织中，其中含量最高的组织是（　　）

    A. 肝
    B. 血液
    C. 淋巴
    D. 脂肪
    E. 四肢

8. 碘缺乏病对人体产生的危害不包括（　　）

    A. 胎儿早产、死产
    B. 聋哑

    C. 视野缩小
    D. 甲状腺肿

    E. 克汀病

9. 传染病医院污水处理必须采用（　　）

  A. 一级处理   B. 二级处理

  C. 加强处理效果的一级处理   D. 三级处理

  E. 四级处理

10. 某患有急性传染病的患者，发生骨折，需要在（　　）手术间进行手术

  A. 一般   B. Ⅰ类   C. Ⅱ类   D. Ⅲ类   E. Ⅳ类

【A2 型题】

11. 患者，男，56 岁，因肾小球肾炎入院，医院安装有中央空调，患者住院 2 天后出现发热、寒战、咳嗽、肺炎，经确诊为军团菌病。军团菌传播感染的途径是（　　）

  A. 气溶胶   B. 食物   C. 人与人之间传染

  D. 饮水   E. 室内物品污染

【B 型题】

（12 ~ 16 题共同题干）

  A. 介水传染病的暴发   B. 致畸、致癌、致突变

  C. 过敏性皮炎   D. 放射病

  E. 视网膜损伤

12. 激光可引起（　　）

13. 病原微生物可引起（　　）

14. 抗肿瘤药物可引起（　　）

15. 电离辐射可造成（　　）

16. 消毒剂和化学药品可引起（　　）

【X 型题】

17. 某县妇幼保健站多名新生儿因院内感染发生败血症，5 名患儿死亡。分析死亡原因为（　　）

  A. 新生儿病区布局不符合相关要求   B. 新生儿暖箱消毒不彻底

  C. 新生儿区感染控制不到位   D. 新生儿室管理混乱

  E. 新生儿自身抵抗力差

二、综合分析题

  某乡镇医院诊疗中产生的医疗废物没有经过任何处理，就由工人用普通垃圾运输车直接倾倒在该医院所在地区的露天垃圾场，请回答以下问题：这种做法是否符合医疗废物处理规定？将会产生哪些危害？注射器等医疗废物应如何处理？

（司纪亮）

书网融合……

本章小结

微课

题库

第四章　职业环境与健康

📖 学习目标

知识要求：

1. 掌握　职业病危害因素的概念和种类；职业病的概念和特点；常见职业中毒（如铅、汞、刺激性气体、一氧化碳、苯、有机磷酸酯类农药）、职业性肺病的临床特点和防治原则。

2. 熟悉　职业病危害因素的来源；职业病的发生机制、诊断原则、预防和控制措施；职业中毒、职业性肺病和物理因素所致职业病的接触机会、诊断标准。

3. 了解　我国法定职业病的分类；工作有关疾病和工伤；常见职业中毒化学毒物的理化特性。

技能要求：

1. 熟练掌握常见职业病早期诊断、早期治疗技能。

2. 学会应用职业病三级预防措施解决常见职业病发病人数较多的问题。

素质要求：

具有公平、公正和严谨的科学精神；具备严谨的科学态度和预防意识。

➡ 案例引导

案例：1994 年 4 月 7 日上午，某钢铁厂铸钢分厂浇铸工段在地坑内浇铸 26.8 吨"电脚板"，此铸件浇铸时使用了较多的"70 砂"，泥芯发气量大，浇铸完毕时工人未发现异常情况。中午时，行车工将工作平台吊起，放入地坑内（地坑深约 2m、面积约 40m），一助理工下坑脱钩时，即扑倒在地。行车驾驶员马上打响警铃报警。邻近工段的工人迅速赶到现场抢救，在没有采取任何防护措施的情况下下坑救人，不料先后昏倒在地。整个事故中有 28 人因吸入不明气体而中毒。中毒者经送医院抢救，25 人得以生还，3 人抢救无效而死亡。

讨论：1. 浇铸工段的工人可能是什么气体中毒？

2. 发生生产事故时应该迅速采取哪些措施？

第一节　职业病危害因素与职业性病损

PPT

一、职业病危害因素

劳动是人类运动的一种特殊形式，人们在从事各种各样的职业劳动中会接触到不同的劳动条件。劳动条件主要包括：①生产工艺过程，是指从各种原材料到制成各种成品的全过程，随生产技术、生产设备、使用材料和工艺流程的变化而改变；②劳动过程，是指生产工艺流程的劳动组织、生产设备布局、作业者操作体位和劳动方式等；③生产环境，是指作业场所环境，包括室内作业环境、周围大气环境以及户外作业的大自然环境。职业病危害因素是指职业活动中存在的各种有害的化学、物理、生物因素以及在作业过程中产生的其他职业有害因素，按其来源可分为 3 类，即生产工艺过程中存在的有害因素、劳动过程中存在的有害因素和生产环境中存在的有害因素。

（一）生产工艺过程中存在的有害因素

1. 化学因素　生产过程中接触到的原料、中间产品、副产品、成品和产生的废气、废水、废渣等可对职业人群产生危害。主要包括：①生产性毒物，常见金属及类金属（如铅、汞、锰和砷等）、刺激性气体（如氯、氨、氮氧化物和二氧化硫等）、窒息性气体（如一氧化碳、氰化氢和硫化氢等）、有机溶剂（如苯、甲苯和正己烷等）、农药（如有机磷酸酯类农药、拟除虫菊酯类农药和氨基甲酸酯类农药等）；②生产性粉尘，如游离二氧化硅粉尘、煤尘、石棉尘和有机粉尘等。

2. 物理因素　不良的物理因素主要包括：①异常气象条件，如高温、高湿和低温等；②异常气压，如高气压和低气压；③噪声、振动；④非电离辐射，如紫外线、可见光和红外线等；⑤电离辐射，如 X 射线、γ 射线和 α 粒子等。

3. 生物因素　生产原料和作业环境中存在的致病微生物或寄生虫，如炭疽杆菌、甘蔗渣上的真菌和森林脑炎病毒等。

（二）劳动过程中存在的有害因素

1. 劳动组织和制度不合理、劳动作息制度不合理等　如过于频繁变动的"三班倒"。

2. 精神（心理）性职业紧张　如公交车司机。

3. 劳动强度过大或生产定额不当　如重物搬运工人劳动强度大。

4. 个别器官或系统过度紧张　如计算机操作人员视觉器官过度紧张。

5. 长时间处于不良体位或使用不合理的工具　如口腔科医生治疗过程。

6. 不良的生活方式或职业卫生习惯　如吸烟、过量饮酒和违反劳动操作规程等。

（三）生产环境中存在的有害因素

1. 厂房建筑或布局不合理　如通风不良、有害工序与无害工序放在同一车间内，以及有粉尘的车间无除尘的设备等。

2. 自然环境中的有害因素　如炎热季节高温、高原环境低气压、自然环境中噪声等。

3. 其他　由不合理的生产过程或不当管理所致的环境污染。

在实际生产劳动过程和环境中，往往同时存在多种职业危害因素，对职业人群的健康产生联合作用，加剧了对劳动者的健康损害。

二、职业性病损

（一）职业病危害因素的致病条件

劳动者直接或间接接触职业病危害因素时，不一定发生职业性病损。职业性病损发生与否取决于危害因素的性质、危害因素的接触剂量以及影响因素。

1. 危害因素的性质　主要涉及危害因素的基本结构和理化性质。如烷烃中甲烷、乙烷至庚烷，毒性依次增加；二氧化硫较易溶于水，引起上呼吸道黏膜的损害，而氮氧化物水溶性较低，常引起呼吸道深部损害。

2. 危害因素的接触剂量　危害因素只有在体内达到一定的剂量才可能对机体产生损害作用。接触的剂量往往是接触浓度或强度与接触时间或接触频率的乘积。

3. 影响因素 ①个体易感性：主要为劳动者的遗传因素和非遗传因素（包括年龄、健康状态、营养状况和生活习惯等）。②环境因素：如环境中气温、气湿、气流等气象因素，以及同时接触其他职业病危害因素的情况。

（二）职业病危害因素对健康的影响 📱微课1

在一定作用条件下，职业病危害因素可对劳动者健康产生损害，而引起职业性病损（也称职业性损害）包括职业性疾病、工伤和早期健康损害，其中职业性疾病包括职业病和工作有关疾病。

1. 职业病（occupational diseases） 广义的职业病是指职业病危害因素作用于人体的强度、时间超过一定限度时，人体不能代偿其所造成的功能性或器质性病理改变而出现相应的临床征象，并影响工作能力的疾病。狭义的职业病又称法定（规定）职业病，是由政府有关部门结合国情用法令的形式明文规定的。《中华人民共和国职业病防治法》中将职业病定义为：企业、事业单位和个体经济组织等用人单位的劳动者在职业活动中，因接触粉尘、放射性物质和其他有毒、有害因素而引起的疾病。

⊕ **知识链接**

我国职业病的构成要件

《中华人民共和国职业病防治法》规定的职业病必须具备4个条件：①患病主体是企业、事业单位或个体经济组织的劳动者；②必须是在从事职业活动的过程中产生的；③必须是因接触粉尘、放射性物质和其他有毒、有害物质等职业病危害因素引起的；④必须是国家公布的职业病分类和目录所列的职业病。

不同国家的法定职业病不尽相同。

（1）职业病的分类 2013年12月23日国家印发最新《职业病分类和目录》，并从当日起施行。该目录显示：职业病由原来10类115种增加为10类132种（表4-1）。

表4-1 我国法定职业病的种类与名单

种类	数量	名单
职业性尘肺病及其他呼吸系统疾病	19	尘肺病：矽肺、煤工尘肺、石墨尘肺、碳黑尘肺、石棉肺、滑石尘肺、水泥尘肺、云母尘肺、陶工尘肺、铝尘肺、电焊工尘肺、铸工尘肺、根据《尘肺病诊断标准》和《尘肺病理诊断标准》可以诊断的其他尘肺病；其他呼吸系统疾病：过敏性肺炎、棉尘病、哮喘、金属及其化合物粉尘肺沉着病（锡、铁、锑、钡及其化合物等）、刺激性化学物所致慢性阻塞性肺疾病、硬金属肺病
职业性皮肤病	9	接触性皮炎、光接触性皮炎、电光性皮炎、黑变病、痤疮、溃疡、化学性皮肤灼伤、白斑、根据《职业性皮肤病诊断总则》可以诊断的其他职业性皮肤病
职业性眼病	3	化学性眼部灼伤、电光性眼炎、白内障（含放射性白内障、三硝基甲苯白内障）
职业性耳鼻喉口腔疾病	4	噪声聋、铬鼻病、酸蚀症、爆震聋
职业性化学中毒	60	铅及其化合物中毒（不包括四乙基铅）、汞及其化合物中毒、锰及其化合物中毒、镉及其化合物中毒、铍病、铊及其化合物中毒、钡及其化合物中毒、钒及其化合物中毒、磷及其化合物中毒、砷及其化合物中毒、铀及其化合物中毒、砷化氢中毒、氯气中毒、二氧化硫中毒、光气中毒、氨中毒、偏二甲基肼中毒、氮氧化合物中毒、一氧化碳中毒、二硫化碳中毒、硫化氢中毒、磷化氢（含磷化锌、磷化铝）中毒、氟及其无机化合物中毒、氰及腈类化合物中毒、四乙基铅中毒、有机锡中毒、羰基镍中毒、苯中毒、甲苯中毒、二甲苯中毒、正己烷中毒、汽油中毒、一甲胺中毒、有机氟聚合物单体及其热裂解物中毒、二氯乙烷中毒、四氯化碳中毒、氯乙烯中毒、三氯乙烯中毒、氯丙烯中毒、氯丁二烯中毒、苯的氨基及硝基化合物（不包括三硝基甲苯）中毒、三硝基甲苯中毒、甲醇中毒、酚中毒、五氯酚（钠）中毒、甲醛中毒、硫酸二甲酯中毒、丙烯酰胺中毒、二甲基甲酰胺中毒、有机磷中毒、氨基甲酸酯类中毒、杀虫脒中毒、溴甲烷中毒、拟除虫菊酯类中毒、铟及其化合物中毒、溴丙烷中毒、碘甲烷中毒、氯乙酸中毒、环氧乙烷中毒、上述条目未提及的与职业性有害因素接触之间存在直接因果联系的其他化学中毒

种类	数量	名单
物理因素所致职业病	7	中暑、减压病、高原病、航空病、手臂振动病、激光所致（角膜、晶状体、视网膜）损伤、冻伤
职业性放射性疾病	11	外照射急性放射病、外照射亚急性放射病、外照射慢性放射病、内照射放射病、放射性皮肤疾病、放射性肿瘤（含矿工高氡暴露所致肺癌）、放射性骨损伤、放射性甲状腺疾病、放射性性腺疾病、放射复合伤、根据《职业性放射性疾病诊断标准（总则）》可以诊断的其他放射性损伤
职业性传染病	5	炭疽、森林脑炎、布鲁氏菌病、艾滋病（限于医疗卫生人员及人民警察）、莱姆病
职业性肿瘤	11	石棉所致肺癌、间皮瘤；联苯胺所致膀胱癌；苯所致白血病；氯甲醚、双氯甲醚所致肺癌；砷及其化合物所致肺癌、皮肤癌；氯乙烯所致肝血管肉瘤；焦炉逸散物所致肺癌；六价铬化合物所致肺癌；毛沸石所致肺癌、胸膜间皮瘤；煤焦油、煤焦油沥青、石油沥青所致皮肤癌；β-萘胺所致膀胱癌
其他职业病	3	金属烟热；滑囊炎（限于井下工人）；股静脉血栓综合征、股动脉闭塞症或淋巴管闭塞症（限于刮研作业人员）

（2）职业病的特点 ①病因明确，病因即职业病危害因素，在控制病因后，可减少或消除发病；②病因大多是可以检测的，而且接触危害因素的剂量水平与发生的健康损害间一般存在剂量-反应关系；③不同接触人群的发病特征不同，在不同职业病危害因素的接触人群中，常有不同的发病集丛；④如能早期诊断、及时处理，预后良好，但是仅能保护早期病例；⑤大多数职业病目前尚无特效疗法，因此重在贯彻三级预防策略，积极采取相应的防治措施可有效控制职业病的发生。

（3）职业病的诊断和处理 根据最新版《中华人民共和国职业病防治法》和《职业病诊断与鉴定管理办法》，职业病的诊断应遵循科学、公正、及时、便民的原则，由省级卫生行政部门批准的医疗卫生机构承担，并由3名以上取得职业病诊断资格的执业医师进行集体诊断。对诊断结论有意见分歧的，应当根据半数以上诊断医师的一致意见形成诊断结论，对不同意见应当如实记录。作出诊断结论后，应向当事人出具职业病诊断证明书，并按规定向所在地区卫生行政部门报告。

职业病的诊断应具有充分的资料，包括职业史及职业病危害接触史、工作场所职业病危害因素情况、临床表现以及辅助检查结果，并排除非职业因素所致的类似疾病，综合分析，才能作出切合实际的诊断。

1）职业史及职业病危害接触史 是职业病诊断的重要前提。应详细询问患者现职工种、工龄、接触职业病危害因素的种类、生产工艺、操作方法、防护措施以及既往工作经历等。

2）工作场所职业病危害因素情况 即现场调查，是诊断职业病的重要参考依据。通过作业场所调查，了解患者所在岗位的生产工艺过程、劳动过程、职业病危害因素的强度、预防措施以及同一接触条件下的其他人员有无类似发病情况等，从而判断患者在该条件下有无引起职业病的可能。

3）临床表现 职业病的临床表现复杂多样。因此，在诊断过程中应注意各种症状体征发生的时间顺序与接触职业病危害因素的关系，临床表现与所接触职业病危害因素的毒作用性质是否相符，疾病程度与接触强度是否相符；特别注意早期症状和典型症状，还要考虑职业病与非职业病的鉴别诊断。

4）辅助检查 即实验室检查，对职业病的诊断具有重要意义，主要是针对危害因素毒作用特点进行接触生物标志物、效应生物标志物和易感性生物标志物的检测。

对职业病患者的处理主要包括两个方面：一是对患者进行及时有效的治疗，一般包括病因治疗、对症治疗和支持疗法；二是根据患者病情程度，决定是否调离原工作岗位，并作出相应的劳动能力鉴定，获得赔偿。

（4）职业病的预防和控制 根据职业病危害因素的致病条件，可以看出职业病是可预防的，应按三级预防策略实施针对性措施加以预防和控制，以保护职业人群的健康。

1）一级预防　具体措施包括：①改进生产工艺和生产设备；②加强健康教育和健康促进；③制定或修订卫生标准，加强卫生监督；④个人防护用品的合理使用和职业禁忌证的检出。职业禁忌证（occupational contraindication）是指劳动者从事特定职业或接触特定职业病危害因素时，比一般人群更易遭受职业病危害和罹患职业病或者可能导致原有自身疾病病情加重，或者诱发可能导致对他人生命健康构成危险的疾病的个人特殊生理或病理状态。

2）二级预防　具体措施包括：①加强职业健康监护，对接触职业病危害因素人群的健康状况进行系统的检查和分析，从而发现早期健康损害，职业健康检查属于职业健康监护的一项工作内容；②及时发现和评估潜在危害，防止危害进一步扩大；③建立和完善职业危害应急救援体系，及时控制和处理突发性事件；④加强各类职业病危害的敏感性指标、特异性指标的研究；⑤推进周期性健康检查制度。

3）三级预防　具体措施包括：①提高职业病医疗服务质量，如提供良好的服务态度、积极治疗等；②加强职业病的临床研究，提高诊疗水平；③加强治疗药物，尤其是特殊解毒药物的研究；④健全职业病与化学中毒预防控制中心等职业病医疗机构；⑤健全职业病医疗保险制度和救助制度，为职业病患者做好劳动能力鉴定及安置工作。

⊕ 知识链接

职业健康检查

职业健康检查包括四类，分别是上岗前职业健康检查、在岗期间职业健康检查、离岗时职业健康检查和应急健康检查。

上岗前职业健康检查主要目的是发现有无职业禁忌证，建立即将接触职业病危害因素人员的基础健康档案。在岗期间职业健康检查主要目的是及时发现职业病危害因素对职业人员健康的早期损害或可疑征象，及时发现有职业禁忌的劳动者，并为评价工作场所防护措施效果提供科学依据。离岗时职业健康检查主要目的是掌握劳动者在停止接触职业病危害因素时的健康状况，为从事新的工作提供基础健康资料。应急职业健康检查主要目的是在发生急性职业病危害事故时，判断劳动者是否遭受急性职业病危害因素的健康损害，为急救和治疗提供科学依据。

2. 工作有关疾病（work‑related diseases）　又称职业性多发病，是指与职业因素有关，但又不是法定职业病的多因素引起的疾病。常见的工作有关疾病包括神经衰弱综合征、慢性支气管炎、高血压、消化性溃疡、腰背痛和生殖功能紊乱等。

工作有关疾病的特点：①职业危害因素是该病发病的诸多因素之一，既不是直接病因，也不是唯一因素；②由于职业危害因素的影响，促使潜在疾病暴露或现有疾病病情加重；③控制职业危害因素和改善工作环境，可减少该病的发生，使原有疾病得到控制或缓解；④该病不属于我国法定职业病，患者不能享有职业病的劳保待遇。

3. 工伤（occupational injuries）　又称职业性外伤，是指劳动者在生产劳动过程中，由于外部因素直接作用而引起机体组织的突发性意外损伤。究其发生原因主要为生产设备存在质量缺陷或维修不善、防护设备缺乏或不全、劳动组织和管理不善以及个人因素（如年龄、性别、健康状况等）。工伤经认定、劳动能力鉴定和劳动仲裁三个阶段后可获得赔偿。

4. 早期健康损害　职业病危害因素进入机体后可引起健康损害的早期效应，如血压、血脂和血糖的不良变化、肺功能下降和动脉粥样硬化加剧等。其可发展为两种不同结局：健康和疾病。

PPT

第二节 生产性毒物和职业中毒

在一定条件下，较小剂量就能够对机体产生损害作用或使机体出现异常反应的外源化学物质称为毒物（poison）。生产劳动过程中使用和产生的，存在于工作环境中的毒物称为生产性毒物（productive toxicant）。生产性毒物主要来源于原料、辅助材料、中间产物、半成品和成品等，常以气体、蒸汽、烟、雾和粉尘的形态存在。劳动者在生产劳动过程中由于接触生产性毒物而引起一定程度损害所出现的疾病称为职业中毒（occupational poisoning）。职业中毒是一类常见职业病。

一、金属与类金属中毒

金属与类金属都是通过矿山开采、冶炼、精炼加工后获得的，并且金属和类金属及其合金、化合物广泛应用于各种工业。因此从获得到应用这些金属和类金属整个过程中，都会对工作场所造成污染，给劳动者的身体健康带来不同程度的影响。最常见的金属与类金属职业中毒就是职业性铅中毒。

（一）铅

1. 理化特性 铅（lead，Pb）为蓝灰色重金属，当加热至 400～500℃ 时，即有大量铅蒸气逸出，在空气中迅速氧化成氧化亚铅（Pb_2O），冷凝为铅烟。

2. 接触机会

（1）职业性接触 ①铅矿的开采及冶炼；②熔铅作业，如在制造铅丝、铅皮和铅管等作业过程中可接触到铅烟及铅蒸气；③铅化合物的应用，如醋酸铅用于制药和化工工业。

（2）生活性接触 日常生活中接触铅的机会也有很多，如汽车尾气、传统工艺制作的松花蛋、部分玩具、某些药物（如黄丹、密陀僧）等。

3. 毒理

（1）吸收、分布、代谢和排泄 铅及其化合物主要经呼吸道吸收入体，其次是消化道。进入血液循环的铅 90% 以上与红细胞结合，其余一部分与血浆蛋白结合，少量形成可溶性磷酸氢铅（$PbHPO_4$）。血液循环中的铅早期主要分布于以肝为首的血流丰富的组织和器官，数周后，由软组织转移到骨骼、毛发、牙齿等，并以难溶性的磷酸铅 $[Pb_3(PO_4)_2]$ 形式沉积下来。人体内 90%～95% 的铅储存于骨骼内，比较稳定。铅在体内的代谢与钙相似。当机体因缺钙、感染、饮酒、外伤、服用酸性药物等而造成体内酸碱平衡紊乱时，可导致骨内贮存的不溶性磷酸铅转化为可溶性磷酸氢铅而进入血液，引起铅中毒急性发病。进入体内的铅主要经肾脏随尿排出。

（2）中毒机制 到目前为止，铅中毒的机制尚未完全阐明。但是铅致卟啉代谢紊乱和影响血红素合成的研究最为深入，而且卟啉代谢紊乱是铅中毒重要和较早的变化之一。

4. 临床表现

（1）急性中毒 工业生产中极罕见，主要是由于服用大量铅化合物所致，多表现为消化系统症状，如恶心、呕吐、腹绞痛等，严重者可出现中毒性脑病。

（2）慢性中毒 生产性接触多引起慢性铅中毒，早期表现为乏力、关节肌肉酸痛、胃肠道症状等。随着铅接触剂量增加，可出现以下表现。

1）神经系统 主要表现为类神经症、周围神经病，严重者可出现中毒性脑病。类神经征表现为头昏、头痛、乏力、失眠、多梦、记忆力减退等。随着病情进展，可出现周围神经病，分为感觉型、运动型和混合型。感觉型表现为肢端麻木，四肢末端呈手套或袜套样感觉障碍。运动型表现为握力下降，进一步发展为伸肌无力和麻痹，重者出现"腕下垂"或"足下垂"。中毒性脑病表现为头痛、恶心、呕吐、高热、烦躁、抽搐、嗜睡、精神障碍、昏迷等症状，在职业性中毒中已极为少见。

2）消化系统　主要表现为口内金属味、食欲不振、恶心、隐性腹痛、腹胀、腹泻或便秘等。严重者可出现腹绞痛（也称为铅绞痛），多为突然发作，部位常在脐周，发作时患者面色苍白、急躁不安、出冷汗、体位卷曲，一般止痛药不易缓解，发作可持续数分钟以上。腹绞痛是慢性铅中毒急性发病的典型症状。

3）血液及造血系统　可出现轻度贫血，多呈低色素正常细胞型贫血；血液中点彩红细胞、网织红细胞以及碱粒红细胞增多等。

4）其他　口腔卫生不良者，在牙龈与牙齿交界边缘上可出现由硫化铅颗粒沉淀形成的暗蓝色线，称为"铅线"。部分患者可出现肾脏损害。另外，铅可导致女工月经失调、流产和早产等。

5. 诊断　依据铅的职业接触史，神经、消化、造血系统损害为主的临床表现与实验室检查，结合工作场所职业卫生学调查资料，综合分析，排除非职业因素引起的类似疾病，方可诊断。在我国现行《职业性慢性铅中毒诊断标准》（GBZ37 – 2015）中，将职业性慢性铅中毒分为轻度中毒、中度中毒和重度中毒三级。

6. 治疗

（1）治疗原则　根据具体情况对中毒患者使用金属络合剂驱铅治疗，并辅以对症治疗。

（2）治疗方法　①驱铅疗法，首选依地酸二钠钙（$CaNa_2 – EDTA$）；②对症疗法，如有类神经症者给予镇静剂，腹绞痛发作者可静脉注射 10% 葡萄糖酸钙或皮下注射阿托品；③支持疗法，如适当休息、合理营养和补充维生素等。

7. 预防

（1）降低工作场所空气中铅浓度　①用无毒或低毒物质代替铅，如用铁红代替铅丹制造防锈漆；②改革工艺，如生产过程机械化、密闭化和自动化；③加强通风，如在工作场所安装局部排风装置。

（2）加强个人防护卫生操作制度　铅作业工人工作中应穿工作服、戴滤过式防烟尘口罩；下班后淋浴更衣，不得穿工作服进食堂、宿舍和其他场所等。坚持工作场所湿式清扫制度。

（3）健全监测制度　定期监测工作场所空气中铅浓度。

（4）加强劳动者健康监护　铅作业工人要进行就业前健康体检、在岗健康体检和离岗健康体检等。

二、刺激性气体与窒息性气体

（一）刺激性气体

刺激性气体（irritant gases）是指对眼、呼吸道黏膜和皮肤具有刺激作用，引起机体以急性炎症、肺水肿为主要病理改变的一类气态物质。常见的刺激性气体有氯、氨、光气、氮氧化物、氟化氢、二氧化硫和三氧化硫等。在生产过程中，常因不遵守操作规程或容器、管道等设备被腐蚀而发生跑、冒、滴、漏等污染工作场所，引起作业工人职业中毒。

1. 毒理　刺激性气体损害健康的共同特点是对眼、呼吸道黏膜以及皮肤有不同程度的刺激作用，主要为局部损害，但在刺激作用过强时可引起喉头水肿、肺水肿和全身反应。损害程度主要取决于吸入刺激性气体的浓度和接触时间。病变部位和临床表现主要与其水溶性有关。水溶性大的刺激性气体如氯化氢，接触后易溶解附着在湿润的眼和上呼吸道黏膜，立即产生刺激作用；中等水溶性的刺激性气体如二氧化硫，低浓度时只损害眼和上呼吸道，而高浓度吸入后损害全呼吸道；水溶性小的刺激性气体如二氧化氮，对上呼吸道刺激作用较小，易进入呼吸道深部对肺组织产生刺激和腐蚀作用，可引起化学性肺炎或肺水肿。

2. 临床表现

（1）急性中毒

1）急性刺激作用 可出现眼和上呼吸道刺激症状，如流泪、喷嚏、流涕、咽疼、呛咳等。较高浓度吸入刺激性气体时可引起化学性气管炎、支气管炎以及肺炎，如出现剧烈咳嗽、胸闷、胸痛，肺部可有散在的干湿啰音，体温及白细胞计数升高等。高浓度吸入刺激性气体时可导致喉痉挛或水肿，甚至窒息死亡。

2）中毒性肺水肿 吸入高浓度刺激性气体后引起肺泡内及肺间质过量的体液潴留为特征的病理过程，可导致急性呼吸功能衰竭，是刺激性气体引起的最严重的危害和职业病常见的急症之一。临床过程可分为四期：刺激期、潜伏期、肺水肿期和恢复期。

3）急性呼吸窘迫综合征（acute respiratory distress syndrome，ARDS） 是吸入有毒气体、创伤、休克、感染等因素引起的，以肺毛细血管弥散性损伤、通透性增高为基础，以肺水肿、透明膜形成和肺不张为主要病理变化，以进行性呼吸窘迫和顽固性低氧血症为临床特征的急性呼吸衰竭综合征。ARDS 是急性肺损伤发展到后期的典型表现，病死率可高达 50%。

4）皮肤损伤 腐蚀性较强的刺激性气体可使皮肤直接接触部位发生化学性灼伤以及接触性皮炎。

（2）慢性中毒 低浓度长期接触刺激性气体，可引起慢性结膜炎、鼻炎、咽炎、慢性支气管炎、牙齿酸蚀症、支气管哮喘、肺气肿、类神经症和消化道症状等。

3. 诊断 根据短期内接触较大量化学物的职业史，出现呼吸系统受损的临床表现，结合实验室检查和工作场所调查资料，综合分析，排除非职业因素所致类似疾病后，方可诊断。参见《职业性急性化学物中毒性呼吸系统疾病诊断标准》（GBZ73 - 2009）。

4. 急救与治疗 肺水肿和 ARDS 是刺激性气体急性中毒最严重的危害，因此积极防治肺水肿和 ARDS 是抢救刺激性气体中毒的关键。

（1）现场急救 迅速让可能接触者离开有毒工作场所，并对病情作出初步估计和诊断。患者立即转移到空气新鲜处，脱去被污染衣物，保持安静和保暖。处理灼伤及预防肺水肿：用水彻底冲洗双眼、被污染皮肤、吸氧、静卧。出现肺水肿、呼吸困难或呼吸停止：应尽快吸氧，进行人工呼吸，心脏骤停者给予心脏按压，条件允许可给予支气管扩张剂和激素。中毒严重者经实施上述抢救措施后，应及时送往医院抢救。

（2）治疗原则

1）呼吸道和肺部炎症 主要使用止咳、化痰、解痉药物，必要时给予抗菌治疗。

2）中毒性肺水肿和 ARDS 在快速纠正缺氧、合理氧疗的基础上，早期、足量、短期使用肾上腺皮质激素如地塞米松，以减轻肺部炎症反应，降低肺毛细血管通透性，改善微循环，同时保持呼吸道通畅，改善和维持通气功能，可使用去泡沫剂二甲硅酮。

3）预防和治疗并发症 采取上述治疗方法的同时，做好护理和营养支持工作，预防和治疗继发性感染、酸中毒、气胸等。

5. 预防 生产设备实行密闭化、自动化，做好废气的回收和利用。作业工人自觉穿戴防护衣帽和防毒口罩，企业单位配置急救设备，如防毒面具、冲洗设备等。定期进行环境监测，及时发现刺激性气体浓度超标并找出原因，提出改进措施。加强岗前安全培训，开展急救训练，做好健康检查，提高自我保健意识。健全各项安全卫生管理制度，各级管理部门和企业单位要严格执行。

（二）窒息性气体

窒息性气体（asphyxiating gases）是指以气态形式被吸入后，可使氧的供给、摄取、运输和利用任一环节发生障碍，使全身组织细胞得不到或不能利用氧，而导致组织细胞缺氧、窒息的有害气体的总称。窒息性气体可损害机体多个系统，但以神经系统最为突出。根据其毒作用机制不同，可分为两类：一类为单纯性窒息性气体，本身毒性很低或是惰性气体，当其存在于空气中可使氧的比例和含量降低，引起组织缺氧窒息，如氮气、甲烷和二氧化碳等；另一类为化学性窒息性气体，该类气体进入机体后，可与血液或组织发生特殊化学作用，使血液的携氧功能和（或）组织利用氧的能力发生障碍，导致组织细胞缺氧窒息，如一氧化碳、硫化氢、氰化氢等。最常见的窒息性气体中毒是一氧化碳中毒。

1. 理化特性　一氧化碳（CO）俗称"煤气"，为无色、无味、无刺激性的气体。相对密度为0.967，微溶于水，易溶于氨水，易燃易爆，在空气中含量达 12.5% 时可引起爆炸，不易被活性炭吸附。

2. 接触机会　含碳物质的不完全燃烧可产生 CO。主要包括：①冶金工业，如炼焦、炼钢、炼铁；②机械工业，如铸造、锻造；③化学工业，如使用 CO 制造光气、甲醇、甲醛等；④耐火材料、玻璃、陶瓷、建筑材料等工业使用的窑炉、煤气发生炉等；⑤其他，如家庭用煤炉、煤气灶和燃气热水器等。

3. 毒理　CO 通过呼吸道吸收入血，主要与血红蛋白（Hb）结合，形成碳氧血红蛋白（HbCO）。由于 CO 与 Hb 的亲和力比 O_2 与 Hb 的亲和力大约 300 倍，HbCO 的解离速度比氧合血红蛋白（HbO_2）的解离速度慢 3600 倍，同时 HbCO 还影响 HbO_2 的解离，所以导致 Hb 的运氧能力障碍，氧的释放受限，引起组织缺氧。脑组织对缺氧特别敏感，首先受到损害。进入机体的 CO 大部分以原型随呼气排出。

4. 临床表现

（1）急性中毒　吸入较高浓度 CO 引起急性一氧化碳中毒是我国工业生产和日常生活中常见的中毒性疾病。临床表现主要是急性脑缺氧的症状与体征。轻度中毒主要表现为头痛、头昏、恶心、呕吐，还可出现意识模糊、昏厥、谵妄等，但无昏迷。中度中毒除上述症状外，意识障碍加重，表现为浅至中度昏迷等，经抢救恢复后一般无并发症和后遗症。重度中毒除上述症状进一步加重外，因缺氧和脑水肿使患者进入深昏迷和去大脑皮层状态，如出现肌张力增高、牙关紧闭、阵发性抽搐或强直性全身痉挛等。后期可出现肺水肿、心肌损害、上消化道出血等症状。

急性 CO 中毒症状恢复后，经过 2～60 天的"假愈期"，少数患者再次出现以急性痴呆为主的神经精神症状，被称为急性 CO 中毒迟发脑病。严重者生活不能自理甚至引起死亡。

（2）慢性中毒　长期接触低浓度 CO 能否造成慢性中毒，至今尚有争论。有研究表明长期反复接触低浓度 CO 可出现类神经症、心肌损害和动脉粥样硬化等。

5. 诊断　根据吸入较高浓度 CO 的接触史，现场职业卫生学调查资料，发生急性中枢神经损害的临床表现以及血中 HbCO 的测定结果，排除其他病因后，可诊断为急性一氧化碳中毒。参见《职业性急性一氧化碳中毒诊断标准》（GBZ23 – 2002）。

6. 治疗原则

（1）迅速将患者移离中毒现场至通风处，松开衣领，注意保暖，密切观察意识状态，必要时吸氧。

（2）及时进行急救与治疗　轻度中毒者，可给予氧气吸入及对症治疗。中度及重度中毒者应积极给予常压口罩吸氧治疗，有条件时应给予高压氧治疗。重度中毒者视病情应给予消除脑水肿、促进脑血液循环，维持呼吸循环功能及解痉等对症及支持治疗。对迟发脑病者，可给予高压氧、糖皮质激素、血管扩张剂或抗帕金森病药物以及其他对症与支持治疗。

7. 预防　生产过程采用机械化、密闭化、自动化、连续化的设备，定期检修设备，防止跑、冒、滴、漏。加强个人防护，进入 CO 作业环境工作时，要佩戴特制的 CO 防毒面具。加强作业环境 CO 浓度的监测，设立 CO 报警器。加强卫生宣教，做好上岗前安全与健康教育，普及自救互救知识和技能训练。制订并严格执行安全操作规程。

三、有机溶剂

有机溶剂是指能溶解非挥发性的固态或液态的有机化合物，而其本身又不发生化学变化的有机化合物。在生产和生活中广泛应用于清洗、去污、稀释、萃取过程中。有机溶剂常温下为液态，大多数易挥发，接触途径以吸入为主。由于其具有脂溶性，易通过生物膜，因此可被快速吸收进入组织，多分布于富含脂肪的组织和器官，如神经系统。

有机溶剂毒作用特点是对皮肤、呼吸道黏膜、眼结膜等有一定的刺激作用；高浓度吸入时可对中枢神经系统产生抑制作用，严重者可导致中毒性脑病，如出现头晕、头痛、呕吐、嗜睡、不同程度的意识障碍乃至昏迷等。有机溶剂还存在某些特殊的健康损害效应，如苯引起造血系统损伤。最常见的有机溶剂中毒是苯中毒。

1. 理化特性 苯（benzene）在常温下是一种带特殊芳香味的无色液体，易挥发、易燃，爆炸极限为 1.4% ~ 8%，微溶于水，易溶于有机溶剂。

2. 接触机会 苯在工农业生产中被广泛使用，接触机会很多。①作为有机化学合成的常用原料，如制造苯酚、药物、农药、塑料、洗涤剂等；②作为溶剂、萃取剂或稀释剂，如用于制造油漆、油墨、树脂、人造革和粘胶等；③用作燃料，如工业汽油中苯的含量可高达 10% 以上；④苯的制造，如石油的裂化重整与乙炔合成苯。

3. 毒理

（1）吸收、分布、代谢和排泄 苯在生产环境中主要以蒸气形式由呼吸道进入人体，皮肤吸收很少，消化道吸收虽完全，但意义不大。进入人体的苯主要分布在类脂质丰富的组织和器官。一次吸入大剂量的苯，大脑、肾上腺和血液中含量最高；长期吸入中等量或少量的苯，骨髓、脂肪和脑组织中含量较多。吸收的苯约 50% 以原形由呼吸道排出，约 10% 以原形贮存在体内各组织，约 40% 在肝脏代谢，主要生成酚类产物，这些代谢产物可与体内硫酸盐和葡萄糖醛酸结合随尿排出。

（2）中毒机制 急性中毒是因苯的亲脂性，附于神经细胞表面，抑制生物氧化，影响神经递质，致中枢神经系统麻醉。慢性毒作用主要是苯代谢产物被转运到骨髓或其他器官，可能表现为骨髓毒性和致白血病作用。

4. 临床表现

（1）急性中毒 急性苯中毒主要表现为中枢神经系统的麻醉作用。轻者表现为兴奋、面部潮红、步态不稳、头晕、头痛、恶心、呕吐等。重者表现为嗜睡、幻觉、肌肉痉挛或抽搐、昏迷等。严重者可因呼吸和循环衰竭而死亡。

（2）慢性中毒

1）神经系统 主要表现为中毒性类神经症，如头痛、头晕、记忆力减退、失眠、食欲减退等。个别患者伴有自主神经功能紊乱，出现心动过速或过缓等。

2）造血系统 造血系统损害是慢性苯中毒的主要特点。早期表现为白细胞总数降低或中性粒细胞减少，而淋巴细胞相对增多。随后血小板减少，皮肤、黏膜有出血倾向，女性月经过多。严重者可发生全血细胞减少、再生障碍性贫血、骨髓增生异常综合征，甚至转化为白血病。苯可引起多种类型的白血病，以急性粒细胞白血病较多见。

3）其他 长期接触苯，皮肤出现脱脂、脱屑以至皲裂。女工长期接触苯，出现月经量增多、经期延长，甚至自然流产和胎儿畸形等。

5. 诊断 根据苯作业的接触史，现场职业卫生学调查资料，不同特点的临床表现和实验室检测指标，综合分析，并排除其他病因后，可诊断为职业性苯中毒。参见《职业性苯中毒的诊断》（GBZ68 - 2013）。

6. 治疗原则

（1）急性中毒 应迅速将中毒患者移至空气新鲜处，立即脱去被污染的衣物，用肥皂水清洗皮肤，注意保暖。急性期应卧床休息。急救原则与内科相同，可用葡萄糖醛酸，有辅助解毒作用，忌用肾上腺素。

（2）慢性中毒　无特效解毒药，根据造血系统损害所致血液疾病给予相应处理，以对症治疗为主。

7. 预防

（1）生产工艺改革和通风排毒　生产过程做到密闭化、自动化和程序化；安装局部抽风排毒设备，定期维修，使空气中苯的浓度达标。

（2）以无毒或低毒的物质代替苯　如以乙醇等作为有机溶剂或萃取剂。

（3）卫生保健措施　对苯作业场所进行定期的职业卫生学调查，监测空气中苯的浓度。作业工人应加强个人防护，做好就业前、在岗和离岗等健康体检。女工妊娠期和哺乳期需调离苯作业。

四、农药

农药（pesticides）是指用于防止、控制或消灭一切虫害的化学物质或化合物。《中华人民共和国农药管理条例》中对农药的定义是用于预防、控制危害农业、林业的病、虫、草、鼠和其他有害生物以及有目的地调节植物、昆虫生长的化学合成或者来源于生物、其他天然物质的一种物质或者几种物质的混合物及其制剂。农药虽然在保障农作物增产丰收方面发挥着重要作用，但是也成为导致职业性中毒和意外伤害发生的常见原因之一。

农药有多种分类方法。通常根据用途将农药分为：杀虫剂、杀螨剂、杀菌剂、除草剂、植物生长调节剂以及杀线虫剂等，其中杀虫剂品种最多，用量最大。根据化学结构将农药分为：有机氯类、有机磷类、拟除虫菊酯类、氨基甲酸酯类、有机氮类以及有机硫类等。农药还可按单、混剂分类，单独使用时称为农药单剂，将两种以上农药混合配制或混合使用称为农药混剂。我国60%以上的农药属于混合剂农药，混配农药的毒性大多呈相加作用，少数有协同作用。

农药的毒性相差较大，依据大鼠急性毒性LD_{50}的大小，将农药分为剧毒、高毒、中等毒、低毒和微毒五类。农药可导致机体发生急性中毒和慢性中毒，而且多见于农药生产和施用人群。最常见的农药中毒是有机磷酸酯类农药中毒。

有机磷酸酯类农药（organophosphorus pesticides，OP）简称为有机磷农药，是我国目前生产和使用最多的一类农药，也是许多混合制剂农药的主要有效成分。有机磷农药品种较多，以内吸磷、马拉硫磷、乐果、敌敌畏和敌百虫等常见，多为广谱、高效、低残留的杀虫剂。

1. 理化特性　有机磷农药粗略分为磷酸酯类和硫代磷酸酯类两大类化合物。其纯品一般为白色结晶，工业品多为淡黄色或棕色油状液体，大多数有类似大蒜臭味，一般难溶于水，易溶于有机溶剂，遇碱易分解（敌百虫除外，在碱性条件下可生成毒性较大的敌敌畏）。常温下，有机磷农药也可以蒸气形式逸出。

2. 毒理

（1）吸收、分布、代谢与排泄　有机磷农药可经消化道、呼吸道以及完整的皮肤、黏膜吸收，经皮吸收是急性职业性中毒的主要途径。吸收后的有机磷农药可迅速分布到全身各器官组织，以肝脏含量最高，肾、肺、脾次之，可通过血脑屏障，有些还能通过胎盘屏障，脂溶性高的品种能少量储存于脂肪组织。

有机磷农药在体内的代谢主要有氧化和水解两种方式，一般氧化产物毒性增强，而水解产物毒性降低。例如，哺乳动物体内含有丰富的羧酸酯酶，对马拉硫磷的水解作用大于氧化作用，而昆虫体内则相反，故马拉硫磷是一种高效、对人畜低毒的杀虫剂。有机磷农药在体内经代谢转化后，主要通过肾脏排出，少部分随粪便排出。

（2）中毒机制 主要是抑制胆碱酯酶（choline esterase）活性。有机磷农药与胆碱酯酶结合，形成磷酰化胆碱酯酶，使其失去分解乙酰胆碱（acetylcholine，ACh）的能力，导致体内ACh的聚集，引发以胆碱能神经过度兴奋为主要表现的神经系统功能紊乱，表现为毒蕈碱样、烟碱样症状和中枢神经系统症状。

3. 临床表现

（1）急性中毒 有机磷农药中毒主要为急性中毒。

1）毒蕈碱样症状 出现较早，主要表现为腺体分泌亢进（如多汗、流涎、呼吸道分泌物增多等）、平滑肌痉挛（如恶心、呕吐、腹痛、腹泻等）、瞳孔缩小、心血管抑制（如心动过缓、血压偏低、心律失常等）。

2）烟碱样症状 神经兴奋时表现为肌束震颤、肌肉痉挛，进而由兴奋转为抑制，表现为肌无力、肌肉麻痹、全身瘫痪等。可出现血压升高、心动过速，常掩盖部分毒蕈碱样症状。

3）中枢神经系统症状 早期出现头晕、头痛、乏力等，随后出现烦躁不安、语言障碍、意识模糊、昏迷等，严重者出现脑水肿、癫痫样抽搐、瞳孔放大等，甚至因呼吸中枢麻痹而死亡。

4）其他症状 少数患者在急性重度和中度中毒后2～4周左右，出现感觉障碍，继而下肢无力，直至下肢远端迟缓性瘫痪，严重者还可累及上肢等迟发性神经病变（organophosphate – induced delayed neuropathy，OPIDN）症状。也有少数重症患者在急性中毒症状消失后1～4天左右，出现中间期肌无力综合征（intermediate myasthenia syndrome，IMS），常累及颈肌、上肢肌和呼吸肌无力，伴脑神经支配的肌肉瘫痪，严重者可因呼吸衰竭而死亡。个别中毒患者可出现中毒性心肌损害、中毒性肝病、急性坏死性胰腺炎等。

（2）慢性中毒 主要表现为胆碱酯酶活性降低、中毒性类神经症。部分患者可出现毒蕈碱样症状，偶尔出现肌束颤动、神经肌电图和脑电图变化等。长期接触也可对免疫系统功能、生殖功能产生不良作用。

（3）致敏作用和皮肤损害 有些有机磷农药具有致敏作用，可致支气管哮喘、过敏性和接触性刺激性皮炎等。

4. 诊断 根据短时间接触较大量有机磷农药的职业史，出现以自主神经、中枢神经和周围神经系统症状为主的临床表现，结合全血胆碱酯酶活性的测定，参考工作场所职业卫生学调查资料，综合分析，排除其他疾病后，方可诊断。参见《职业性急性有机磷杀虫剂中毒诊断标准》（GBZ8 – 2002）。

5. 治疗原则

（1）急性中毒

1）清除毒物 立即将患者脱离中毒现场，脱去污染衣服，用肥皂水或清水（忌用热水）彻底清洗污染的皮肤、头发、指（趾）甲；眼部受污染时，迅速用清水或2% $NaHCO_3$溶液清洗。口服中毒者尽快给予活性炭等吸附剂、洗胃和导泄。血液净化疗法近年来应用日趋成熟，对吸收入血的有机磷农药有较好的清除效果。

2）特效解毒剂 轻度中毒者可单用阿托品等抗胆碱药（消除或减轻毒蕈碱样症状和中枢神经系统症状）。中度和重度中毒者，合用阿托品和胆碱酯酶复能剂（如氯解磷定、碘解磷定等）。两种药合并使用时，阿托品剂量应较单用时减少。胆碱酯酶复能剂对乐果、敌百虫、敌敌畏以及马拉硫磷中毒的复能效果差；对二嗪农、谷硫磷不仅无效，而且有不良作用。因此，这些农药中毒治疗应以阿托品为主。

3）对症和支持治疗 处理原则同内科。治疗中注意保持呼吸道通畅。出现呼吸衰竭或呼吸麻痹时，应立即施用机械通气，必要时做气管插管或切开。中、重度患者临床表现消失后，应继续观察数天，并避免过早活动，防止病情突变。

（2）慢性中毒　脱离接触后，主要采取对症和支持疗法。在临床表现基本消失、血液胆碱脂酶活性恢复正常 1~3 个月后，可安排原来的工作。

6. 预防

（1）改革农药生产工艺　出料、包装尽量实行自动化或半自动化。

（2）遵守安全操作规程　例如，配药、拌种要有专门的工具和容器，使用完毕后，在指定地点清洗；喷药时防止农药吸入和污染皮肤；施药工具有专人保管和维修，防止堵塞、渗漏等。

（3）严格执行农药管理规定　例如，农药生产必须进行产品登记和申领生产许可，必须按照专营制度进行经营等。

（4）加强个人防护和提高人群自我保健意识　例如，喷药时需做好个人防护，了解农药的毒性、喷药的注意事项、是否属于接触农药的职业禁忌证人群等。

（5）健康检查　注重上岗前、在岗期间、离岗时以及应急健康检查。

第三节　生产性粉尘与职业性肺部疾病 微课2

PPT

一、生产性粉尘的健康危害

生产性粉尘（industrial dust）指在生产过程中形成的，并能在空气中长时间悬浮的固体微粒。职业活动中因吸入生产性粉尘，导致其在机体肺部蓄积而引起的肺组织纤维化病变，称为职业性尘肺病。

（一）生产性粉尘的来源与分类

生产性粉尘的来源几乎涉及工农业生产的各行各业，如矿山开采、隧道凿岩、爆破、筑路等；冶金工业中的矿石粉碎、筛分、配料；机械工业中的原料破碎、配料、清砂；耐火材料、玻璃、水泥、陶瓷、皮毛、纺织、化工等原料加工处理；农作物生产加工产生的有机粉尘，以及商品封口、包装等生产流程均可产生。

生产性粉尘按理化特性分为 3 类。

1. 无机粉尘（inorganic dust）　包括金属性粉尘，如铅、锌、铝、铁、锡等金属及其化合物等；矿物性粉尘，如石英、石棉、滑石、煤等；人工合成的无机粉尘，如水泥、玻璃纤维、金刚砂等。

2. 有机粉尘（organic dust）　包括植物性粉尘，如棉、麻、谷物、亚麻、甘蔗渣、木絮、茶叶等；动物性粉尘，如畜毛、羽毛、皮革、骨质、桑蚕丝等；人工合成有机粉尘，如农药、炸药、合成树脂、有机染料、合成纤维、合成橡胶等。

3. 混合性粉尘（mixed dust）　指混合存在的有机/无机粉尘，如煤矿和铁矿开采时煤尘与铁尘并存，清砂车间的粉尘含有金属合成砂尘，此类混合性粉尘所含成分决定了其致职业性肺病特征。

（二）生产性粉尘的理化性质与健康危害

1. 粉尘的化学组成　粉尘的化学成分及其在生产环境中的浓度，是直接决定其对人体危害性质和严重程度的重要因素。据其化学成分不同可分别致纤维化、刺激、中毒和致敏作用，如含有游离二氧化硅的粉尘，可引起矽肺，而且二氧化硅含量越高，病变发展越快，危害性就越大；石棉尘含有致纤维化和致癌因子，可引起石棉肺、肺癌和间皮癌；如果粉尘含铅、锰、铬、砷等有毒重金属或类金属成分，吸收后可引起相应的重金属中毒症状；如果是棉、麻、牧草、谷物、茶等粉尘，不但可阻塞呼吸道，而且可以引起呼吸道炎症和变态反应等肺部疾病。

2. 分散度　是指物质被粉碎的程度。分散度可按粉尘颗粒直径大小的数量组成的数量百分数或质量组成的质量百分数表示，前者称为数量分散度，后者称为质量分散度，分散度越高，表示小粒径粉尘占的比例越大，在空气中飘浮的时间越长，被吸入体内的机会越大，对人体的危害就越大。一般认为，粉尘颗粒直径 <15μm 的粒子可进入呼吸道，因此该尘粒称为可吸入性粉尘（inhalable dust）。可吸入性粉尘中 10～15μm 的尘粒主要在上呼吸道被截留而沉积，而 5μm 以下的粒子可深入呼吸道深部和肺泡区，故称之为呼吸性粉尘（respirable dust），呼吸性粉尘对人体危害的卫生学意义较前者更大。

3. 溶解度　具有化学毒性的粉尘，如铅、锰、镍、铍及其化合物，溶解度越大，对人体危害越大；有些无毒性的粉尘如面粉和糖等在体内容易溶解、吸收、排出，对人体危害较小。石英尘、石棉等在体内溶解度很低，可吸入呼吸道深部及肺泡，导致肺组织纤维化而引起尘肺，对人体危害严重且难以恢复。

4. 其他　粉尘的硬度、荷电性、爆炸性亦与其健康危害程度有关。坚硬的粉尘，易引起上呼吸道、眼睛的局部刺激和损伤。柔软的纤维状粉尘，易黏附沉积于呼吸道而引起慢性炎症。飘浮在空气中的粉尘 90%～95% 的粉尘带正电或带负电，同性电荷相排斥，异性电荷相吸引，带电尘粒易在肺内阻留，危害大。有些粉尘具有爆炸性，在遇到明火、电火花和放电时会发生爆炸，导致人员伤害甚至死亡。如煤尘的爆炸极限是 35g/m³，面粉、铝、硫磺为 7g/m³，糖为 10.3g/m³。

（三）生产性粉尘对人体健康的影响

1. 职业性肺病（尘肺）　是指在工农业生产过程中因长期吸入粉尘而发生的以肺组织纤维化为主的全身性疾病。按粉尘性质和类型将尘肺分为五大类：①矽肺（silicosis），长期吸入含游离二氧化硅粉尘所致；②硅酸盐肺（silicatosis），长期吸入含结合型二氧化硅（如石棉、滑石、水泥、云母等）粉尘引起；③炭尘肺（carbon pneumoconiosis），长期吸入煤、石墨、炭黑、活性炭等粉尘所致；④混合性尘肺（mixed dust pneumoconiosis），长期吸入含有游离二氧化硅和其他物质的混合性粉尘（如煤尘、铁尘等）所致；⑤金属尘肺（metallic pneumoconiosis），长期吸入某些金属粉尘（如铁尘、铝尘等）所致。

尘肺有以下共同特点。①病理改变：主要表现为弥漫性肺间质纤维化，组织切片中可见石棉小体、滑石小体、云母小体等。②胸部 X 线改变：以不规则性阴影为主。③症状和体征：自觉症状和临床体征一般较明显，肺功能改变出现较早，早期为气道阻塞和进行性肺容量降低，晚期出现"限制性综合征"及气体交换功能障碍。④合并症：气管炎、肺内感染、胸膜炎等合并症较多见，但肺结核的合并发生率则较矽肺低。

2. 局部刺激毒性　粉尘可对呼吸道黏膜产生刺激作用，引起鼻炎、咽炎、气管炎等疾病。一些刺激性强的粉尘如铬酸盐尘可引起鼻腔黏膜糜烂、溃疡甚至鼻中隔穿孔；金属磨料粉尘落入眼内，可致角膜机械刺激损伤与结膜炎。粉尘还可堵塞皮肤的毛囊、汗腺口，引起粉刺、毛囊炎、脓皮病。此外，沥青粉尘在日光照射下可引起光感性皮炎。

3. 全身中毒作用　吸入含有铅、锰、铬酸盐、砷等具有化学毒性的粉尘，可在呼吸道黏膜溶解吸收入血，从而作用于相应的肝、肾等靶器官，引起特异的重金属/类金属中毒效应特征。

4. 变态反应　吸入棉、大麻、亚麻等粉尘可引起棉尘病；吸入霉变枯草尘和含异体血清蛋白的动、植物性粉尘等可引起职业性变态反应性肺泡炎（occupational allergic alveolitis）；吸入被细菌内毒素污染的有机粉尘还可引起有机粉尘毒性综合征（organic dust toxic syndrome）；吸入聚氯乙烯、人造纤维粉尘可引起非特异性慢性阻塞胜肺疾病。

5. 致癌作用　长期吸入含二氧化硅（石英或方石英）、石棉、放射性矿物质、镍、铬酸盐粉尘，可诱导肺部肿瘤或呼吸系统其他部位发生癌变。

二、矽肺

矽肺（尘肺）是由于在生产过程中长期吸入游离二氧化硅粉尘而引起的以肺部弥漫性纤维化为主

的全身性疾病。我国矽肺病例占尘肺总病例接近50%，位居发病数第一位，是尘肺中危害最严重的一种。

（一）接触矽尘机会

矽尘指含有10%以上游离二氧化硅的粉尘。常见的接触机会有：矿山采掘作业中的凿岩、掘进、爆破、运输等作业；公路、铁路、水利电力工程隧道开挖修建；冶金、制造、加工业如冶炼厂、石粉厂、玻璃厂、耐火材料厂生产过程中的原料破碎、研磨、筛分、配料等作业；机械铸造车间的原料粉碎、配料、铸型、打箱、清砂、喷砂等作业；陶瓷、珠宝加工、石器加工原料等作业，以上工艺流程均能产生大量含游离二氧化硅粉尘。

（二）矽肺发病的影响因素

矽肺的发病与接尘作业时间、个人防护措施、粉尘浓度、分散度以及粉尘中游离二氧化硅的含量和类型密切相关。此外，个体因素如健康、营养状况亦对矽肺的发生和发展有一定的影响。呼吸道疾病，特别是呼吸系统结核患者，能加速矽肺的发生频率和加重病情。矽肺发病一般较慢，多在持续吸入矽尘5~10年发病，有的长达15~20年或以上。但持续吸入高浓度、高游离二氧化硅含量的粉尘，有的1~2年即可发病，称为"速发型矽肺（acute silicosis）"。有些接尘者，虽接触矽尘浓度较高，但在脱离粉尘作业时胸部X线未发现明显异常，或发现异常但尚不能诊断为矽肺，但在脱离接尘作业多年后被诊断为矽肺，称为"晚发型矽肺（delayed silicosis）"。

（三）矽肺的发病机制

矽肺的发病机制目前尚未完全清楚。近年来，国内外学者先后提出了机械刺激、化学中毒、硅酸聚合、免疫学说以及表面活性基团等多种学说，其基本病理过程为石英致肺巨噬细胞的功能改变、崩解、死亡，造成细胞功能受损乃至肺泡结构破坏，最终导致肺组织发生弥漫性纤维化，该过程有多种细胞和多种生物活性物质参与，涉及细胞炎症、免疫反应、异物反应、细胞死亡、组织修复等病理进程。主要包括以下2点。

1. 尘细胞损伤与死亡　巨噬细胞吞噬石英尘粒后崩解死亡所释放的尘粒再被其他巨噬细胞吞噬，如此形成的巨噬细胞吞噬和死亡反复发生过程是矽肺发病的首要因素。巨噬细胞崩解死亡的可能机制如下。

（1）石英尘粒表面活性基团即硅烷醇基团可与肺泡巨噬细胞膜构成氢键，产生氢的交换和电子传递，造成细胞膜通透性增高、流动性降低等功能改变，最终导致细胞破裂。

（2）石英直接损害巨噬细胞膜，改变细胞膜通透性，促使细胞外钙离子内流，当其内流超过$Ca^{2+} - Mg^{2+} - ATP$酶及其他途径排钙能力时，细胞内钙离子浓度升高，可造成巨噬细胞损伤或死亡。

（3）石英尘引起的生物膜脂质过氧化反应也参与了巨噬细胞膜的损伤过程。

2. 肺组织胶原纤维增生

（1）石英可损伤肺泡Ⅰ型上皮细胞，使之发生水肿、坏死、脱落，当此类损伤超出肺泡Ⅱ型细胞的及时修复能力时，肺间质裸露，肺泡间隔内成纤维细胞向外移动，与石英直接接触，并在一些生物活性物质的刺激下产生大量胶原纤维，胶原纤维的产生为矽结节的形成提供了物质条件。

（2）沉积肺内的矽尘损伤或激活淋巴细胞、上皮细胞、巨噬细胞、成纤维细胞等效应细胞，分泌多种细胞因子等活性分子，构成复杂的细胞因子网络，通过多种信号传导途径，激活胞内转录因子，调控肺纤维化进程，如巨噬细胞受到石英伤后，可释放出IL-1、肿瘤坏死因子（TNF）、纤维粘连蛋白（FN）等多种介质，这些生物活性物质参与刺激成纤维细胞增生或网织纤维及胶原纤维的合成。

（3）受损的巨噬细胞出现功能改变，其释放的IL-1可激活T淋巴细胞增生，并可诱导产生其他白细胞介素（如 IL-2、IL-4、IL-6 等），诱发 B 淋巴细胞、浆细胞及肥大细胞的增生和激活，产生大量 IgA、IgG、IgM 等。免疫系统被启动后，形成抗原-抗体复合物沉积于胶原纤维上使之产生透明变性。

（四）矽肺的病理特征

矽肺的基本病理特征是肺组织弥漫性纤维化和矽结节（silicotic nodule）形成。矽结节是矽肺特征性病理改变，矽肺病理改变有 4 种类型，其中以结节型和弥漫性间质纤维化型为常见，晚期矽肺可为进行性大块纤维化型（团块型），而有的病例则表现为矽性蛋白沉积型。

1. 结节型矽肺　一般由游离二氧化硅含量较高（40%～90%）的粉尘所致，如矿山岩层掘进、隧道施工、石粉制造、建筑材料加工等。典型的矽结节为圆形或椭圆形，纤维组织呈同心圆状排列，类似洋葱头切面，在结节外围及纤维束之间因胶原化不同可见数量不等的粉尘颗粒、尘细胞、成纤维细胞。结节愈成熟，细胞成分愈少，最终可发展为玻璃样变性及钙盐沉着。

2. 弥漫性肺间质纤维化型矽肺　一般由游离二氧化硅含量较低（10%～40%）的粉尘或游离二氧化硅含量较高，但吸入量较少的粉尘而致。如硅藻土的煅烧工、鳞石英尘接触者，其病理特点是肺泡和肺小叶间隔，以及小血管和呼吸性支气管周围纤维组织呈弥漫性增生。

3. 矽性蛋白沉积型矽肺　又称急性矽肺，多见于短期内接触高浓度、高分散度石英尘的青年工人，如隧道、玻璃拌料及石英喷砂、破碎、磨粉工种，其病理特征为肺泡内脂蛋白沉着症，继而纤维化病变发展。

4. 团块型矽肺　是上述类型矽肺进一步发展，病灶融合而成。表现为矽结节增多、增大、融合，其间继发纤维化病变，融合扩展而形成团块状，多见于双上肺。

（五）矽肺的临床表现与并发症

1. 症状和体征　矽肺患者早期无明显症状、体征，随着病程进展，尤其出现并发症后症状、体征才渐趋明显。最常见的症状是气短、胸痛、咳嗽、心悸，并逐渐加重和增多，体征可有干啰音、哮鸣音、湿啰音等。

2. X 线表现　比较典型的有类圆形、不规则形小阴影及大阴影，是矽肺诊断的重要依据。其他表现如肺纹理、肺门、胸膜等改变对矽肺诊断有重要的参考价值。

（1）类圆形小阴影　是典型矽肺最常见和最重要的一种 X 线表现形态，是矽结节的影像学反映，其形态大小、致密度与粉尘的游离二氧化硅含量有关。其形态呈圆形或近似圆形，边缘整齐或不整齐，直径小于 10mm。按直径大小又可分为 p（<1.5mm）、q（1.5～3.0mm）、r（3.0～10mm）3 种类型。早期多分布于双肺中下肺区，随病情进展，数量增多，直径增大，密集度增加，波及双肺上区。

（2）不规则小阴影　是指粗细、长短、形态不一的致密阴影，宽度小于 10mm。多见于游离二氧化硅含量低和浓度较高或游离二氧化硅含量低的混合型粉尘所致矽肺，按宽度大小又可分为 s（<1.5mm）、t（1.5～3.0mm）、u（3.0～10mm）3 种类型，多见于双肺中、下肺区，随病情的发展，数量、宽度与密集度增加，波及双肺上区。

（3）大阴影　是指其长径超过 20mm、宽径超过 10mm 的阴影，为晚期矽肺的重要 X 线表现。形态为长条形、椭圆形和圆形，多出现在双肺中、上肺区，多对称呈"八"字形。

（4）胸膜、肺门、肺气肿、肺纹理变化　胸膜粘连增厚，以肋膈角变钝或消失最常见。肺门阴影可扩大，密度增高，边缘模糊不清，甚至有增大的淋巴结阴影，肺气肿为弥漫性、局灶性、边缘性及泡性肺气肿，肺纹理增多、增粗、延伸至肺野外带，甚至扭曲变性、紊乱断裂，晚期可因结节阴影的增多而减少。

3. 并发症　矽肺最常见的并发症是肺结核、肺及支气管感染、自发性气胸、肺心病等，其中以肺结核最常见。一旦并发症出现，则病情进展加快，病情恶化，最终导致死亡。

（六）尘肺（矽肺）的诊断与治疗

1. 诊断原则　根据可靠的生产性粉尘接触史，以 X 线后前位胸片表现为主要依据，结合现场职业卫生学、尘肺流行病学调查资料和健康监护资料，参考临床表现和实验室检查，排除其他肺部类似疾病后，对照尘肺病诊断标准片小阴影总体密集度至少达到 1 级，分布范围至少达到 2 个肺区，方可做出尘肺（矽肺）的诊断。

2. X 线诊断标准

（1）观察对象　粉尘作业人员健康检查发现 X 线胸片有不能确定的尘肺样影像学改变，其性质和程度需要在一定期限内进行动态观察者。

（2）一期尘肺　有总体密集度 1 级的小阴影，分布范围至少达到 2 个肺区（肺部分区见图 4-1）。

（3）二期尘肺　有总体密集度 2 级的小阴影，分布范围超过 4 个肺区，或有总体密集度 3 级的小阴影，分布范围达到 4 个肺区。

（4）三期尘肺　有下列 3 种表现之一者：①有大阴影出

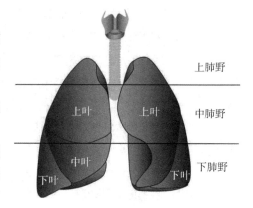

图 4-1　肺部分区

现，其长径不小于 20mm，短径不小于 10mm；②有总体密集度 3 级的小阴影，分布范围超过 4 个肺区并有小阴影聚集；③有总体密集度 3 级的小阴影，分布范围超过 4 个肺区并有大阴影。

3. 治疗　尘肺的治疗原则为及时脱离粉尘作业，并根据病情需要进行综合治疗。积极预防和治疗肺结核及其他并发症，减轻临床症状、延缓病情进展、延长患者寿命、提高生活质量。治疗措施如下。

（1）支持疗法　对患者进行合理营养膳食，保持其心情舒畅，树立战胜疾病的信心，坚持进行适当运动和呼吸功能锻炼，注意预防呼吸道感染，合理安排生活作息，戒烟戒酒。

（2）对症疗法　按一般内科治疗方法，对气短、胸痛、咳嗽及其他并发症进行止咳、化痰、平喘等对症处理，必要时进行氧疗或使用支气管肺泡灌洗疗法。

（3）药物治疗　应用克矽平（P204）雾化吸入治疗，每次用 4% 克矽平 4~8ml，每周 6 次。克矽平是一种高分子化合物，它可以阻止矽尘对次级溶酶体的破坏作用，从而阻止和延缓肺部纤维化的发展。抗矽 14 号（磷酸喹哌）是一种免疫抑制剂，可能具有抑制胶原蛋白增生的作用，对晚期矽肺患者有效果。此外，用汉防己甲碱、柠檬酸铝及银杏、花楸等中药治疗亦有一定效果。

三、尘肺的其他类型

（一）煤工尘肺

1. 概念　在我国，煤工尘肺是煤肺和煤矽肺的总称。煤肺是长期吸入煤尘（含 5% 以下游离二氧化硅）引起的肺组织的纤维化，多见于采煤工、选煤工、煤炭装卸工，但矿工的作业调动频繁，真正接触纯煤尘的矿工并不多，大部分岩煤工接触的是煤矽混合尘，长期吸入大量煤矽尘引起的以肺纤维化为主的疾病称为煤矽肺。

2. 临床表现　患者早期一般无症状，只有当病变明显进展，出现大块纤维化或合并支气管或肺部感染时，才出现呼吸系统症状和体征如气短、胸痛、胸闷、咳嗽、咳痰等症状。从事稍重劳动或爬坡时，气短加重；秋冬季咳嗽、咳痰增多。煤工尘肺患者由于广泛的肺纤维化，呼吸道狭窄，不仅可引起通气功能减退，还能导致弥散功能、肺泡与毛细血管气体交换等换气功能的障碍。因此，肺功能测定对煤矽肺患者劳动能力鉴定和评价具有一定意义。

3. 病理特点 因接触的煤尘与矽尘的比例而异，一般属混合型，多兼有间质性弥漫纤维化型和结节型两者特征。主要病理改变如下。

（1）煤斑 又称煤尘灶，是煤工尘肺最常见的原发性特征性病变，是病理诊断的基础指标。肉眼呈直径2~5mm的黑色灶状，圆形或不规则形，多见于肺小叶间隔和胸膜交角处，呈网状或条索状分布，镜下为煤尘和吞噬了煤尘的巨噬细胞（煤尘细胞）在终末细支气管、呼吸性细支气管、肺泡和血管周围聚集，并伴有成纤维细胞、网状纤维和少量胶原纤维。

（2）肺气肿 煤尘沉着于呼吸性细支气管壁而引起纤维组织增生和收缩，致使管腔扩大的病理状态。镜检可见到呼吸性细支气管壁平滑肌及弹力纤维减少或消失，从而导致呼吸性细支气管扩张，引起肺气肿。

（3）煤矽结节 镜下所见典型煤矽结节，中心部呈同心圆排列的胶原纤维，有的发生透明变性，之间有煤尘沉着，其周围外壳中有大量煤尘细胞、成纤维细胞、网状纤维和少量的胶原纤维，并沿邻近的肺泡间隔或其他间质向四周延伸呈放射状。X线呈圆形或类圆形小阴影特征。

（4）弥漫性纤维化 在肺泡间隔、小叶间隔、小血管和小支气管周围以及胸膜下，早期大量煤尘沉积，巨噬细胞集聚增生并吞噬粉尘，随后纤维增生，间质增宽变厚，晚期形成粗细不等的条索和弥漫性纤维网架，肺间质纤维增生，形成弥漫性间质纤维化。

（5）块状纤维化 即大块纤维化或进行性块状纤维化（progressive massive fibrosis），是晚期煤矽肺的一种表现。其直径大于1cm，多出现于两肺的上、中野。病灶多为不整形，少数呈圆形或类圆形，色黑质硬，稍有弹性，边界清楚。病变组织镜下可见广泛的弥漫性纤维化伴煤矽结节病灶或大块融合性病灶，周围沉积大量煤尘和煤尘细胞。

4. 胸部X线表现 胸部出现圆形或类圆形小阴影、不规则形小阴影、大阴影及特有的"白圈黑点"。所谓"白圈黑点"是指煤工尘肺多为弥漫性、局限性或泡性的肺气肿，表现为成堆直径多为1~5mm的小泡状明影。煤肺、煤矽肺患者多见泡性肺气肿。除此之外，有时还可见肺门阴影增大，密度增高，呈淋巴结蛋壳样钙化或桑椹样钙化阴影。煤工尘肺按《尘肺X线诊断标准》进行诊断和分期。

（二）硅酸盐肺

硅酸盐在自然界分布很广，是结合二氧化硅形式的矿物，由二氧化硅、金属氧化物和结合水组成。硅酸盐的种类很多，纤维状的有石棉、滑石，非纤维状的有云母、高岭土、水泥陶瓷、玻璃等。在生产环境中长期吸入硅酸盐粉尘所引起的以肺组织纤维化为主的全身性疾病，称为硅酸盐肺，包括石棉肺、滑石肺、云母肺、水泥肺等类型。病理改变主要为弥漫性肺间质纤维化，X线特征以不规则阴影呈网状扩散为主，多见气管炎、肺感染、胸膜炎等并发症。在各种硅酸盐肺中，石棉肺是最常见、危害最严重的一种。

（三）石棉肺

石棉的主要成分为铁、镁、镍、钙、铝等元素，它具有耐酸碱、耐热、坚固、拉力强大、抗腐、绝缘等特性，接触石棉的主要作业是石棉加工、采矿及选矿作业，以及锅炉维修、建筑材料和电器绝缘材料制造等以石棉为原料的行业。石棉是公认的致癌物，接触石棉的工人肺癌死亡率显著增高。在生产过程中长期吸入石棉粉尘所引起的以肺组织纤维化为主的疾病，称为石棉肺（asbestosis）。目前，石棉肺无特殊治疗方法，主要采用对症治疗，增强机体抗病力，积极防治并发症等措施。

在石棉肺患者中，肺内产生石棉小体（asbestoic body），在痰液或支气管肺泡灌洗液中可查到，它是一种金黄色节段状小体，呈哑铃状或蝌蚪状，长15~150μm，宽1~5μm，石棉小体可作为石棉接触史的证据。石棉肺的主要病理特征是肺间质弥漫性纤维化、胸膜增厚和胸膜斑。目前认为，石棉肺的发病机制除了石棉对肺组织的机械刺激作用外，石棉对巨噬细胞生物膜的破坏、致炎症效应也可能是石棉致纤维化的重要机制。胸膜斑是指厚度 > 5mm 的局限性胸膜增厚，其由玻璃样变性的粗大胶原纤维束在胸膜壁层和（或）脏层局部所形成的纤维斑片，以壁层多见，可为单侧或双侧，呈灰白或浅黄色，表面光滑，境界清楚，形似软骨，有的可伴钙化，石棉肺的主要并发症是肺内非特异性感染，亦可合并肺心病、肺癌或间皮瘤。石棉肺诊断和分期按照《尘肺病诊断标准》（GBZ 70 - 2009）执行。

四、有机粉尘所致的肺部疾病

有机粉尘可致多种肺部疾病，主要包括：呼吸系统急（慢）性炎症、慢性阻塞性肺疾病、支气管哮喘、职业性变态反应性肺泡炎、有机粉尘毒性综合征、棉尘病等。棉尘病（byssinosis）曾称棉尘症、棉尘肺，是由于长期吸入棉、麻、软大麻等植物性粉尘引起的疾病，多在周末或放假休息后再工作时发生，以支气管痉挛、气道阻塞为主要表现，又称"星期一热"。临床上具有特征性的胸部紧缩感、胸闷、气短，可伴有咳嗽、偶有咳痰，并有急性通气功能下降，但无类似的尘肺纤维化改变，其机制尚不清楚。棉尘病是我国法定职业病，其诊断按《棉尘病诊断标准》（GBZ 56 - 2002）进行，治疗可按阻塞性呼吸系统疾病处理，多以对症治疗为主，反复发作者应调离接触棉尘工作岗位。

职业性变态反应性肺泡炎（occupational allergic alveolitis）是指在生产过程中吸入某些具有抗原性的有机粉尘所引起的以肺泡变态反应为主的呼吸系统疾病。职业性变态反应性肺泡炎是一组病理改变基本相同的疾病，其基本病理特征为肺组织间质细胞浸润和肉芽肿形成。目前认为，职业性变态反应性肺泡炎的发病是Ⅲ型、Ⅳ型多种变态反应共同起作用的结果。职业性变态反应性肺泡炎属我国法定职业病，常见的职业性变态反应性肺泡炎有农民肺、甘蔗肺、蘑菇工肺、鸟饲养工肺等，其诊断按《职业性过敏性肺炎的诊断》（GBZ 60 - 2014）进行，其治疗主要为对症处理，暂时脱离接触，重症患者宜尽早使用糖皮质激素。

⊕ **知识链接**

农民肺

农民肺是指由于吸入含有嗜热放线菌的有机粉尘所引起的外源性变应性肺泡炎，以肺内形成巨噬细胞性肉芽肿、肺间质纤维化为特征。主要表现为发热、咳嗽、胸闷、气短等，用抗生素、抗痨药物治疗无效。农民肺致病菌是繁殖于发霉的稻草、麦秸、干草、谷类中的高温放线菌，主要有多孢菌、放线菌、单孢菌和链霉菌等。农民肺与慢性支气管炎、哮喘、肺结核症状相似，极易被误诊，可并发肺心病、呼吸衰竭和心衰。预防农民肺的关键是防止稻草谷物霉变，要在通风场地进行稻谷脱粒、扬谷或加工作业，注意戴口罩做好个人防护。

第四节　物理因素及其对健康的影响

PPT

➡ **案例引导**

案例：患者，男，45 岁，建筑工人。临床表现为脸色发白、胸闷、憋气、呼吸困难。患者诉干活从早上 7 点至 12 点，回来吃了一点米饭和啤酒。大约半小时后出现头晕，恶心、呕吐，腹痛，查体发现体温 40℃，外观见面色潮红、身体无汗，心率加快，测收缩压 90mmHg，舒张压无，患者有轻微意识模糊、意识障碍症状。

分析：据该患者临床表现、体征分析，该患者最有可能患了什么疾病？

在生产和工作环境中，与劳动者健康相关的物理因素有：不良气象条件（包括气温、气温、气流、气压）、噪声、振动、电离辐射和非电离辐射。物理因素多为自然存在的且有明确的来源，有些因素在适宜范围之内，是人体生理活动或从事生产劳动所必需的外界条件，对人体无害。只有在高于一定强度范围才会对人体健康产生不良影响。因此，物理因素的预防控制不是设法消除或替代，不能一概而论地降低其水平，而应采取针对性防护措施将其对人体健康的影响控制在"适宜范围"之内。

一、高温与中暑

高温作业是指在高气温，或有强烈的热辐射，或伴有高气湿（相对湿度≥80%）相结合的异常作业条件下的职业活动。高温作业地点通常有生产性热源，生产性热源是指在生产过程中能散发热量的生产设备、中间产品或产品等。当室外出现本地区夏季通风室外计算温度时，工作地点气温高于室外2℃或2℃以上的作业，可认定为高温作业。高温作业亦定义为平均湿球黑球温度指数（wet bulb globe temperature index，WBGT）大于或等于25℃的作业。WBGT是由自然湿球温度、黑球温度、露天情况下空气干球温度三部分温度组成，是综合评价人体接触作业环境热负荷的一个基本参量，单位为℃。

（一）高温作业类型

1. 高温、强热辐射作业　机械铸造、冶金工业的炼焦、炼铁、轧钢、铸造、锻造、热处理等车间，陶瓷、玻璃、搪瓷、砖瓦等工业的炉窑车间，火力发电厂和轮船的锅炉间等。这些场所的特点是气温高、热辐射强度大，而相对湿度较低，形成干热环境。

2. 高温、高湿作业　特点是高气温、气湿，而热辐射强度不大，主要是由于生产过程中产生大量水蒸气或生产上要求车间内保持较高的相对湿度所致。如造纸、印染、纺织工业中的蒸煮作业。

3. 夏季露天作业　在夏季，进行建筑、搬运、露天采矿以及各种农田劳动等露天作业，其特点是气温高、太阳辐射强度大，还可能存在被加热的地面及周围物体的二次热辐射作用。

（二）中暑

中暑是在高温环境下机体因热平衡和（或）水盐代谢紊乱等而引起的一种以中枢神经系统和（或）心血管系统障碍为主要表现的急性热相关疾病。气温高、气湿大、气流小、热辐射强、劳动强度大、劳动时间过长是中暑的主要致病因素，而过度疲劳、未产生热适应、睡眠不足、年老、体弱、肥胖和抗热休克蛋白抗体形成等是其诱发因素。中暑的主要发病机制是在高温环境下作业，人体散热途径受阻，热平衡失调，体温调节机制紊乱（图4-2）。

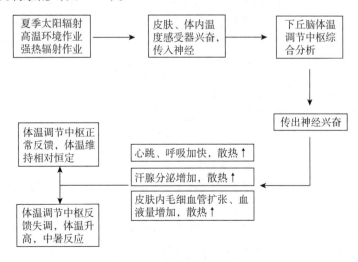

图4-2　高温环境下人体体温调节机制

1. 发病机制与临床表现 按发病机制可将中暑分为热射病（heat stroke）、热痉挛（heat cramp）和热衰竭（heat exhaustion），但临床上常难以严格区分，有时可表现为多种类型混合存在。

（1）热射病 是最为严重的一种中暑，死亡率为20%～40%。其特点是在高温环境中突然发病，体温可高达40℃，开始时大量出汗，以后无汗，并伴有干热和意识障碍、嗜睡、昏迷等中枢神经系统症状。严重者可出现休克、心力衰竭、肝肾衰竭或癫痫样抽搐。多发生在强干热型或湿热型高温作业环境中。

（2）热痉挛 由于高温过量出汗，体内钠、钾过量丢失所致。多发生在干热型高温作业，其临床特点是骨骼肌突然痉挛，并伴有收缩痛、痉挛，以腓肠肌等四肢肌肉和腹肌为多见，痉挛发作多对称性，可自行缓解，患者神志清醒、体温正常。

（3）热衰竭 起病迅速，主要临床表现包括大量出汗、面色苍白、肌肉痉挛、疲劳、无力、头晕、头痛、恶心、呕吐和晕厥等。患者体温正常或稍高，一般不出现循环衰竭。老年、体弱、高血压患者等在炎热环境中容易发生中暑虚脱，是机体对过度脱水及电解质丢失的一种反应，其发病也与心血管功能失代偿，导致脑部暂时血供减少等有关。多发生在高气温、强热辐射的生产环境。

2. 诊断 根据《职业性中暑诊断标准》（GBZ 41-2002），依据患者高温作业史及体温升高、肌痉挛或晕厥等主要临床表现，排除其他临床表现类似的疾病，可做出诊断。

（1）中暑先兆 在高温环境工作一定时间后，出现头晕、头痛、口渴、多汗、全身疲乏、心悸、注意力不集中、动作不协调等症状，体温正常或略升高。

（2）轻度中暑 除中暑先兆的症状加重外，出现面色潮红、大量流汗、脉搏快速等表现，体温升高至38.5℃。

（3）重症中暑 出现热射病、热痉挛和热衰竭之一或混合型者，可诊断为重症中暑。

3. 治疗原则 对先兆中暑和轻症中暑者，应迅速离开高温作业环境，到通风良好的阴凉处安静休息，补充含盐清凉饮料，必要时给予人丹、解暑片、藿香正气水。对热痉挛者，及时口服含盐清凉饮料。必要时给予葡萄糖生理盐水静脉点滴。对重症中暑者，应迅速送入医院进行抢救。医疗救治原则为迅速降低过高的体温，纠正水、电解质平衡紊乱及酸碱平衡失调，积极防治休克和脑水肿。

4. 中暑预防

（1）技术措施 科学合理设计工艺流程，改进生产设备和操作方法，提高生产机械化、自动化水平，减少工人接触高温作业机会，是防暑降温的根本措施。如炼钢、轧钢、陶瓷、搪瓷等生产的进出料工艺实行自动化生产，在工艺流程设计中合理地布置热源，包括将热源尽可能地设置在车间外，利用热压为主的自然通风车间，热源尽可能地布置在天窗下面，布置在夏季主导风向的下风侧，工人操作岗位的设置应便于采取降温措施。

加强通风措施，按通风系统的工作动力可分为自然通风和机械通风，自然通风是生产车间充分利用风压和热压差的综合作用使室内外空气进行充分交流换气。对于散热量大、热源分散的高温车间，每小时换气应不低于30～50次。机械通风是指在自然通风不能满足降温需求或生产上要求保持车间一定温湿度情况下，可使用机械通风，如风扇、喷雾风扇、空气淋浴等措施。

（2）预防保健措施

1）补充营养和电解质 高温作业工人须补充水分和盐，每日补充量应与出汗所丢失的水、盐量相等，一般每人每日供水3～5L，盐20g左右，如三餐膳食中已供盐12～15g，饮料中只需补盐8～10g，对于8小时工作日内出汗量小于4L者，不一定需从饮料中补盐，高温作业者热能消耗较大，故热能供给应较一般作业人员增加10%。蛋白质供给应增加到占总热能的14%～15%为宜，同时应适量补充水溶性维生素。

2）个人防护　高温作业人员按不同作业要求可佩戴工作帽、防护眼镜、手套、面罩、鞋盖、护腿等个人防护用品，特殊高温作业工人如炉衬热修、清理钢包等工种，为防止强烈热辐射的作用，须佩戴隔热面罩和穿着隔热、阻燃、通风的防热服，如喷涂金属（铜、银）的隔热面罩、铝膜隔热服等。

3）健康保健　应加强对高温作业工人的上岗前和入暑前的健康检查，凡有心血管系统器质性疾病、持久性高血压，中枢神经系统器质性疾病，明显呼吸系统、消化系统或内分泌系统以及肝、肾疾病者均不宜从事高温作业。在高温季节，高温生产车间应做好现场医疗急救准备工作，大力开展降温防暑健康宣教活动。

（3）组织管理　认真贯彻执行国家有关防暑降温法规和劳动卫生标准，参照执行《GBZ 2.2 – 2007工作场所有害因素职业接触限值第 2 部分：物理因素》标准。根据地区气候特点，适当调整制定合理的夏季劳动和休息制度，进行高温作业前热适应锻炼，在远离热源处配备休息室，在休息室配备必要的降温设施和营养补充物质，保证高温作业工人有充分睡眠和休息，预防中暑发生。

二、生产性噪声及健康危害

（一）基本概念

1. 生产性噪声（productive noise）　生产过程中产生的声音频率和强度没有规律，听起来使人感到厌烦，称为生产性噪声。

2. 声压　声波在空气中传播时，引起介质质点振动，使空气产生疏密变化，这种由于声波振动而对介质产生的压力称声压，以符号 P 表示，单位为帕（Pa）。

3. 声压级　为计算方便，以 1000Hz 纯音的听阈声压为基准声压，与被测声压的比值，取对数值即为被测声压的声压级，以符号 Lp 表示，单位分贝（dB）。$Lp = 20lg（P/P0）$（dB）。

4. 响度级　人对声音强弱的主观感觉不仅和声压级有关，还与声音的频率有关，以 1000Hz 的声压级为基准，其他频率的声音强度均通过与基准音等响度比较，被测声音响度级的数值就等于与之等响的基准音的声压级值。

5. A 声级　A 计权声级是模拟人耳对 40 方纯音的响应，通过计权网络测得的声压级称为 A 声级。国际上评价生产性噪声多用 A 声级，以 dB（A）表示。可直接从声级计上读出，正常青年人的听阈声级是 0～10dB（A），平时语言交谈的声级一般在 60～70dB（A）。

（二）生产性噪声的来源

1. 机械性噪声　由于机械的撞击、摩擦、转动所产生的噪声，如机床、纺织机、电锯、球磨机等发出的声音。

2. 流体动力性噪声　气体压力或体积的突然变化或流体流动所产生的声音，如空气压缩机、通风机、喷射器、锅炉排气放水、汽笛等发出的声音。

3. 电磁性噪声　由于电机中交变力相互作用而发生，如发电机、变压器等发出的嗡嗡声。根据噪声随时间的分布不同，噪声又可分为连续性和间断性噪声，连续性噪声又可分为稳态性噪声（声压级波动小于 5dB）和非稳态性噪声，后者中的脉冲性噪声（声音的持续时间小于 0.5 秒，间隔时间大于 1 秒，声压级的变化大于 40dB）对人体的危害较大。

（三）噪声对人体的危害

噪声对人体的危害是全身性的，噪声不仅可致听觉系统损伤，也可对心血管系统、神经系统以及全身其他组织器官产生不良影响。噪声所致的损害早期多属生理性变化，而长期接触较强噪声则可引起机体组织器官发生病理性改变。

1. 听觉系统危害　听觉系统是感受声音的系统，噪声危害的评价以及噪声标准的制订主要以听觉系统的损害为依据。

（1）暂时性听阈位移（temporary threshold，TTS）　是指人或动物接触噪声后引起听阈变化。脱离噪声环境后经过一段时间听力可恢复到原来水平，根据变化程度不同分为听觉适应和听觉疲劳。

1）听觉适应（auditory adaptation）　指短时间暴露在强烈噪声环境中，感觉声音刺耳、不适。停止接触后，听觉器官敏感性下降，脱离接触后对外界的声音有"小"或"远"的感觉。听力检查听阈可提高 10～15dB（A）。离开噪声环境1分钟之内可以恢复，听觉适应是一种生理保护现象。

2）听觉疲劳（auditory fatigue）　指较长时间停留在强烈噪声环境中，引起听力明显下降，离开噪声环境后，听阈提高超过 15～30dB（A），需要数小时甚至数十小时听力才能恢复。

（2）永久性听阈位移（permanent threshold shift，PTS）　是指噪声引起的不能恢复到正常水平的听阈升高，属不可逆的病理性改变。根据损伤的程度，永久性听阈位移又分为听力损失或听力损伤以及噪声聋。

1）听力损失（hearing loss）　听力曲线在 3000～6000Hz 出现"V"形下陷，又称听谷，此时患者主观无耳聋感觉，交谈和社交活动能够正常进行。

2）噪声聋（noise‐induced deafness）　是人们在工作过程中，由于长期接触噪声而发生的一种进行性的感音性听觉损伤，属于我国法定职业病。随着损伤程度加重，高频听力下降明显，同时语言频率（500～2000Hz）的听力也受到影响，语言交谈能力出现障碍。

（3）爆震性聋　在某些生产条件下，如进行爆破，由于防护不当或缺乏必要的防护设备，可因强烈爆炸所产生的振动波造成急性听觉系统的严重外伤，引起听力丧失，称为爆震性聋。根据损伤程度不同可出现鼓膜破裂、听骨破坏、内耳组织出血，甚至同时伴有脑震荡。患者主诉耳鸣、耳痛、恶心、呕吐、眩晕，听力检查严重障碍或完全丧失。

2. 听觉外系统危害　噪声还可引起听觉外系统的损害，主要表现在神经系统、心血管系统等，如易疲劳、头痛、头晕、睡眠障碍、注意力不集中、记忆力减退等一系列神经症状。高频噪声可引起血管痉挛、心率加快、血压增高等心血管系统的变化，长期接触噪声还可引起食欲不振、胃液分泌减少、肠蠕动减慢等胃肠功能紊乱症状。

（四）噪声性耳聋的诊断及处理

根据我国《职业性噪声聋的诊断》（GBZ 49‐2014）标准，根据连续3年以上职业性噪声作业史，出现渐近性听力下降、耳鸣等症状，纯音测听为感音神经性耳聋，结合职业健康监护资料和现场职业卫生学调查，进行综合分析，排除其他原因所致听觉损害，方可诊断。符合双耳高频（3000Hz、4000Hz、6000Hz）平均听阈≥40dB 者，根据较好耳语频（500Hz、1000Hz、2000Hz）和高频 4000Hz 听阈加权值进行诊断和诊断分级：轻度噪声聋，26～40dB；中度噪声聋，41～55dB；重度噪声聋，≥56dB。目前，噪声所致的听力损伤和噪声聋尚无有效的治疗方法。对噪声敏感者（上岗前职业健康体检纯音听力检查各频率听力损失均≤25dB，但噪声作业1年之内，高频段 3000Hz、4000Hz、6000Hz 中任一耳、任一频率听阈≥65dB）及噪声聋患者均应调离噪声作业场所。对话障碍者可配戴助听器，对急性听力损伤，应及时给予促进内耳血液循环和改善营养及代谢状况的药物，有鼓膜、中耳、内耳外伤的应防止感染，并及时给予对症治疗。

（五）噪声对人体作用的影响因素

1. 强度和频谱特性　噪声的强度越大、频率越高，危害越大。

2. 接触时间和方式　同样的噪声，接触时间越长，危害越大，噪声性耳聋的发生率与工龄有密切的关系，缩短接触时间有利于减轻噪声的危害，持续接触的危害高于间断接触。

3. 噪声的性质　脉冲声的危害高于稳态声，窄频带噪声高于宽频带噪声。

4. 其他有害因素　有振动、高温、寒冷和毒物同时存在时危害加重。

此外，机体健康状况和个体敏感性亦可对噪声对人体作用产生影响，有听觉系统疾病者或对声音敏感的人，易受噪声损害。而个人积极防护，配用防护耳罩、耳塞可有效减轻噪声危害。

（六）噪声危害的控制

1. 工业噪声卫生标准　尽管噪声可以对人体产生不良影响，但在生产中要想完全消除噪声，既不经济，也不可能。因此，制订合理的卫生标准，将噪声强度限制在一定范围之内，是防止噪声危害的重要措施之一。《GBZ 2.2 - 2007 工作场所有害因素职业接触限值第 2 部分：物理因素》对于噪声的职业接触限值规定，每周工作 5 天，每天工作 8 小时，稳态噪声限值为 85dB（A）。非稳态噪声等效声级的限值为 85dB（A），如每周工作 5 天，每天工作不等于 8 小时，需计算 8 小时等效声级，噪声限值为 85dB（A），每周工作不是 5 天，需计算 40 小时等效声级，限值为 85dB（A），脉冲噪声工作场所，工作日接触脉冲次数分别为 n≤100、100 < n≤1000、1000 < n≤10000，则其声压级峰值分别为 140dB（A）、130dB（A）、120dB（A）。

2. 控制噪声源　是噪声危害控制的根本措施，采用无声或低声设备代替高噪声的设备，如无梭织布机、无声液压机的应用。将噪声源移到车间外，提高机器的精密度，减少摩擦和撞击。合理配置声源，避免高、低噪声源的混合配置。

3. 控制噪声传播　采用吸声、隔声、消声、减震的材料和装置，阻止噪声的传播，如隔声防护林带、隔声室、隔声带、用吸声材料装修车间等措施。

4. 个人防护　对生产现场的噪声控制不理想或特殊情况下高噪声作业，个人防护用品是保护听觉器官的有效措施，如防护耳塞、防护耳罩、头盔等，其隔声效果可达 20~40dB。

5. 健康监护　职工上岗前取得其听力基础材料，凡有听觉器官疾病、参加噪声作业的中枢神经系统和心血管系统器质性疾病或自主神经功能失调者，不宜参加强噪声作业。应进行就业前体检或定期对接触噪声的工人进行健康检查，特别是听力检查，观察听力变化情况，以便早期发现听力损伤，及时采取有效的防护措施。《GBZ 188 - 2014 职业健康监护技术规范》规定噪声作业在岗期间职业健康检查周期：作业场所噪声 8 小时等效声级≥85dB（A），1 年 1 次，作业场所噪声 8 小时等效声级≥80dB（A）且 <85dB（A），2 年 1 次。

三、振动及振动病

振动（vibration）是指一个质点或物体在外力作用下沿直线或弧线围绕于一平衡位置来回重复的运动，长期接触生产性振动可对机体产生不良影响。

（一）振动的分类与接触机会

根据振动作用于人体的部位和传导方式，可将生产性振动相对分为局部振动或和全身振动，这两种振动无论是对机体的危害还是防治措施方面都迥然不同。

1. 局部振动　是指手部接触振动工具、机械或加工部件，振动通过手臂传导至全身，又称手传振动或手臂振动。接触机会常见于使用风动工具（风铲、风镐、风钻、气锤、凿岩机、捣固机、铆钉机等）、电动工具（电钻、电锯、电刨等）、高速旋转工具（砂轮机、抛光机等）的作业。

2. 全身振动　是指工作地点或座椅的振动。人体足部或臀部接触振动，通过下肢躯干传导至全身。接触机会常见于在交通工具（汽车、火车、船舶、飞机、拖拉机、收割机等）上的作业或在作业台（钻井平台、振动筛操作台等）上的作业。

（二）振动对人体的影响

1. 局部振动病（segmental vibration disease） 又称手臂振动病，是长期从事手传振动作业所引起的以手部末梢循环和（或）手臂神经功能障碍为主的疾病，属我国法定职业病。该病可引起手臂骨关节 - 肌肉的损伤，振动性白指（vibration - induced white finger，VWF）是其典型临床表现。患者的主诉多为手部症状和神经衰弱综合征，手部的症状是麻、痛、胀、凉、汗、僵、颤。多汗一般在手掌，麻、痛多在夜间发作，影响睡眠。神经衰弱综合征多表现为头痛、头晕、失眠、乏力、心悸、记忆力减退及记忆力不集中等，临床检查有手部痛觉、振动觉、两点分辨觉减退，前臂感觉和运动神经传导速度减慢。局部振动病重要且有诊断意义的是振动性白指，以寒冷为诱因的间歇性手指发白或发绀，严重者还会出现骨骼、肌肉和关节的改变。

振动性白指是诊断局部振动病的重要依据，其发作具有一过性和时相性特点，一般是在受冷后，患指出现麻、胀、痛，并由灰白变苍白，由远端向近端发展，界限分明，可持续数分钟至数十分钟，再逐渐由苍白变潮红，恢复至常色。白指常见的部位是示指、中指和环指的远端指节，严重者可累及近端指节，以至于全手指变白。

2. 全身振动损害 全身振动一般为低频率大振幅振动，适宜的全身振动有益于健康。但在生产过程中，工人接触的全身振动的强度大、时间长，可产生多器官、多系统的不良影响。强烈的全身振动可引起机体不适，甚至难以忍受。大强度的剧烈全身振动可引起内脏位移，甚至造成机械性损伤。

全身振动还可使交感神经处于紧张状态，出现血压升高、心率加快、心输出量减少、心电图出现异常改变。全身振动可抑制机体胃肠蠕动和胃酸分泌，产生上腹饱满、胀痛等胃肠道症状。坐姿接触全身振动（如驾驶拖拉机等）者易出现脊柱肌肉劳损和椎骨退行性变、椎间盘脱出症等病变。低频率、大振幅的全身振动，如车、船、飞机等交通工具的振动，可引起运动病（motion sickness），亦称晕动病。该病系由不同方向的振动加速度反复过度刺激前庭器官所引起的一系列急性反应症状，患者先出现疲劳、出冷汗、面色苍白，继之眩晕、恶心、呕吐，甚至血压下降、视物模糊，频繁呕吐还可引起水、电解质紊乱，机体代谢失调。

（三）影响振动对机体作用的因素

1. 振动本身的特性

（1）**频率** 人体能够感受得到的振动频率为 1 ~ 1000Hz，20Hz 以下大振幅的振动全身作用时，主要影响前庭和内脏器官，而当局部受振时骨关节和局部肌肉组织受损较明显。高频率（40 ~ 300Hz）振动对末梢循环和神经功能损害明显。

（2）**振幅** 在一定的频率下，振幅越大，对机体的影响越大。大振幅、低频率的振动作用于前庭，并使内脏移位，高频率、低振幅的振动主要对组织内神经末梢起作用。

（3）**加速度** 加速度越大，振动性白指的发生频率越高，从接触到出现白指的时间越短。

2. 接振时间 接振时间越长，危害越大，发生振动病的风险越高。

3. 体位和操作方式 对全身振动而言，立位时对垂直振动敏感，卧位时对水平振动敏感，强制体位如手持工具过紧、手抱振动工具紧贴胸腹部时，使机体受振过大或血液循环不畅，加速局部振动病的发生。

4. 环境温度 处于寒冷环境时，体内血液循环受到影响，可促进振动病的发生。

5. 工具重量和被加工件的硬度 工具重量和被加工件的硬度均可增加作业负荷和静力紧张程度，加剧对人体的损伤。

（四）预防措施

振动病的预防主要采取综合性措施，通过消除或减弱振动工具的震动，限制接触振动的时间，改善寒冷等不良作业条件，有计划地对从业人员进行健康检查，采取个体防护等措施。

1. 消除或减少振动源的振动 是控制噪声危害的根本性措施。通过工艺改革尽量消除或减少产生振动的工艺过程，如焊接代替铆接、水利清砂代替风铲清砂、采取减振措施、减少手臂直接接触振动源。

2. 限制作业时间 在限制接触振动强度不理想的情况下，限制作业时间是防止和减轻振动危害的重要措施，制定合理的作息制度和工间休息。

3. 改善作业环境 是指控制工作场所的寒冷、噪声、湿度，特别是注意防寒保暖。

4. 加强个人防护 合理使用防护用品也是防止和减轻振动危害的一项重要措施，如戴减振保暖的手套。

5. 医疗保健措施 就业前查体，检查有无职业禁忌证，就业中定期体检，早期发现手振动危害的个体，及时治疗和处理。

6. 职业健康教育培训 进行职工健康教育，对新职工进行技术培训，尽量减少作业中振动作用成分。

7. 卫生标准 《GBZ 2.2-2007 工作场所有害因素职业接触限值第2部分：物理因素》规定，工作场所手传振动职业接触限值为4小时等能量频率计权振动加速度$5m/s^2$，此标准限值的保护率可达90%。

四、非电离辐射与电离辐射

当今电磁污染已成为第四大公害，是一个不容忽视的卫生学问题。电磁辐射包括电离辐射和非电离辐射，电离辐射是指电磁辐射波谱的量子能量水平大于12eV，可引起机体生物大分子电离作用的辐射，如宇宙线、X线、γ线等；非电离辐射包括紫外线、可见光、红外线、激光、射频辐射、激光等，其中射频辐射在国民经济和军事上被广泛应用。

（一）射频辐射

1. 定义 射频辐射（radio-frequency radiation）又称无线电波，是指频率在100kHz至300GHz的电磁辐射，包括高频电磁场、超高频辐射和微波。由于射频辐射的量子能量小于12eV，其量子能量水平不足以引起物质产生电离，故称为非电离辐射。

2. 接触机会 高频感应加热，如金属热处理工艺中的表面淬火、金属冶炼与焊接切割、半导体材料加工等，其使用频率多在300kHz至3MHz。高频介质加热，常见于塑料制品的热合、木材、粮食、棉纱的烘干以及橡胶的硫化等生产过程，使用频率一般为10~30MHz。微波能的应用，如利用微波进行导航、探测、通讯、电视和科学研究等，使用频率常在3~300GHz。食品加工、木材、纸张、药材、皮革干燥以及理疗、烹饪等，使用频率均采用2450MHz和915MHz两个固定频率。

3. 对机体的影响 目前，高频电磁场和微波的生物学效应机制有致热效应和非致热效应学说，致热效应是指射频辐射可致机体整体或局部加热，被加热的组织器官可因血管分布少等原因出现散热困难，而造成局部温度上升，引起某些组织器官生理、生化功能失调，甚至导致其形态和结构异常。非致热效应是指机体接触射频辐射后出现的不伴有组织温度升高的生物效应。一般来说，生物学效应随射频辐射波长变短而递增，即微波＞超短波＞短波＞中长波，但在微波段以厘米波危害最大。近年来，毫米波段的应用日趋增多，其生物学效应逐渐引起人们的重视，射频辐射的场强愈大，作用时间愈长，对机体的影响愈大。场强相同，脉冲波比连续波危害大。职业性射频辐射健康损害多属长时间接触，辐射可造成神经、眼和生殖功能损害等不良影响，其主要表现如下。

（1）神经、内分泌系统 主要为类神经症和自主神经功能紊乱，如头晕、头痛、疲劳、乏力、睡眠障碍和记忆力减退等。可伴有手足多汗、易激动、月经紊乱，少数甚至出现性欲减退等症状，脑电图检查可呈现以抑制过程占优势的变化，如节律紊乱、双侧较多 Q 波等。

（2）心血管系统　以自主神经功能紊乱为特征，副交感神经兴奋性增高者多见。可伴有交感神经张力降低等改变，常表现为低血压，心动过缓等，可有胸闷、心悸、心前区不适或疼痛等主诉，微波接触者出现上述症状、体征比高频电磁辐射作业者明显。心电图检查可有窦性心律不齐、心动过缓、心房和心室传导时间延长等改变，少数有 S－T 段压低和 T 波低平等。

（3）晶状体　长期接触大强度微波者，可发生眼晶状体点状或小片状混浊，也有白内障个案报道。一般认为，微波具有加速晶状体老化过程的作用，其主要危害频率为 1000～3000MHz。

（4）其他　微波可使人体外周血象在正常值范围内发生波动，主要为白细胞总数和血小板减少，免疫系统可呈双相反应，较低强度接触表现为适应代偿性反应，如淋巴细胞增多、免疫球蛋白增高等；较高强度则可引起白细胞吞噬功能下降，免疫球蛋白降低（尤以血清 IgG 为敏感）。射频辐射所致的机体不良影响的处理原则主要为对症治疗，一般停止接触数周即可恢复。

4. 防护措施　射频电场的主要防护措施有场源屏蔽、距离防护、合理布局、个人防护等。在《工作场所有害因素职业接触限值第 2 部分：物理因素》（GBZ 2.2－2007）中，8 小时高频电磁场职业接触限值高频电磁场频率（f，MHz）$0.1 \leqslant f \leqslant 3.0$，电场强度（V/m）$\leqslant 50$，磁场强度（A/m）$\leqslant 5$；$3.0 < f \leqslant 30$，电场强度（V/m）$\leqslant 25$。8 小时超高频辐射职业接触限值连续波功率密度 $\leqslant 0.05mW/cm^2$，电场强度 $\leqslant 14V/m$；脉冲波功率密度 $\leqslant 0.025mW/cm^2$，电场强度 $\leqslant 10V/m$。微波全身职业接触限值，连续微波 8 小时平均功率密度 $\leqslant 50\mu W/cm^2$，日剂量 $\leqslant 400\mu W \cdot h/cm^2$；脉冲微波 8 小时平均功率密度 $\leqslant 25\mu W/cm^2$，日剂量 $\leqslant 200\mu W \cdot h/cm^2$。此外，应加强射频辐射接触者预防保健，做好上岗前和定期体格检查。患有明显类神经症、心血管系统和内分泌系统疾病者，应禁止从事射频辐射工作；孕期、哺乳期妇女和眼病患者不应接触微波辐射。

（二）电离辐射

凡能引起物质发生电离的辐射称为电离辐射（ionizing radiation），如属于电磁波谱的 X 射线和 γ 射线，属粒子型辐射的 α 射线、β 射线等。电离辐射可由人工辐射源产生，也可来自自然界的宇宙射线及地壳中的铀、镭、牡等。

1. 接触机会　人体接触电离辐射分外照射和内照射两种方式。前者的特点是机体脱离或远离辐射源，辐射作用即停止。后者是放射性核素进入机体，在体内产生辐射作用。其作用直至放射性核素排出体外，或经 10 个半衰期以上的衰变，才可忽略不计。具体接触机会如下：射线发生器的生产和使用，如加速器、X 射线、γ 射线等医用设备和工农业生产中各种辐射装置的生产与使用；核工业系统中放射性矿物的开采、冶炼和加工，以及核电站等核反应堆的建设与维护以及核事故抢险等；放射性核素的生产、加工和使用，如放射性发光涂料、放射性诊断试剂等的生产与使用；伴生或共生天然放射性核素的矿物开采，如稀土矿、钨矿、铅锌矿等的开采与加工。

2. 对机体的影响　电离辐射所致的放射性损伤效应可分为随机效应和肯定效应两类。随机效应指放射损伤的发生概率与辐射剂量大小有关，而损伤程度与剂量无关，且损伤效应无剂量阈值，如可遗传效应和致癌效应等。肯定效应指当辐射剂量超过一定阈值时，损伤效应发生概率将急剧增高，且损伤程度也随剂量加大而加重，如急性放射病等。

电离辐射的过量照射可致人体发生放射性疾病，包括：①全身性放射性疾病，如急、慢性放射病；②局部放射病，如急慢性放射性皮炎等；③电离辐射所致的远期损伤，如放射线所致的白血病等。

放射病（radiation sickness）属我国法定职业病，是指一定剂量的电离辐射作用于人体所引起的全身性或局部性放射性损伤，临床上分为急性、亚急性和慢性放射病。

（1）急性放射病　短时间内一次或多次受到大量照射所引起的全身性病变，多见于事故性照射和核爆炸，可分为 3 型。①骨髓型：最多见，主要引起骨髓等造血系统损伤。表现为白细胞减少和感染性出血，以口咽部感染灶常见。②胃肠型：表现为频繁呕吐、腹泻、水样便或水便，可导致脱水，并常发生肠麻痹、肠套叠、肠梗阻。③脑型：精神萎靡，意识障碍、共济失调、抽搐、躁动和休克。

（2）慢性放射病　较长时间受到超限制剂量照射所引起的全身性损伤，多发生于防护条件差的外照射工作场所，或不重视核素操作卫生防护的人员。早期以自主神经系统功能紊乱为主，表现为头痛、头昏、睡眠障碍、疲乏无力、记忆力下降等，可伴有消化系统障碍和性功能减退。后期检查可见腱反射、腹壁反射减退，妇女有月经紊乱、经血量减少或闭经，外周血检查见白细胞总数先增加后减少，骨髓象晚期增生低下。

3. 电离辐射防护　目标是防止辐射对机体危害的肯定效应，尽可能降低随机效应的发生率，将照射量控制在可接受的安全水平，认真执行辐射防护三原则：任何照射必须有正当的理由，辐射防护的最优化配置，遵守个人剂量当量限值的规定。

（1）外照射防护　辐射外照射的特点是脱离或远离辐射源，辐射作用即停止。因此防护措施主要为屏蔽防护、距离防护和时间防护。

（2）内照射防护　辐射内照射是放射性核素经消化道、呼吸道、皮肤以及注射进入机体所产生辐射效应，其防护措施的关键是防止放射性核素进入人体。如应防止放射性核素向空气、水、土壤逸散，在开放性放射工作场所内应禁止一切可能使放射性核素进入机体的行为，如饮水、进食、吸烟等。

答案解析

目标检测

一、选择题

【A1 型题】

1. 不属于劳动过程中存在的职业病危害因素是（　　）

　　A. 视频作业者视觉紧张　　　　　　　　B. 工作任务超重

　　C. 不良的职业卫生习惯　　　　　　　　D. 长时间处于某种不良体位

　　E. 森林脑炎病毒

2. 新颁布的职业病名单分为（　　）

　　A. 10 大类 132 种　　　　　　　　　　B. 11 大类 130 种

　　C. 9 大类 132 种　　　　　　　　　　　D. 10 大类 130 种

　　E. 10 大类 131 种

3. 某冶炼厂定期安排接触铅的工人进行健康体检，该工作应属于（　　）

　　A. 一级预防　　　B. 二级预防　　　C. 三级预防　　　D. 初始预防　　　E. 以上都不是

4. 驱铅疗法的首选药物是（　　）

　　A. 二巯基丁二酸钠　　　　　　　　　　B. 二巯基丙醇

　　C. 依地酸二钠钙　　　　　　　　　　　D. 二巯基丙磺酸钠

　　E. 阿托品

5. 刺激性气体中毒防治的关键是（　　）

　　A. 眼结膜损伤　　B. 咽喉炎　　C. 脑水肿　　　D. 肺炎　　　E. 肺水肿

6. 关于 CO 的叙述，错误的是 （　　）

 A. CO 主要经呼吸道进入机体

 B. CO 与 Hb 的亲和力比 O_2 与 Hb 的亲和力大

 C. CO 微溶于水，易溶于氨水

 D. HbCO 的解离速度比 HbO_2 的解离速度快

 E. CO 是无色、无味、无刺激性的气体

7. 急性苯中毒主要损害 （　　）

 A. 泌尿系统   B. 中枢神经系统

 C. 造血系统   D. 呼吸系统

 E. 内分泌系统

8. 有机磷农药的毒作用机制主要是抑制 （　　） 的活性

 A. 碱性磷酸酶   B. 淀粉酶   C. 胆碱酯酶   D. 脱羧酶   E. 谷丙转氨酶

9. 职业病的特点不包括 （　　）

 A. 病因明确   B. 病因多可识别

 C. 一般有剂量 – 反应关系   D. 控制病因可控制发病

 E. 都有特定治疗方法

10. 慢性铅中毒的主要临床表现为 （　　）

 A. 类神经症、口内金属味、隐性腹痛

 B. 震颤、口腔——牙龈炎、脑衰弱综合征

 C. 低色素正常细胞型贫血、间质性肺炎、皮炎

 D. 腕下垂、肾炎、皮炎

 E. 足下垂、肾炎、口腔——牙龈炎

11. 预防刺激性气体所致肺水肿的关键是 （　　）

 A. 卧床休息   B. 注射强心药

 C. 早期足量皮质激素的应用   D. 控制感染

 E. 止咳、化痰

12. 尘肺诊断的主要临床依据是 （　　）

 A. 职业史   B. 症状与体征   C. 肺功能   D. 胸部 X 线   E. 病理切片

13. 矽肺的特征性病理改变是 （　　）

 A. 矽结节   B. 肺间质纤维化

 C. 圆形小阴影   D. 肺泡结构破坏

 E. 肺体积增大、含气量减少

14. 中暑的致病因素不包括 （　　）

 A. 高气温   B. 强体力劳动   C. 高气湿   D. 肥胖   E. 强热辐射

15. 属于我国法定职业病的听觉系统损伤是 （　　）

 A. 噪声聋   B. 听力损伤   C. 听觉疲劳   D. 听觉适应   E. 永久性听阈位移

16. 患者，男，41 岁，蓄电池制造厂工人，从事工作以来出现头痛、头晕、肌肉关节酸痛，继而发展到四肢末端呈手套和袜套样的感觉减退，其原因可能的是 （　　）

 A. 汞中毒   B. 急性铅中毒   C. 慢性铅中毒   D. 镉中毒   E. 铬中毒

17. 患者，男，36 岁，家庭装修工人。一次在油漆完地板后出现了兴奋、面部潮红、眩晕等酒醉样

症状，有轻微的恶心，其他无异常，经治疗后康复。该患者最有可能的是（　）

A. 急性苯中毒

B. 急性一氧化碳中毒

C. 慢性苯胺中毒

D. 慢性苯中毒

E. 以上都不是

18. 某造纸厂的工人在修复已停产1个多月的贮浆时，管道破裂，纸浆从管内喷出。停泵以后，工人顺着梯子到池内修理，突然摔倒在池内，其同事认为其触电，切断电源后下去抢救，也摔倒在池内，经分析认为有毒物，随即用送风机送风，然后其他三人陆续进入池内，三人出现咽部发苦、发辣和呼吸困难，相继摔倒在池内。使6人昏倒的池内毒物最可能是（　）

A. HCN　　　　B. CO　　　　C. CO_2　　　　D. H_2S　　　　E. 硫化钠

【X型题】

1. 职业病诊断应有充分的资料，包括（　）

A. 现场调查　　B. 体征　　　C. 实验室检查　　D. 职业史　　　E. 症状

2. 属于职业健康检查的是（　）

A. 定期健康检查

B. 离岗健康检查

C. 应急健康检查

D. 抽查式健康检查

E. 就业前健康检查

二、病例分析题

患者，女，36岁，某皮鞋厂生产车间工人。因头痛、头晕、乏力、月经过多、牙龈出血、皮肤出现紫癜而入院。入院检查：神志清醒，呈贫血面容，体温37℃，呼吸21次/分，血压110/65mmHg，心肺（−），腹部平软，肝在肋下1.5cm。血常规检查：白细胞计数2.5×10^9/L，血小板50×10^9/L，红细胞3×10^{12}/L，血红蛋白60g/L。尿常规检查（−），肝功能检查正常，骨髓检查诊断为再生障碍性贫血。

分析：1. 该患者目前最可能的临床诊断是什么？

2. 该慢性职业中毒有哪些临床表现？

3. 如何预防控制此事件的发生？

（刘晓蕙　杨　渊）

书网融合……

本章小结

微课1

微课2

题库

第五章　营养与健康

PPT

📖 学习目标

知识要求：

1. 掌握　食物营养的相关概念；合理营养及平衡膳食的概念与基本要求。

2. 熟悉　中国居民膳食指南和中国居民平衡膳食宝塔；特殊人群营养。

3. 了解　食物与营养相关疾病的关系。

技能要求：

1. 应用中国居民膳食指南和中国居民平衡膳食宝塔和特殊人群营养相关知识进行人群的膳食指导。

2. 具备收集资料、正确判断被检者营养状况的能力。

3. 具备给正常人群做膳食营养指导的能力。

素质要求：

结合食物与营养相关疾病的关系，明确学习营养与健康知识的重要性。

人类为了维持生命和健康，保证正常生长发育和各种活动，必须从外界摄取食物，经过消化、吸收、分解、代谢等一系列生化过程，从中吸取营养物质，通常把这个过程称为营养（nutrition），饮食物中的营养物质叫做营养素（nutrients），包括蛋白质、脂类、碳水化合物、维生素、矿物质、水和膳食纤维七类。

⇒ 案例引导

案例：患者，女，57 岁。因"反复腰背酸痛 2 年，近 1 个月症状加重"入院就诊。入院后查体：T 36.5℃，P 74 次/分，R 19 次/分，BP 130/75mmHg。患者于 3 年前绝经，近 2 年来反复出现感腰酸背痛，腿脚乏力，近 1 个月腰背酸痛难忍，无缓解送入院。骨密度检查显示 BMD 低于正常平均值的 2.5 个标准差。尿常规显示尿钙/肌酐比值增高。

患者日常饮食习惯为：喜食五谷杂粮，因不喜牛、羊肉的膻味从不摄食，亦不饮牛奶，每周只食猪肉或鸡肉 2~3 次，100~150g/次；鱼肉 2 次，50g/次；豆制品 1 次，50g/次；鸡蛋 1~2 个；蔬菜约 500g/d，水果 200g/d。

初步诊断为骨质疏松症。

讨论：1. 该病的膳食营养指导原则是什么？

　　　2. 如何进行膳食护理？

第一节　营养学基础

一、营养的基本概念

食物是人类赖以生存的物质基础，是人类活动所需热能、各种营养素及生物活性物质的主要来源，其主要生理作用是提供营养素、维持生命、促进生长发育和修复机体组织。合理膳食可提供人体所需的各种营养素和热能，维护机体正常的生理功能，促进健康和生长发育，提高机体的抵抗力和免疫力，有利于预防疾病，增强体质。食物长期摄入不足或过量，则不利于健康甚至导致疾病发生。

（一）营养与营养素

营养是指人体通过摄取各种食物，经过消化、吸收和利用食物中的营养素和其他有益成分，以维持机体的生长、发育和调节各种生理功能的生物学过程。

营养素是指食物中能够被人体消化、吸收和利用的有机和无机物质，是可给人体提供能量、构成机体成分和组织修复以及生理调节功能的化学成分。

蛋白质、脂类、碳水化合物因为需要量多，在膳食中所占的比重大，称为宏量营养素；矿物质和维生素在膳食中所占比重小，称为微量营养素。除了营养素外，食物中还含有许多其他成分。现代营养学中，往往把食物中具有生理调节功能的物质也包括在营养素中。

（二）膳食营养素参考摄入量

膳食营养素参考摄入量（dietary reference intake，DRI）指一组每日平均膳食营养素摄入量的参考值，包括四个指标。

1. 平均需要量（estimated average requirement，EAR）　是群体中每个个体需要量的平均值，是根据个体需要量的研究资料计算得到的。EAR 是制定推荐的营养素摄入量的基础。EAR 主要用于评价和计划群体膳食，根据某一特定人群中摄入量低于 EAR 的个体的百分比来估计群体中营养素摄入不足的发生率；如果某一个体摄入量低于 EAR 两个标准差，可认为不能达到该个体的需要量。EAR 能够满足群体中 50% 的成员的需要水平。

2. 推荐营养素摄入量（recommended nutrient intake，RNI）　作为个体每日摄入该营养素的目标值，可以满足某一群体中绝大多数（97%~98%）个体需要量的摄入水平。长期摄入 RNI 水平，可以满足身体对该营养素的需要，保持健康和维持组织中有适当的储备。如果个体的摄入量低于 RNI，可以认为营养素有不足的危险；否则，可以认为该个体没有摄入不足的危险。RNI 常用平均需要量 ±2 个标准差计算，不能计算标准差时，为 1.2×平均需要量。

3. 适宜摄入量（adequate intake，AI）　是通过观察或实验获得的健康人群某种营养素的摄入量。如个体需要量的研究资料不足而不能计算 EAR，不能求得推荐摄入量时（RNI），可设定适宜摄入量来代替 RNI。AI 不是通过研究营养素的个体需要量求出来的，而是通过对健康人群摄入量的观察或实验获得的。例如，纯母乳喂养的足月产健康婴儿，从出生到 4~6 个月，他们的营养素全部来自母乳。母乳中供给的各种营养素量就是他们的 AI 值。

AI 与 RNI 都用作个体摄入量的目标，能够满足目标人群中几乎所有个体的需要。其区别是 AI 的准确性不如 RNI，有时可能超过 RNI。在缺乏肯定的资料作为 EAR 和 RNI 的基础时，AI 可作为个体每日摄入该营养素的目标值，同时也用作限制每日过多摄入的标准。当健康个体摄入量达到 AI 时，出现营养缺乏的危险性很小；如果长期摄入超过 AI 值时，可能产生毒副作用。

4. 可耐受最高摄入量（tolerable upper intake level, **UL**）是平均每日摄入营养素的最高限量。其含义是机体摄入"可耐受"水平营养素对人群中的几乎所有个体不会产生健康危害作用。当摄入量超过 UL 时，则损害健康的危险性随之增大。UL 是日常摄入量的高限，不是建议摄入水平。营养素摄入不足和过多均可导致一定的危险性（图 5-1）。

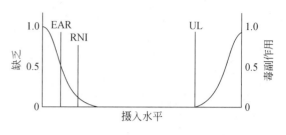

图 5-1 营养素摄入不足和过多的危险性

应当特别强调的是：DRIs 是应用于健康人的膳食营养标准，不是患有急性或慢性病的人的营养治疗标准，也不是为患有营养缺乏病的人设计的营养补充标准。

二、食物营养成分与能量

（一）蛋白质

蛋白质（protein）是构成人体组织、调节各种生理功能不可缺少的物质，可促进机体生长发育，参与许多重要物质的转运，并供给热能。人体蛋白质占体重的 16% ~ 19%，每天约有 3% 的蛋白质更新。氨基酸是组成蛋白质的基本单位。人体内不能合成或合成量不足，必须由食物供给的氨基酸称为必需氨基酸（essential amino acid, EAA），如异亮氨酸、亮氨酸、赖氨酸、蛋氨酸、苯丙氨酸、苏氨酸、色氨酸、缬氨酸、组氨酸；人体可以自身合成的则称为非必需氨基酸；半胱氨酸和酪氨酸在体内可分别由蛋氨酸和苯丙氨酸转变而成，所以半胱氨酸和酪氨酸称为条件必需氨基酸或半必需氨基酸。

1. 氨基酸模式与蛋白质的互补作用 蛋白质中各种必需氨基酸的构成比例称为氨基酸模式（amino acid pattern, AAP），即根据蛋白质中必需氨基酸含量，以含量最少的色氨酸为 1 计算出的其他氨基酸的相应比值。

人体所需蛋白质来源于多种食物，其蛋白质氨基酸模式与人体的越接近，其必需氨基酸在体内的利用率越高，反之则低。例如，动物蛋白质中的蛋、奶、肉、鱼等以及大豆蛋白质的氨基酸模式与人体蛋白质氨基酸模式较接近，被称为优质蛋白质。其中鸡蛋蛋白质的氨基酸模式与人体的最为接近，常以它作为参考蛋白质。如果食物蛋白质中某一种或几种必需氨基酸含量相对较低，导致其他必需氨基酸在体内不能被充分利用而使蛋白质营养价值降低，这些含量相对较低的氨基酸称为限制氨基酸（limiting amino acid, LAA），其中含量最低的称第一限制氨基酸。植物蛋白质中，赖氨酸、蛋氨酸、苏氨酸和色氨酸含量相对较低，营养价值也相对较低。为了提高植物性蛋白质的营养价值，往往将两种或两种以上的食物混合食用，从而达到以多补少的目的，提高膳食蛋白质的营养价值，不同食物间相互补充其必需氨基酸不足的作用，称为蛋白质互补作用。

2. 食物蛋白质营养价值评价 由于各种食物蛋白质的含氮量都接近 16%，而且蛋白质是体内各种含氮物质的主要来源，因此通过测定摄入食物和排出物的含氮量，可以大体了解机体对摄入蛋白质利用的情况。

（1）消化吸收率（digestibility） 以吸收氮量与摄入氮量的比值表示。吸收氮 = 摄入氮 - 粪氮。但粪氮并不等于未吸收的氮，其中包括消化道脱落上皮细胞、消化液以及微生物等所含的氮，称粪代谢氮，因此消化率又有表观消化率（apparent digestibility, AD）与真实消化率（true digestibility, TD）之分。

$$AD = \frac{\text{摄入 N} - \text{粪 N}}{\text{摄入 N}} \times 100\%$$

$$TD = \frac{\text{摄入 N} - (\text{粪 N} - \text{粪代谢 N})}{\text{摄入 N}} \times 100\%$$

（2）蛋白质表观生物学价值（biological value，BV） 即储留氮与吸收氮的比值。生物价越高，说明蛋白质被机体利用率越高，即营养价值越高，最高值为100%。

$$BV = \frac{储留氮}{吸收氮} \times 100\% = \frac{吸收氮 - （尿氮 - 尿代谢氮）}{食物氮 - （粪氮 - 粪代谢氮）} \times 100\%$$

（3）氨基酸评分（amino acid score，AAS） 又称蛋白质化学评分，首先将待评蛋白的各种必需氨基酸含量分别与参考蛋白的同一种氨基酸的含量进行比较，求出比值；然后，找出比值最低的氨基酸即为第一限制氨基酸，该比值即为待评蛋白质的氨基酸评分。

通过氨基酸评分，可知各种膳食蛋白缺少何种氨基酸、富含何种氨基酸，从而设计出能更好发挥蛋白质互补作用的混合食品或菜谱。

（4）氮平衡（nitrogen balance，NB） 氮平衡 = 摄入氮 - （尿氮 + 粪氮 + 皮肤等氮损失），氮平衡既可衡量机体蛋白质代谢及营养状况，又可用于评价食物蛋白质营养价值。

（5）蛋白质净利用率（net protein utilization，NPU） 即机体利用的蛋白质占食物中蛋白质的百分比，反映食物中蛋白质被利用的程度。NPU 较 BV 更为全面。该指标以10%的被测蛋白质作为膳食蛋白质来源。

$$NPU = 生物学价值 \times 消化率 = \frac{储留氮}{吸收氮} \times \frac{吸收氮}{摄入氮} \times 100\%$$

（6）蛋白质功效比值（protein efficiency ratio，PER） 是单位重量的摄入蛋白质所增加体重的数值。

$$PER = \frac{动物增加体重}{摄入蛋白质}$$

3. 人体蛋白质营养状况评价 除体格检查的常用指标如身高、体重、发育等，还应检查上臂肌围和上臂肌面积，这是评价总体蛋白质储存的较可靠的指标。还可以测定血清白蛋白、运铁蛋白、前白蛋白、视黄醇结合蛋白等；检查头发的毛干与毛根的形态改变。

4. 蛋白质的来源与供给量 蛋白质的食物来源可分为植物性蛋白质和动物性蛋白质两大类。主要来源为粮谷类食品（米、面）；良好来源为（优质蛋白）蛋、奶、禽畜鱼肉、豆类。理论上，成人摄入 30g/d 蛋白质就可达氮平衡；但从安全性考虑，成人摄入蛋白质按每天 0.8g/kg 体重较好；我国以植物性食物为主，蛋白质利用率偏低，以 1.16g/kg 为宜。摄入蛋白质所提供能量占膳食总热能的 10% ~ 15%，而儿童青少年以 12% ~ 15% 为宜。蛋白质供给量在重体力劳动、精神紧张、应激状态等情况下应适当增加。

（二）脂类

脂类（lipids）包括脂肪（fat）和类脂（lipid），前者主要是由1分子甘油和3分子脂肪酸（fatty acid）结合成的甘油三酯，后者包括磷脂（phospholipids）、糖脂（glycolipid）和类固醇（steroid）等。脂肪酸可按其饱和程度分为饱和脂肪酸（saturated fatty acid）、单不饱和脂肪酸（monounsaturated fatty acid）和多不饱和脂肪酸（polyunsaturated fatty acid，PUFA），也可按脂肪酸的空间结构不同分为顺式脂肪酸（cis - fatty acid）和反式脂肪酸（trans - fatty acid）。

1. 生理功能 ①储存、供给能量；②促进脂溶性维生素吸收；③为机体提供必需脂肪酸（essential fatty acid，EFA）；④组成机体细胞特定结构并赋予细胞特定生理功能；⑤改善食物感官性状、增进食欲、维持饱腹感；⑥维持体温，防止脏器、组织震动受损。

2. 食物来源与参考摄入量 脂肪主要来源于动物的脂肪组织和肉类（多为饱和脂肪酸，但鱼类为多不饱和脂肪酸，EPA、DHA 主要存在于鱼贝类食物中）以及油料植物及粮谷类（多为多不饱和脂肪酸，但椰子油、棕榈油、可可油为单不饱和脂肪酸）。亚油酸普遍存在于植物油中，植物油高于动物油，猪油高于其他动物油，禽肉高于畜肉，瘦肉高于肥肉。α - 亚麻酸在豆油、麻油、亚麻子油、苏子油以及绿叶蔬菜的叶绿体中含量较多。磷脂较多的食物为蛋黄、肝脏、大豆、麦胚和花生等。胆固醇丰富的食物是动物脑、肝、肾等内脏和蛋类、肉类和奶类。

我国营养学会推荐，成人脂肪摄入量控制在 20%～30% 的总能量摄入范围之内，儿童青少年控制在 25%～30%。脂肪摄入过多，会增加肥胖、高血压、心血管疾病和某些癌症发病率，应限制脂肪摄入在一定范围内。一般认为必需脂肪酸的摄入量应不少于总能量的 3%。建议 ω-3 与 ω-6 脂肪酸摄入比为 1∶（4～6）较适宜。一般认为单不饱和脂肪酸∶多不饱和脂肪酸∶饱和脂肪酸 =1∶1∶1 为宜。胆固醇摄入量每天不宜超过 300mg。

（三）碳水化合物

碳水化合物（carbohydrate）指单糖、双糖、寡糖、多糖的总称，由碳、氢和氧三种元素组成，由于它所含的氢氧的比例和水一样为 2∶1，故称为碳水化合物。

1. 分类 一是可以被人体消化吸收与利用的糖类，即可利用的碳水化合物；二是人体不能消化吸收，但对人体有益的非淀粉多糖，即膳食纤维，是不可利用的碳水化合物。前者是人体的必需营养素，后者是人体膳食的必需成分。两类碳水化合物对人体健康都具有重要意义。

2. 生理功能 ①供给能量；②参与重要生理功能；③节约蛋白质和抗生酮作用；④增强肝脏的解毒功能。

3. 食物来源与供给量 食物中碳水化合物的来源主要是粮谷类和薯类食物。粮谷类一般含碳水化合物 60%～80%，薯类中含量为 15%～29%，豆类中为 40%～60%。单糖和双糖的来源主要是蔗糖、糖果、甜食、糕点、甜味水果、含糖饮料和蜂蜜等。碳水化合物供能占总热能的 55%～65% 较合理，且精制糖占总热能 <10%（否则可增加龋齿发生率）。摄入过少会引起酮血症、组织蛋白分解过多、水钠丢失；摄入多糖优于单糖、双糖，因能同时获得其他营养物质。

（四）矿物质

在人类长期的进化过程中，人体组织内几乎含有自然界存在的各种元素，而且与地球表层的元素组成基本一致，这些元素中，约 20 种元素为人体必需的元素。体内各种元素，除碳、氢、氧、氮主要以有机化合物形式存在外，其余元素无论含量多少统称为无机盐（inorganic salt）。无机盐分为两类，占人体质量 0.01% 以上的为常量元素（macroelements），包括钾、钠、钙、镁、磷、硫和氯七种；占人体质量 0.01% 以下的为微量元素（microelements），包括铁、锌、铜、碘、硒、锰、钴、氟、钼、铬、镍、锡、硅和钒等 14 种。这里简要介绍常量元素钙，微量元素铁、锌的生理功能、缺乏的危害、食物来源与参考摄入量（表 5-1）。

表 5-1 钙、铁、锌的生理功能、缺乏症状、食物来源与参考摄入量

分类	生理功能	缺乏症状	食物来源	参考摄入量
钙	构成骨骼和牙齿的主要成分；维持神经与肌肉活动；调节机体酶的活性；参与凝血过程、激素分泌，维持体液酸碱平衡、细胞内胶质稳定性及毛细血管渗透压等	儿童佝偻病；成人骨软化症；老年人骨质疏松症；影响生殖机能；骨质增生、抽搐等	奶与奶制品、小虾皮、海带、发菜和豆与豆制品	AI：>18 岁 800mg/d，孕妇、乳母 1000～1200mg/d
铁	血红蛋白、肌红蛋白、细胞色素 A 以及某些呼吸酶的成分；参与体内 O_2 与 CO_2 的转运、交换和组织呼吸过程；促进药物在肝脏的解毒	缺铁性贫血；工作效率降低、学习能力下降、冷漠呆板；儿童表现为易烦躁，抗感染能力下降	动物肝脏、全血、黑木耳、海带、肉类、鱼类	AI：男性 15mg/d；女性 20mg/d；孕妇、乳母 25mg/d
锌	酶的组成成分或激活剂，在组织呼吸、蛋白质合成、核酸代谢中起重要作用；维持食欲、味觉、生殖机能的正常发育和免疫功能	少儿生长发育迟缓；性功能减退、精子产生少；创伤愈合不良、抵抗力下降，易感染；智力下降；胎儿中枢神经系统先天畸形	动物肝脏、牡蛎、龙虾、坚果、黄豆粉、胚芽	RNI：18 岁以上男性为15.5mg/d、女性为11.5mg/d UL：成年男性45mg/d，女性37mg/d

（五）维生素

维生素（vitamin）是一类人体不能合成或合成数量不能满足生理需要，但又是机体正常生理代谢所必需，且功能各异，必须由食物供给的微量低分子有机化合物。按照溶解性分为水溶性维生素（包括维生素 B 族和维生素 C）和脂溶性维生素（包括维生素 A、维生素 D、维生素 E、维生素 K）。维生素的命名有多种方式：按发现顺序以字母命名，如维生素 A、维生素 B、维生素 C、维生素 D 等；按化学结构命名，如视黄醇、硫胺素、核黄素、尼克酸等；按功能命名，如抗干眼病维生素、抗脚气病维生素等。

各类维生素的生理功能、缺乏症状、食物来源和与参考摄入量见表 5 - 2、表 5 - 3。

表 5 - 2　脂溶性维生素的功能、缺乏症状、食物来源与参与摄入量

分类	生理功能	缺乏症状	食物来源	参考摄入量
维生素 A	维持正常视觉；维持上皮肤黏膜层的完整性；维持和促进免疫功能；促进生长发育；维持生殖功能；抗癌作用	暗适应能力降低，严重可致夜盲症；毛囊过度角化症；呼吸道炎症，反复感染；干眼病；儿童发育缓慢；影响生殖机能	肝脏、禽蛋、鱼肝油、鱼卵和牛奶等；与植物的橙、黄、绿等色素共存，蔬菜、水果的颜色越深，胡萝卜素含量越高	RNI： 男性：800μgRE/d * 女性：700μgRE/d
维生素 D	调节骨代谢，主要调节钙代谢	儿童佝偻病；成人骨软化症	鱼肝油、动物肝脏、蛋黄、强化奶等；皮肤经紫外线照射合成	RNI： 14 ~ < 50 岁组均为 5μg/d；> 50 ~ 岁组 10μg/d
维生素 E	抗氧化作用；提高运动能力、抗衰老；调解体内某些物质合成；阻断亚硝胺生成	红细胞脆性增加；尿中肌酸排出增多；新生儿溶血性贫血；患肿瘤、动脉粥样硬化等病变的危险性增加	在食物中分布广泛，菜籽油是主要来源	AI： 14 岁以上所有年龄组均为 14mg/d
维生素 K	通过 γ 羧基谷氨酸残基激活凝血因子Ⅱ、Ⅶ、Ⅸ、Ⅹ	儿童：新生儿出血性疾病 成人：凝血障碍	肠道细菌合成，绿叶蔬菜，大豆，动物肝脏	AI：120μg/d

* 视黄醇当量（μgRE）＝维生素 A（IU）×0.3 ＋ β - 胡萝卜素（μg）×1/6

表 5 - 3　水溶性维生素的生理功能、缺乏症状、食物来源与参考摄入量

分类	生理功能	缺乏症状	食物来源	参考摄入量
维生素 B₁	参与体内三大营养素的代谢；维持神经、肌肉的正常功能；维持正常食欲、胃肠蠕动和消化液分泌	脚气病；Wernicke - Korsakoff 综合征（脑型脚气病）	动物内脏、瘦肉、全谷、酵母、豆类、坚果、蛋类	RNI： 男性：1.4mg/d 女性：1.3mg/d UL：50mg/d
维生素 B₂	催化广泛的氧化 - 还原反应，如呼吸链能量产生、蛋白质与某些激素的合成、Fe 的转运，参与叶酸、吡多醛、尼克酸的代谢；具有抗氧化活性	口腔 - 生殖综合征；儿童生长迟缓，轻中度缺铁性贫血；其他 B 族维生素缺乏及相应症状	动物内脏、瘦肉、奶油、无脂牛奶、蛋、牡蛎、绿色蔬菜、豆类、小米	RNI： 男性：1.4mg/d 女性：1.2mg/d
维生素 B₅	是以 NAD、NADP 为辅基的脱氢酶类绝对必要的成分；参与细胞内生物氧化还原过程，脂肪、类固醇等的生物合成；是葡萄糖耐量因子的重要成分，具有增强胰岛素效能的作用	糙皮病、腹泻、皮炎、痴呆或精神压抑	海鱼、动物肝脏、鸡胸脯肉、牛肉、蘑菇	RNI： 男性：14mg/d 女性：13mg/d
维生素 B₆	参与多种酶反应；在营养素代谢中起到重要作用；脑和其他组织中的能量转化、核酸代谢；影响免疫系统	皮炎、舌炎、抽搐和神经精神症状	白肉、肝脏、豆类和蛋类、柠檬类水果、香蕉、奶类	AI：1.5mg/d
叶酸	一碳单位的供体；在甘氨酸和丝氨酸的可逆互变中既作为供体，又可作为受体；经腺嘌呤、胸苷酸影响 DNA 和 RNA 合成；通过蛋氨酸代谢影响磷脂、肌酸、神经介质的合成；参与细胞器蛋白质合成中启动 tRNA 的甲基化过程	DNA 合成受阻；同型半胱氨酸转化为蛋氨酸障碍；衰弱、精神萎靡、健忘、失眠、阵发性欣快症、胃肠道功能紊乱和舌炎等，生长发育不良	肝、肾、绿叶蔬菜、马铃薯、豆类、麦胚等	RNI：400mg/d

续表

分类	生理功能	缺乏症状	食物来源	参考摄入量
维生素 B_{12}	辅酶参与生化反应；促进蛋白质合成；维持造血系统正常	巨幼红细胞贫血、外周神经退化、皮肤过敏	肉类、鱼类、贝类、家禽、奶类	AI：2.4μg/d
维生素 C	维持细胞的能量代谢；促进胶原组织合成；参与机体造血功能；抗氧化作用；解毒作用；维持心肌功能	纳差、疲乏无力、伤口愈合延迟、牙龈出血、毛细血管自发破裂	木瓜、橙汁、甜瓜、草莓、花椰菜、辣椒、柚子汁	RNI：100mg/d UL：1000mg/d

（六）膳食纤维

膳食纤维（dietary fiber，DF）是植物性食品中能抵抗人体消化道已知消化酶的物质的总称，主要成分是植物细胞壁。

1. 分类　①水溶性膳食纤维（water-soluble dietary fiber，SDF）：果胶和树胶等属于水溶性纤维，存在于自然界的非纤维性物质中。常见食物中的大麦、豆类、胡萝卜、柑橘、亚麻、燕麦和燕麦糠等都含有丰富的水溶性纤维，水溶性纤维可减缓消化速度和快速排泄胆固醇，帮助糖尿病患者改善胰岛素水平和三酸甘油脂，有助于血糖和胆固醇控制在较理想的水平，并且具有调节免疫系统功能、促进体内毒重金属排出的作用。②非水溶性膳食纤维（water-insoluble dietary fiber，IDF）：包括纤维素、木质素和一些半纤维素以及来自食物中的小麦糠、玉米糠、芹菜、果皮和根茎蔬菜。非水溶性纤维可降低罹患肠癌的风险，同时可经吸收食物中有毒物质预防便秘和憩室炎，并减低消化道中细菌排出的毒素。

2. 生理功能　①增强肠道功能，防止便秘；②降低血液胆固醇含量、预防心血管疾病；③减慢血糖生成反应，预防糖尿病；④控制体质量，有利于减肥；⑤预防肿瘤。

（七）能量

新陈代谢是一切生命活动的基本特征，维持生命活动需要消耗热能。热能量的摄入与消耗是否平衡直接影响其他营养素的代谢与身体健康。营养学中热能量单位惯用"卡""千卡"（cal、kcal）表示，国际通用的能量单位是"焦耳"（J）。换算关系为：1 卡 = 4.184 焦耳。

1. 能量来源　人体所需的能量来源于食物，食物中能提供热能的三大营养素为碳水化合物、脂类和蛋白质。由于体内外化学反应环境和食物消化吸收率的差异，每克三种产能营养素在体外燃烧产能（物理卡价）和体内氧化产能（生理卡价）并不相等。

2. 人体能量消耗　人体的热能消耗主要包括基础代谢、食物热效应、体力活动和生长发育的需要等四个方面。基础代谢是指维持机体最基本生命活动所消耗的能量，即人体在安静和恒温条件下（一般18~25℃），禁食12小时后，静卧、放松而又清醒时，只有呼吸、心跳等最基本的生命活动，没有食物的消化吸收和体力、脑力活动时的能量消耗。食物热效应（thermic effect of food，TEF）即食物特殊动力作用（specific dynamic action，SDA），指人体在摄食过程中，由于要对食物中的营养素进行消化、吸收、代谢转化等，需要额外消耗能量，同时引起体温升高和散发能量。体力活动是人体能量消耗的主要因素，人在运动或劳动时耗氧量显著增加，可达到安静时的10~20倍。

3. 能量的需要和供给　人体能量代谢的最佳状态是达到能量消耗与能量摄入的平衡。这种能量平衡（energy balance）能使机体维持健康，能量代谢失衡（缺乏或过剩）对健康产生不利影响甚至致病。

中国营养学会建议我国居民：一日能量供给中，蛋白质占总热能的10%~15%，脂肪供能占总热能的20%~30%，碳水化合物占总热能的55%~65%。正常人群一日三餐热能分配以早、中、晚分别占一天需要量的30%、40%、30%为宜。

第二节　中国居民膳食指南及平衡膳食宝塔

一、膳食结构与合理营养

（一）膳食结构

膳食结构（dietary pattern）是指膳食中各类食物的种类及其数量的相对构成，也称食物结构。根据膳食中动物性、植物性食物所占的比重，以及能量、蛋白质、脂肪和碳水化合物的供给量作为划分膳食结构的标准，可将世界不同地区的膳食结构分为以下四种类型。

1. 动植物食物平衡的膳食结构　该类型的植物性和动物性食物比例比较均衡，食物结构比较合理，基本符合营养要求。动物性蛋白质占膳食蛋白质总量的 50%，能量供给约为 10.88MJ（2600kcal），蛋白质和脂肪均可达 80g 左右，并有丰富的蔬菜、水果等。植物性食物中膳食纤维和动物性食物的营养素如铁、钙等均比较充足，有利于预防营养缺乏病。因此，该膳食结构已成为世界各国调整膳食结构的参考。

2. 植物性食物为主的膳食结构　该类型多见于发展中国家。膳食构成以植物性食物为主，动物性食物为辅，膳食能量基本满足人体需要，但蛋白质、脂肪摄入量均较低，来自于动物性食物的营养素如铁、钙、维生素 A 摄入不足。营养缺乏病是发展中国家居民的主要营养问题，但以植物性食物为主的膳食结构，膳食纤维充足，动物脂肪较低，有利于预防冠心病和高脂血症。

3. 动物性食物为主的膳食结构　该类型多见于发达国家。为高蛋白、高脂肪、高能量膳食，人均每日热能达 14.7MJ（3500kcal），蛋白质与脂肪达 100g 和 150g。导致冠心病、糖尿病、肠癌和乳腺癌等发病率增加。与植物性食物为主的膳食结构相比，营养过剩是此类膳食结构国家居民所面临的主要健康问题。

4. 地中海膳食结构　该膳食结构以地中海命名是因为该膳食结构的特点为居住在地中海地区的居民所特有。该膳食结构的主要特点是：①膳食富含植物性食物，包括水果、蔬菜、豆类、果仁等；②食物的加工程度低，新鲜度较高；③橄榄油是主要的食用油；④脂肪提供能量占膳食总能量的 25%～35%，饱和脂肪所占比例较低，为 7%～8%；⑤每天食用适量奶酪和酸奶；⑥每周食用适量鱼、禽、蛋；⑦新鲜水果每日均有摄入，甜食少吃；⑧每月食用几次红肉（猪、牛和羊肉及其产品）；⑨大部分成年人有饮用葡萄酒的习惯。地中海地区居民心脑血管疾病发生率很低。因此，这种膳食结构也逐渐成为许多国家改进膳食模式的参照。

我国专家结合近期营养调查和疾病监测资料发现东南沿海一带（浙江、上海、江苏、福建、广东）膳食模式，具有蔬菜水果丰富，常吃鱼虾等水产品、大豆制品和奶类，烹调清淡少盐等优点，且该地区居民高血压及心血管疾病发生和死亡率较低、预期寿命较高。因此在《中国居民膳食指南（2022）》中首次提出以东南沿海一带膳食模式代表我国"东方健康膳食模式"，希望发挥健康示范作用，有更好的指导性。

（二）合理营养

合理营养（rational nutrition）是指每日膳食中人体所需的各种营养素种类齐全、数量充足、相互间比例恰当，即全面而均衡的营养，也称均衡营养。人体从外界摄入食物并从中获得能量和营养素，不仅用于维持机体正常生长发育和新陈代谢，而且还要满足机体各项活动的需要。否则，可引起机体生长发育障碍和生理功能的改变，甚至导致营养缺乏症。因此，合理营养是健康的物质基础，而平衡膳食是合理营养的唯一途径。

（三）平衡膳食

平衡膳食（balance diet）又称合理膳食，是指膳食中所含的营养素种类齐全、数量充足、比例恰当；膳食中的营养素能满足机体的需求。平衡膳食通过膳食人群的食物组成及个人每日、每月、每年实际摄入的食物来实现。平衡膳食的基本要求包括：①提供适量的能量和各种营养素，以能满足膳食营养素参考摄入量标准为宜；②提供种类全面、比例合适的营养素；③食物新鲜卫生，无污染，无毒、无害；④科学的烹调加工，尽可能减少食物中营养素的损失并提高消化吸收率；⑤良好的进餐制度与进餐环境。

二、中国居民膳食指南

《中国居民膳食指南》是中国营养学会根据营养学原理，结合我国居民膳食消费和实际营养状况制定的，目的是指导我国居民平衡膳食，合理营养，促进健康。2022年4月26日，中国营养学会正式发布了《中国居民膳食指南（2022）》，指南由一般人群膳食指南、特定人群膳食指南和中国居民平衡膳食实践三个部分组成。该指南进一步完善平衡膳食宝塔、膳食餐盘和儿童平衡膳食算盘等三个可视化图形，并拍摄了定量食谱图案、宣传海报以及其他可以呈现的形式，使之更加可视化、现代化。将食谱成品通过图片呈现，以方便大众学习和实践合理膳食，促进"合理膳食行动"落实。

（一）一般人群膳食指南

针对2岁以上的所有健康人群，《中国居民膳食指南（2022）》提炼出了平衡膳食八准则：①食物多样，合理搭配；②吃动平衡，健康体重；③多吃蔬果、奶类、全谷、大豆；④适量吃鱼、禽、蛋、瘦肉；⑤少盐少油，控糖限酒；⑥规律进餐，足量饮水；⑦会烹会选，会看标签；⑧公筷分餐，杜绝浪费。

（二）特定人群膳食指南

针对孕妇、乳母、2岁以下婴幼儿、2~6岁学龄前儿童、7~17岁儿童少年、老年和素食人群等特定人群的生理特点及营养需要，在一般人群膳食指南的基础上对其膳食选择提出特殊指导。

1. 中国孕妇、乳母膳食指南

（1）孕期膳食指南的核心推荐　孕早期应注意补充叶酸，常吃含铁丰富的食物，选用碘盐；孕吐严重者，可少量多餐，选择清淡适口的膳食；保证摄入含必要量碳水化合物的食物；孕中晚期适量增加奶、鱼、禽、蛋、瘦肉、海产品的摄入量；进行适量的身体活动，维持体重的适宜增长；禁烟酒，愉快孕育新生命，积极准备母乳喂养。

（2）哺乳期妇女膳食指南的核心推荐　增加富含优质蛋白质和维生素A的动物性食物及海产品，选用碘盐；产褥期食物多样不过量，重视整个哺乳期营养；愉悦心情，充足睡眠，促进乳汁分泌；坚持哺乳，适度运动，逐步恢复适宜体重；忌烟酒，避免浓茶和咖啡。

2. 中国婴幼儿喂养指南　适用于出生至满2周岁婴幼儿。

（1）6个月龄内婴儿母乳喂养指南　产后尽早开奶，坚持新生儿第一口食物是母乳；坚持6月龄内纯母乳喂养；顺应喂养，建立良好的生活规律；生后数日开始补充维生素D_3 400IU/d，不需补钙；不能用纯母乳喂养时，宜首选婴儿配方奶喂养；监测体格指标，保持健康生长。

（2）7~24月龄婴幼儿喂养指南　继续母乳喂养，满6月龄起添加辅食；从富含铁的泥糊状食物开始，逐步添加达到食物多样；提倡顺应喂养，鼓励但不强迫进食；辅食不加调味品，尽量减少糖和盐的摄入；注重饮食卫生和进食安全；定期监测体格指标，追求健康生长。

3. 中国儿童少年膳食指南 适用于 2 周岁至不满 18 岁的未成年人（2～17 岁）。

（1）**学龄前儿童膳食指南** 适用于 2 周岁至满 6 周岁前的儿童。推荐儿童规律就餐，自主进食不挑食，培养良好的饮食习惯；每天饮奶，足量饮水，正确选择零食；食物应合理烹调，易于消化，少调料、少油炸；参与食物选择与制作，增进对食物的认知与喜爱；经常户外活动，保障健康生长。

（2）**学龄儿童膳食指南** 学龄儿童是指从 6 岁到不满 18 岁的未成年人。学龄儿童膳食指南在一般人群膳食指南的基础上，推荐如下 5 条：认识食物，学习烹饪，提高营养科学素养；三餐合理，规律进餐，培养良好饮食行为；合理选择零食，足量饮水，不喝含糖饮料，禁止饮酒；不偏食节食，不暴饮暴食，保持适宜体重增长；增加户外活动，保证每天至少活动 60 分钟中等强度以上的身体活动，其中每周至少 3 次高强度的身体活动（包括抗阻力运动和骨质增强型运动）。

4. 中国老年人膳食指南 适用于 65 岁以上的人群，是在一般人群膳食指南基础上对老年人膳食指导的补充说明和指导。

本指南推荐如下。①少量多餐细软、预防营养缺乏。②主动足量饮水，积极户外活动：每天饮水量达到 1500～1700ml，每天户外锻炼 1～2 次，每次 1 小时左右，以轻微出汗为宜；或每天至少 6000 步，注意每次运动要量力而行，可以分多次运动。③延缓肌肉衰减，维持适宜体重：延缓肌肉衰减对维持老年人活动能力和健康状况极为重要。延缓肌肉衰减的有效方法是吃动结合。老年人体重应维持在正常稳定水平，不应过度苛求减重，体重过高或过低都会影响健康。④摄入充足食物，鼓励陪伴进餐：老年人每天应至少摄入 12 种及其以上的食物，家人应多陪伴，注意饮食和体重变化，及时发现和预防疾病的发生和发展。

《中国居民膳食指南（2022）》基于高龄（80 岁）群体在身体各系统功能显著衰退，营养不良发生率高，慢性病发病率高等特点增加了高龄老人膳食指南，希望对这一群体提供更加专业、精细和个性化的指导。

5. 素食人群膳食指南 素食人群是指以不食肉、家禽、海鲜等动物性食物为饮食方式的人群。如果膳食组成不合理，会增加蛋白质、维生素 B_{12}、n-3 多不饱和脂肪酸、铁、锌等营养素缺乏。该指南推荐谷类为主，食物多样，适量增加全谷物；增加大豆及其制品的摄入，每天 50～80g，选用发酵豆制品；常吃坚果、海藻和菌菇；蔬菜、水果应充足；合理选择烹调油。

三、中国居民平衡膳食宝塔

中国居民平衡膳食宝塔（2022）共分为五层，各层位置和面积的不同反映了各类食物在膳食中的地位和应占的比重，见图 5-2。温和气候条件下，轻体

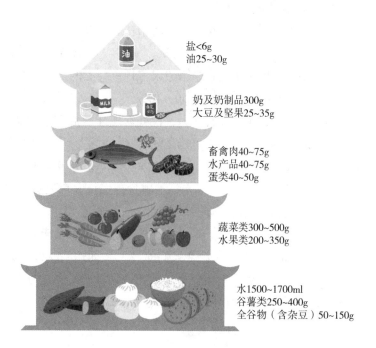

盐<6g
油25～30g

奶及奶制品300g
大豆及坚果25～35g

畜禽肉40～75g
水产品40～75g
蛋类40～50g

蔬菜类300～500g
水果类200～350g

水1500～1700ml
谷薯类250～400g
全谷物（含杂豆）50～150g

图 5-2 中国居民平衡膳食宝塔（2022）

力活动的成年人每日至少饮水 1200ml（约 6 杯）。在高温或强体力劳动的条件下，应适当增加。饮水不足或过多都会对人体健康带来危害。饮水应少量多次、主动，不应等口渴时再饮水。目前我国大多数成年人身体活动不足或缺乏体育锻炼，应改变久坐少动的不良生活方式。建议成年人每天进行累计相当于步行 6000 步以上的身体活动。

答案解析

目标检测

选择题

【A1 型题】

1. 下列关于乳类营养价值的说法，错误的是（　　）
    A. 营养成分齐全，组成比例适宜　　　　　　　　B. 钙磷比例适宜容易消化吸收
    C. 铁的含量丰富　　　　　　　　　　　　　　　D. 生物学价值高于一般肉类
    E. 乳糖的含量高于牛奶

2. 无机盐和维生素的主要食物来源是（　　）
    A. 蔬菜水果　　　B. 鱼、肉类　　　C. 粮谷类　　　D. 豆类　　　E. 乳类

3. 谷类食品中所占比重最大的营养素是（　　）
    A. 蛋白质　　　B. 脂肪　　　C. 碳水化合物　　　D. 矿物质　　　E. 维生素

4. 谷类食物中的第一限制氨基酸是（　　）
    A. 谷氨酸　　　B. 组氨酸　　　C. 蛋氨酸　　　D. 赖氨酸　　　E. 色氨酸

5. 合理膳食的要求不包括（　　）
    A. 科学的膳食调配　　　　　　　　　　　　　　B. 合理的膳食制度
    C. 正确的烹调方法　　　　　　　　　　　　　　D. 良好的饮食习惯和进食环境
    E. 食物的适口性

6. 属于中国居民平衡膳食宝塔第三层（从塔尖开始）的食物是（　　）
    A. 乳类　　　B. 大豆　　　C. 坚果　　　D. 畜禽肉　　　E. 蔬菜

7. 中国居民平衡膳食宝塔建议每日鱼虾类的摄入量为（　　）
    A. 25～40g　　　B. 50～100g　　　C. 30～50g　　　D. 25～50g　　　E. 20～40g

8. 某患者，主诉疲乏无力，检查发现牙龈肿胀、出血、牙齿松动，皮下较多出血点、贫血、关节肌肉疼痛。此患者可能是缺乏（　　）
    A. 铁　　　B. 维生素 A　　　C. 维生素 C　　　D. 维生素 D　　　E. 维生素 B_2

9. 某患儿，8 个月，尚未添加辅食，生长发育迟缓，皮肤苍白，平日易烦躁，血红蛋白 90g/L，血清铁和铁蛋白下降，该患儿可能是缺乏（　　）
    A. 铁　　　B. 钙　　　C. 维生素 C　　　D. 维生素 D　　　E. 维生素 B_{12}

10. 营养教育是通过改变人们的（　　）而达到改善营养状况的一种有目的、有计划的活动
    A. 生活方式　　　B. 运动方式　　　C. 饮食行为　　　D. 心理平衡　　　E. 社会行为

11. 味觉减退或有异食癖可能是由于缺乏（　　）
    A. 锌　　　B. 铁　　　C. 硒　　　D. 钙　　　E. 铜

12. 比托斑的形成是由于（　　）

　　A. 维生素 A 摄入过量　　　　　　　　B. 维生素 A 摄入不足

　　C. 核黄素摄入不足　　　　　　　　　　D. 硫胺素摄入不足

　　E. 钙摄入不足

13. 中国居民平衡膳食宝塔共分为（　　）

　　A. 三层　　　　B. 四层　　　　C. 五层　　　　D. 六层　　　　E. 七层

14. 一般人群的膳食指南适用对象是（　　）

　　A. 老年人群　　　　　　　　　　　　　B. 18 岁以上成年人

　　C. 6 岁以上正常人　　　　　　　　　　D. 孕妇

　　E. 半岁以内的婴儿

15. 《中国居民膳食宝塔》推荐每日食盐的摄入量应少于（　　）

　　A. 3g　　　　B. 4g　　　　C. 6g　　　　D. 5g　　　　E. 7g

16. 《中国居民膳食宝塔》建议在温和气候条件下轻体力活动的成年人每日最少饮水量为（　　）

　　A. 900ml　　　　B. 1000ml　　　　C. 1200ml　　　　D. 1300ml　　　　E. 1500ml

【X 型题】

17. 大豆中的植物化学物有（　　）

　　A. 蛋白酶抑制剂　　　　　　　　　　　B. 大豆异黄酮

　　C. 皂苷　　　　　　　　　　　　　　　D. 棉籽糖和水苏糖

　　E. 植物红细胞凝血素

18. 植物化学物的生理作用有（　　）

　　A. 抗癌　　　　B. 抗氧化　　　　C. 免疫调节　　　　D. 抗微生物　　　　E. 降低胆固醇

19. 平衡膳食的基本要求是（　　）

　　A. 提供适量的能量和各种营养素　　　　B. 提供种类全面、比例合适的营养素

　　C. 食物新鲜卫生，无污染，无毒、无害　　D. 强调更美味的烹调加工方式

　　E. 良好的进餐制度与进餐环境

20. 特殊人群膳食指南的特殊人群包括（　　）

　　A. 孕妇及乳母　　　　　　　　　　　　B. 婴幼儿及学龄前儿童

　　C. 成人　　　　　　　　　　　　　　　D. 儿童及青少年

　　E. 老年人

书网融合……

本章小结　　　　　　　微课　　　　　　　题库

第六章 食品安全与食源性疾病

PPT

学习目标

知识要求：

1. 掌握 食物中毒的概念、特征与分类。

2. 熟悉 处理食物中毒事件程序。

3. 了解 各类食物中毒的临床表现和防制措施。

技能要求：

应用食物中毒及其预防的知识技能进行人群的膳食指导和评价并有效处理食物中毒事件。

素质要求：

结合食品安全与食源性疾病的关系，明确学习食品安全知识防范食源性疾病的重要性。

"民以食为天，食以安为先"，食品安全不仅关系到消费者的经济利益，而且直接关系着人民的生命和健康，属于重大的基本民生问题。食品安全包括食品卫生、食品质量和食品营养等相关内容和食品（食物）的种植、养殖、加工、包装、贮藏、运输、销售和消费等环节，任何一个环节不符合国家强制标准和要求，都可能引发食品安全问题。《中华人民共和国食品安全法》对食品安全（food safety）的定义是："食品无毒、无害，符合应当有的营养要求，对人体健康不造成任何急性、亚急性或者慢性危害。"

食源性疾病（foodborne disease）是一个致病因子广泛，发病频繁，波及面广，涉及人口多，对人体健康和社会经济影响较大的最常见的疾病之一，为世界范围最为突出的公共卫生问题之一，但其发生是可以有效监控及预防的。

案例引导

案例： 2011年10月27日，湖南省某县某村村民在家中摆设酒宴。121人进餐。从27日晚10点，出现第一例患者，腹泻、呕吐、畏寒。到28日上午，有80多人出现类似的症状。截至30日上午10点，出现病例93人，均为参加酒宴者，发病率78%。发病者没参加宴会的家人没有发病。中毒的93人中，男性42人，女性51人；年龄最大80岁，最小11个月。发病潜伏期最短7小时，最长66小时。平均为16小时。主要症状：头晕、头痛，腹痛、腹泻，恶心、呕吐；大便呈黄绿色水样便，有的有黏液或脓血；体温38~40℃。

讨论：

1. 这是一种经什么传播导致的事件？

2. 这类事件发生后下一步如何处理？

3. 此类事件急救和处理的主要目的是什么？调查过程应该包含哪些工作？

第一节　食品安全

1. 食品安全的概念　食品安全（food safety）的内涵包括两方面：一是食品数量安全，指的是必须保证居民有足够的食品食用；二是食品质量安全，《中华人民共和国食品安全法》对食品安全的定义强调了食品的质量安全，并提示食品营养、食品卫生均是食品安全的重要组成内容。

2. 影响食品安全的因素　食品在种植、养殖、加工、包装、贮藏、运输、销售以及消费等所有环节都存在着各种各样影响人类健康的不安全因素。大致可归纳为：①生物因素（biological factors），是目前引起食品安全问题的最主要因素，包括细菌、病毒、真菌、寄生虫及其虫卵等，可以导致多种食物中毒、肠道传染病、食源性寄生虫病等；②化学因素（chemical factors），某些食品自身固有有毒有害化学物质，或有毒有害化学物质经多种途径、多种方式进入动植物体内，人食用这类食物可引起各种各样的食品安全问题；③物理因素（physical factors），引起食品安全问题的物理因素主要包括杂质和放射性污染；④现代生物技术（modern biotechnology），对于转基因食品的安全性，目前国际上尚未定论，争论的焦点是转基因食物是否会产生毒素、是否影响抗生素耐药性等方面，在接受这些技术产品之前，应获得新技术潜在危害方面严格、客观的评估资料。

3. 食品安全事故　食品安全事故也称食品安全事件，是指食源性疾病、食品污染等源于食品，对人体健康有危害或者可能有危害的事故。

第二节　食源性疾病

一、概念及分类

食源性疾病是指摄入人体内的各种致病因子引起的具有感染性质或中毒性质的一类疾病。感染性是指食品污染致病微生物（包括病毒、细菌）和寄生虫所引起的、经食物传播的传染病和人畜共患病；中毒性是指有害化学物质污染食品所致的急、慢性中毒以及由动植物毒素引起的中毒。因此，食源性疾病的致病因子可能是生物性的，也可能是化学性的。

广义的食源性疾病指与摄食有关的一切疾病（传染性和非传染性疾病），包括食物中毒、肠道传染病、食源性寄生虫病、食源性变态反应性疾病、食物中某些污染物引起的慢性中毒和食物营养不平衡所造成的慢性退行性疾病。食源性疾病的病原物质按性质可分为生物性、化学性和物理性3类。其中，生物性病原物质是食源性疾病最常见的病原。

二、预防

倡导合理营养，加强食品卫生监督管理，控制食品污染，提高食品卫生质量，可有效地预防食源性疾病的发生，其预防措施包括以下四方面。

1. 全面贯彻落实《食品安全法》，充分认识食源性疾病对人类健康的危害，提高法制观念。

2. 认真落实食品良好生产规范（GMP），以确保终产品的质量符合标准。采用危害分析及关键控制点（HACCP）的方法，对食品生产经营的危害关键控制点进行分析，加以控制，并同时监测控制效果，随时对控制方法进行校正和补充。

3. 减少食品污染，在生产经营过程中防止细菌、病毒、寄生虫、真菌及其毒素、有毒有害化学物和农药对食品的污染，控制食源性疾病。种植业选用高效、低毒、低残留的农药品种，积极推广使用无害的生物制剂农药。使用食品添加剂必需按食品添加剂使用卫生标准规定的品种、最大使用量，在规定的使用范围内使用。

4. 向社会和消费者宣传卫生知识，不断提高公民的卫生意识，减少家庭传播食源性疾病的机会；防止因从业人员携带病原物质而导致食源性疾病的传播。

第三节　食物中毒及其处理

一、概念及特征

食物中毒（food poisoning）指摄入含有生物性、化学性有毒有害物质的食品或将有毒有害物质当作食品摄入后所出现的非传染性的急性、亚急性疾病，但不包括暴饮暴食引起的急性胃肠炎、食物过敏引起的腹泻、食源性肠道传染病和寄生虫病，也不包括因长期摄入含有毒有害物质的食物引起的以慢性损害为主要特征的疾病。

食物中毒的主要特征为：①发病与某种食物有关，患者有食用同样食物史，发病范围局限在食用该类食物的人群，不吃者不发病；②发病潜伏期短，呈暴发性。短时期内可能有多数人发病，发病曲线呈突然上升趋势；③中毒患者临床表现基本相似，以恶心、呕吐、腹痛、腹泻等胃肠炎症状为主；④人与人之间无直接传染。

二、食物中毒的分类

食物中毒按病原学分为细菌性食物中毒、真菌及其毒素食物中毒、有毒动植物食物中毒和化学性食物中毒四类。

1. 细菌性食物中毒　是指因摄入被致病菌或其毒素污染的食品后所发生的急性或亚急性疾病。细菌性食物中毒全年皆可发生，但好发于夏秋季。引起细菌性食物中毒的食品主要为动物性食品，如肉、鱼、奶、蛋类等及其制品；其次为植物性食品，如剩饭、凉糕等。

根据发病机制又可分为：①感染性食物中毒（infectious food poisoning），指细菌在食品中大量繁殖，摄取了这种带有大量活菌的食品，肠道黏膜受感染而发病；②毒素性食物中毒（toxins of food poisoning），指由细菌在食品中繁殖时产生的毒素引起的中毒，摄入的食品中可以没有原来产毒的活菌。

细菌性食物中毒多呈集体暴发，其发病率高，病死率较低（除肉毒中毒外）。抵抗力较弱的患者、老人、儿童临床症状较重。如能及时抢救，一般病程短，恢复快，预后好。我国常见的细菌性食物中毒主要有沙门氏菌食物中毒、葡萄球菌食物中毒、副溶血弧菌食物中毒等，其流行病学特点见表6-1。

表6-1　我国常见的细菌性食物中毒

类型	名称	病原	引起中毒的食品	临床表现
感染型食物中毒	沙门氏菌食物中毒	沙门氏菌，革兰阴性杆菌，不耐热，100℃立即死亡。20~30℃条件下可迅速繁殖，2~3h即可达到引起中毒的细菌数量	主要是畜、禽肉类，其次是蛋类、奶类及其他动物性食品	潜伏期12~36h。主要症状为发热（38~40℃）、恶心、呕吐、腹痛、腹泻，大便为黄绿色水样便、恶臭、偶带脓血。病程3~5d，大多数患者预后良好。除上述胃肠炎型外，还可表现为类霍乱型、类伤寒型、类感冒型、败血症型，病程3~5d，预后良好
	副溶血性弧菌食物中毒	副溶血弧菌为"嗜盐"菌，革兰阴性，无芽孢、有鞭毛，需氧或兼性厌氧，不耐高温，90℃1min即可杀灭。对酸敏感，在50%的食醋中1min即死亡	主要是海产食品和盐渍食品，其次是肉类、咸菜及凉拌菜	潜伏期一般在6~10h，发病急，主要症状为恶心、呕吐、频繁腹泻、阵发性剧烈腹绞痛、发热（37~40℃），腹泻多为洗肉水样便，重者为黏液便和黏血便，失水过多者可引起虚脱并伴有血压下降。病程1~3d；一般预后良好。少数重症患者可休克、昏迷而死亡

类型	名称	病原	引起中毒的食品	临床表现
毒素性食物中毒	葡萄球菌食物中毒	主要是金黄色葡萄球菌，革兰阳性兼性厌氧，耐干燥和低温，对热有较强的抵抗力。其产生的肠毒素（外毒素）是一种蛋白质，分为 A～E 5 种抗原型，以 A 型毒力最强。其肠毒素耐热性较强，破坏食品中该毒素须加热 100℃持续 2h	主要为肉制品、剩饭、凉糕、奶及其制品。此外，油煎荷包蛋、凉粉和米酒也可引起中毒	潜伏期一般为 1～6h，主要症状为恶心、剧烈而频繁的呕吐，吐物中常有胆汁、黏液和血，同时伴有腹部剧烈疼痛。腹泻为水样便。体温一般正常，偶有低热。病程 1～2d，预后一般良好
	肉毒梭菌食物中毒	肉毒梭状芽孢杆菌，厌氧性革兰阳性杆菌，其芽孢对热的抵抗力很强，干热 180℃ 5～15min 或湿热 100℃ 5h 方能杀死芽孢	多为谷、豆的发酵食品，如臭豆腐、豆酱、面酱、豆豉等。其次为罐头食品、腊肉、熟肉、鱼制品、马铃薯等	潜伏期 6h～15d，一般为 12～48h。早期全身疲乏无力、头晕、头痛、食欲不振等，少数有胃肠炎症状。以后出现视物模糊、眼睑下垂、复视、瞳孔放大等神经麻痹症状，重症出现咀嚼、吞咽呼吸、语言困难，头下垂、运动失调、心力衰竭等。体温、血压正常。病死率较高，多死于病后 4～8d
	致病性大肠埃希菌食物中毒	致病性大肠菌株革兰阴性杆菌，另有产肠毒素大肠埃希菌，其产生的肠毒素有两种，即 60℃加热 30min 失活的 LT 不耐热性肠毒素和耐 100℃加热 30min 的 ST 耐热性肠毒素，这两种肠毒素均能导致人体中毒	各类食品均可受到致病性大肠埃希菌污染，其中主要以肉类、水产品、豆制品、蔬菜，特别是熟肉类及凉拌菜常见	①急性菌痢型：主要症状为腹痛、腹泻、里急后重、体温 38～40℃，呕吐较少，大便为伴有黏液脓血的黄色水样便。②急性胃肠炎型：因肠毒素引起中毒者以此型症状为主，潜伏期 4～48h，主要症状为食欲不振、剧烈腹痛、呕吐和腹泻，腹泻 1～2d，每天达 5～10 次，呈米泔水样便，无脓血。重度脱水者可发生循环衰竭

2. 真菌及其毒素中毒　真菌产生的有毒代谢产物，称为真菌毒素。进食被真菌及其毒素污染的食物而导致的人和动物中毒即为真菌毒素食物中毒。我国常见的真菌毒素食物中毒有赤霉病麦食物中毒、霉变甘蔗食物中毒等。其中，赤霉病麦食物中毒在我国长江中、下游地区多见，由赤霉病麦（被霉菌中的镰刀菌污染的麦子）引起，引起中毒的成分为赤霉病麦毒素，为一种嗜神经毒物。患者中轻者仅有头痛、恶心、呕吐等症状，严重者可有呼吸和脉搏的变化、血压波动、四肢酸软、步态不稳、形似醉酒样症状，故又称为"醉谷病"。霉变甘蔗食物中毒多见于我国北方地区的冬春季。3－硝基丙酸（3－NPA）是引起中毒的成分，具有很强的嗜神经毒性，主要引起神经系统的损害。真菌毒素食物中毒目前尚无特效的治疗方法，病死率往往较高。关键在预防，即防霉、去霉。

3. 有毒动植物中毒　指食用了含有天然毒素的动物性或植物性食品引起的食物中毒。前者如河鲀毒素中毒。河鲀是一种味道鲜美但其皮肤、内脏含有剧毒毒素——河鲀毒素的鱼类，处理不当会发生毒素型食物中毒，主要表现为中枢神经系统损害症状。其流行病学特点为：春季发病率较高；病死率较高。后者如毒蕈中毒。毒蕈指食用后可引起中毒的蕈类，有不同种类，且不同种类所含有毒成分不同。因此它的临床表现、发病率和病死率、发病的地区性等都与引起中毒的蕈类种类有关。预防有毒动植物食物中毒的根本措施是加强宣传教育和管理，增强识别，避免误服。

4. 化学性食物中毒　指食用了被有毒有害化学物质污染的食品或误将有毒有害化学物质当食品来食用所引起的食物中毒。如亚硝酸盐食物中毒、农药中毒、甲醇引起的假酒中毒等。这类食物中毒的流行病学特点主要表现为：发病率和病死率均较高，但其发生没有明显的季节性和地区性。亚硝酸盐食物中毒在我国曾发生过多起，原因主要在于误将亚硝酸盐当作食盐食用、食品加工时过量加入或超范围使用亚硝酸盐或大量食用亚硝酸盐含量高的蔬菜。中毒的机制主要是引起高铁血红蛋白血症，而皮肤青紫是其特征性临床表现。亚硝酸盐食物中毒有特效的治疗方法：采用 1% 亚甲蓝小剂量口服或缓慢静脉注射。预防主要是防止误服亚硝酸盐、保持蔬菜新鲜及加强对肉制品中硝酸盐和亚硝酸盐的管理。

三、食物中毒处理

食物中毒调查处理的主要目的是：尽快确定中毒食物，控制中毒食物，阻止事故的扩大；对中毒者实施抢救与治疗；查明中毒原因，预防同类事故的发生。

1. 明确诊断和及时报告 通过询问病史和体检，初步确定是否为食物中毒，由何种食物引起中毒，依据《食品中毒事故处理办法》规定，发生食物中毒（或疑似）的单位以及接受食物中毒患者（或疑似）的治疗单位，应及时向当地卫生行政部门报告发生食物中毒的单位、时间、中毒人数、可疑食物等有关内容并暂时封存可疑食物。

2. 及时抢救患者 重点是老人、儿童和重症患者。对已经摄入食物暂时无症状者要密切观察。停止食用可疑食物；采集标本（呕吐物、血液等）以备检验；急救处理（催吐、洗胃及灌肠）；对症与特殊治疗。

3. 现场流行病学调查 ①中毒情况调查：当地疾病预防控制机构和有关部门接到报告后，立即组织现场调查，进一步了解发病经过、临床表现、中毒地点、单位、时间、人数、重病人数、死亡人数、可疑食物、进食范围、发病趋势以及已经采取的措施和急待解决的问题。②现场卫生调查：了解餐具、炊具、食品用具、设备是否符合卫生要求，从业人员卫生健康状况，分析可能原因。③确定中毒食物：详细了解患者发病前 24～48h 内进食食谱，找出可疑食物；了解可疑食物的来源、运输、储存、制作、销售情况，找出有无污染的可能。④采样检验：对可疑的食物、餐具等，以及患者排泄物等采样检验。

4. 中毒现场的处理 确定中毒类型后，针对原因立即对现场进行处理，以防止事件继续扩大：销毁引起中毒的食物；针对污染原因及时督促改进；传染病病原携带阳性者或患者暂时调离饮食及服务工作岗位；制定和完善卫生管理制度；指导现场消毒。

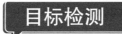 **目标检测**

答案解析

选择题

【A1 型题】

1. 食品中可能出现的有害因素主要包括（ ）

    A. 生物性污染、化学性污染、物理性污染

    B. 机物污染、化学性污染、物理性污染

    C. 无机物污染、化学性污染、物理性污染

    D. 放射性污染、生物性污染、环境污染

    E. 无机污染、有机污染、生物污染

2. 肉及肉制品发生腐败变质的最主要原因是（ ）

    A. 微生物污染   B. 农药残留

    C. 使用亚硝酸盐   D. 加工方法粗糙

    E. 水分较多

3. 花生最易受到（ ）污染而出现食品卫生学问题

    A. 大肠埃希菌   B. 肠道致病菌   C. 霉菌   D. 酵母菌   E. 肉毒杆菌

4. 食物中黄曲霉毒素污染严重的地区，居民中（　　）

　　A. 乳腺癌高发　　　　　　　　　　　B. 食管癌高发

　　C. 肝癌高发　　　　　　　　　　　　D. 结肠癌高发

　　E. 胃癌高发

5. N–亚硝基化合物特性（　　）

　　A. 可在人体内合成　　　　　　　　　B. 是强致癌物

　　C. 通过胎盘、乳汁使子代发生肿瘤　　D. 不可在人体合成

　　E. 可帮助机体摄取维生素

书网融合……

本章小结　　　　　　　微课　　　　　　　题库

第七章　社会心理行为因素与健康

PPT

📖 学习目标

知识要求：

1. 掌握　社会因素、心理因素；健康评价常用指标；健康相关行为。

2. 熟悉　社会经济因素与健康之间的相互影响和作用；社会发展及社会文化对健康的影响；心身疾病的特点、行为和心理问题的干预。

3. 了解　科技进步对健康的影响；城市化带来的健康问题；人格的类型；促进健康的行为和危害健康的行为。

技能要求：

学会应用《A 型行为性格量表》进行人格类型的测量。

素质目标：

具有能够从社会、心理、行为因素的角度观察思考疾病与健康现象的能力。

随着社会经济的发展和医疗技术的进步，人类疾病谱和死亡谱逐渐从以传染性疾病为主向慢性非传染性疾病转变，患者的疾病表现和疾病负担包括生理的、心理的和社会的多个方面，遵循现代医学模式，即生物－心理－社会医学模式，把人看成一个多层级、完整的连续体，在健康和疾病的问题上，同时强调生物、心理、社会各种因素的综合作用。

第一节　社会因素与健康

进入 21 世纪，人们对健康变得更为关注。WHO 倡导"健康是一项基本人权，不因种族、宗教、政治信仰、经济或者社会情境不同而有差异"，拥有公平的卫生资源、享有公平的健康水平是全世界人民的共同追求，全球健康不公平大部分都根源于社会因素。WHO 也提出了"健康社会决定因素"（social determinants of health）的概念，认为人们的健康主要取决于"在那些直接导致疾病的因素之外，由于人们的社会地位和所拥有资源所决定的生活和工作的环境及其他对健康产生影响的因素"，即"社会因素"，它包括了人们从出生、成长、生活、工作到衰老的全部社会特征，如收入、教育、饮用水及卫生设施、居住条件、工作环境、文化宗教及社会融合程度等方面。本节主要就社会经济、社会发展、社会文化与健康的问题进行论述。

一、社会经济与健康

社会经济是指处于特定区域和时期、享有共同文化并以物质资料的生产和再生产活动为基础，按照一定的行为规范相互联系而结成的有机总体。社会经济是人类一切社会活动的物质基础和前提条件。人类社会伴随着社会经济的发展而发展，良好的社会经济状况可以显著提高人群的健康水平；人群的健康是促进社会进步和经济可持续发展的重要资源。

（一）社会经济发展与健康的衡量指标

1. 经济发展的衡量指标　反映一个国家和地区经济增长水平常用的衡量指标主要包括国内生产总值（GDP）或国民生产总值（GNP）以及人均 GDP 或人均 GNP 等。其中，国内生产总值指一个国家或地区的经济在一定时期内（通常是 1 年），所生产出的全部最终产品和劳务以货币形式表现的价值总量，反映出一个国家或地区的综合经济实力，而人均 GDP 作为相应的人均量化指标，则排除了人口数量的影响，便于不同国家和地区间的比较，更能说明一个国家的富足程度。

人类社会发展进步的本质是人与环境全面而和谐的发展，单纯用 GDP/GNP、人均 GDP/人均 GNP 等指标来衡量经济发展具有一定的局限性。以牺牲环境为代价换来的高增长，等于变相鼓励了对自然资源的浪费和生存环境的破坏，忽视了与可持续发展及大多数人幸福感密切相关的内容。在各国经济快速发展的过程中，人们逐渐认识到，经济发展还应包括优化经济结构、调整收入分配、消除贫困，以及资源与环境等可持续发展问题，更涉及了人类的生存、自由以及权利等众多因素。

为了适应社会经济发展的新要求，更好地显示社会经济发展的真实状况，近年来，现代经济学开发出了一些新的经济发展指标对不同国家或地区经济发展程度进行对比和评价。如人类发展指数（HDI）、真实发展指标（GPI）、全球幸福指数（GHI）等一系列综合指标。

2. 健康的衡量指标　随着社会的进步和经济的不断发展，人们对健康的认识也在不断地深化。早在 1948 年 WHO 就提出"健康不仅仅是没有疾病或虚弱，而是身体、心理和社会的完好状态"。这一概念是生物 – 心理 – 社会医学模式对健康的全面诠释，将人的躯体、精神、心理与社会适应作为统一的整体来看待，反映了健康的本质与规律，是科学的、全面的健康观。

传统的人群健康评价指标常用出生率、死亡率、平均期望寿命、婴儿死亡率、孕产妇死亡率等。其中，出生率、死亡率是反映人口变化情况的指标；平均期望寿命是反映社会成员健康状况的综合性指标；婴儿死亡率、孕产妇死亡率则是反映社会成员健康状况和社会卫生状况常用的指标。

上述传统测量指标随着人群健康水平的提高，其敏感性逐渐降低。因此，近年来一些新的评价指标如健康期望寿命（healthy life expectancy，HALE）、减寿人年数（potential years of life lost，PYLL）、伤残调整生命年（disability adjust life years，DALY）等开始被广泛应用以弥补传统指标的不足，并已被许多国家作为制定卫生政策与预防措施的依据，目前被认为是较为广泛、代表性较好的人群健康状况评价指标。

（二）社会经济发展对健康的作用

纵观人类历史的发展，人群健康水平与其所处阶段的经济发展水平相互关联，二者是辩证统一的关系。经济发展为人类的健康提供了必要的物质基础和文明环境，同时人群健康水平对经济发展具有反作用，它促进或阻碍了社会生产力的社会发展。

1. 社会经济发展对健康的促进作用　社会经济的发展、工业化进程的加速极大地提高了劳动生产率，创造出了巨大的物质财富，提高了人们的物质生活水平，改善了生活质量。不同经济发展水平的国家，其人群健康水平存在着显著差异（表 7 – 1）。

表 7 – 1　不同收入群组国家居民健康指标（2013 年）

组别	国家	人均国民收入（美元）	孕产妇死亡率（/10 万）	婴儿死亡率（‰）	出生期望寿命（岁）	出生健康期望寿命（岁）
高收入群组	美国	53960	28	5.9	79	69
	瑞典	44760	4	2.4	82	72
	日本	37630	6	2.1	84	75
	平均	40335	17	5.3	79	70

续表

组别	国家	人均国民收入（美元）	孕产妇死亡率（/10万）	婴儿死亡率（‰）	出生期望寿命（岁）	出生健康期望寿命（岁）
中上收入群组	马来西亚	22460	29	7.2	74	65
	巴西	14750	69	12.3	75	65
	中国	11850	32	10.9	75	68
	平均	13403	57	15.6	74	66
中低收入群组	埃及	10850	45	18.6	71	62
	亚美尼亚	8140	29	14	71	62
	印度	5050	190	41.4	66	58
	平均	5953	240	44	66	57
低收入群组	孟加拉国	2180	170	33.2	71	61
	坦桑尼亚	1750	410	36.4	63	53
	埃塞俄比亚	1350	420	44.4	65	56
	平均	1780	450	52.9	62	53

注：①人均国民收入按国际美元汇率的购买力平价计算；②婴儿死亡率：每1000名活产婴儿1岁时死亡的概率；③孕产妇死亡率：每100000万活产婴儿出生孕妇死亡的概率。

资料来源：世界卫生组织《2015年按世界卫生统计》。

社会经济发展促进人群健康水平主要通过以下途径得以实现。

（1）有利于改善物质生活条件　经济发展为人们的衣、食、住、行提供了保障。居民有基本的住所、充足而丰富的食物、安全的饮用水、便利的出行条件等，从而改善了居民的健康状况，提高了生活质量。

（2）有利于增加卫生投入　经济发展为增加卫生投入提供了条件。医疗卫生事业发展依赖于医学科学技术的进步和医疗条件的不断改善，一个国家或地区的人群健康水平与其卫生事业发展状况密切相关。

（3）有利于通过对教育的影响提高人群健康素养　经济发展为人们接受良好的教育提供了可能。有研究表明，人们接受教育的程度越高，获得相关健康知识的机会就会越多，自我保健能力就会越强。从而远离毒品、吸烟、酗酒、不健康性行为等不良行为，注重合理搭配各种膳食，平衡营养摄入，并能自觉进行身体锻炼，其健康水平也就会得到不断的提升。

2. 经济发展对健康的负面影响　近年来的研究充分表明，经济发展对健康的影响非常复杂。除了上述的促进作用外，同时对人类的生存环境产生了不容忽视的负面影响，并带来一些新的健康问题。主要表现如下。

（1）环境污染和生态破坏　在盲目追求经济发展的发过程中，对资源不合理的开采和利用，严重破坏了自然生态环境。现代化的工业发展产生的大量"三废"（废气、废水、废渣）以及汽车尾气、噪声、辐射、各种合成的化学物质等，使人类生存环境遭受到了严重污染。环境中的有害物质通过空气、水、土壤等环境介质对人体产生各种有害影响，存在"致癌、致畸、致突变"等隐患，对人群健康造成了严重的威胁，产生的健康危机和潜在危害广泛存在。据世界卫生组织公布的十大环境问题为：全球变暖、臭氧层破坏、酸雨、淡水资源危机、能源短缺、森林资源锐减、土地荒漠化、物种加速灭绝、垃圾成灾、有毒化学品污染等众多方面，它无疑将对人类健康和社会发展产生深远的不利影响。

（2）现代病、社会病涌现　现代化和全球化助推经济快速发展的同时，伴随而来的"社会病"层出不穷，如吸烟、酗酒、吸食毒品、青少年妊娠、自杀等，网络成瘾、手机依赖、长期熬夜、静坐生活方式、超重肥胖、睡眠不足等引发的种种身体不适。手机手、空调病、汽车病、节假日综合征等"现代病"纷至沓来。心理紧张、情绪消沉、焦虑恐惧等心理精神问题越来越严重。

（3）负性社会事件频发　经济发展造成的交通拥堵使交通事故造成的伤亡发生率大大增加。而经济发展不平衡造成的贫富差距增大、家庭关系紧张、教育功能失调等，是家庭暴力、青少年犯罪等事件的社会根源。工作压力大、生活节奏加快、人际关系复杂、应激事件增加，自杀现象呈快速上升势头，严重损伤人群的健康。

（4）社会人口特征发生变化　随着社会经济的发展，许多国家人口呈现低出生率、低死亡率低、低增长率的特点，逐步进入老龄化时代。同时随着工业化、城镇化进程的不断加快，流动人口持续增加。社会人口特征的变化对社会卫生服务能力提出了新的挑战。

（三）健康对经济的作用

1. 有助于增加劳动力，创造更多的财富　人类健康水平提高，平均期望寿命延长，病、伤、缺勤的损失降低，有利于工作时间增加。建国以来，我国居民的平均期望寿命从 35 岁增加到现在的 78 岁，以 60 岁退休计算，平均每个劳动者延长工作 25 年。我国学者测算 1950～1980 年间，仅由于延长寿命所创造的经济价值每年约 773 亿美元，相当于我国 20 世纪 80 年代国民生产总值的 24% 左右。

2. 有助于提高劳动效率　身体健康是智力发展和学习科学文化知识、掌握工作技能的先决条件。没有人群健康就没有工作的高效率和社会经济的高速发展。在一定的社会经济条件下，人群健康对于经济发展具有积极的促进作用。

3. 减少疾病损失，节约资源　由于疾病造成的失能、残疾、过早死亡不仅给患者家庭、社会带来直接的经济损失，而且会大量消耗因防治疾病而投入的卫生资源。疾病的发生减少可以有效遏制医疗费用大幅上升的全球趋势。

二、社会发展与健康

⇨ 案例引导

　　案例：美国是世界上头号经济强国，拥有最先进的医疗技术和设备，与其他发达国家相比，美国的卫生费用增长迅猛。2017 年即占到其 GDP 的 17.2%，居世界之首。然而巨大的经济投入却并没有换来世界一流的国民健康水平，美国至今仍有约 3300 万，将近美国总人口 1/10 的人口没有医疗保障。2019 年彭博社的全球最健康国家指数排行仅在第 35 位。

　　同样是发达国家的英国，英国的卫生费用只占到 GDP 的 8% 左右，但英国的医疗保险基本覆盖全民。2019 年彭博社的全球最健康国家指数排行在第 19 位。世界银行 2019 年的数据显示：英国 2017 年居民出生预期寿命为 81.16 岁（美国为 78.54 岁），婴儿死亡率为 3.9‰（美国 6‰），总体水平强于美国。

　　讨论：1. 为什么美国作为卫生经费投入占 GDP 最高的国家，国民健康水平却不是最佳？

　　　　　2. 人群健康的影响因素有哪些？

社会发展是指构成社会的各种要素前进的、上升的变迁过程。社会发展包含经济、文化、政治、习俗、体制等一系列的社会存在的总体发展，涉及的内容非常广泛。下面主要从与健康关系比较密切的社会制度、科技进步、人口、城市化等四个方面来叙述社会发展给人群健康造成的影响。

（一）社会制度与健康

社会制度是指在一定历史条件下形成的社会关系和社会活动的规范体系，是社会政治、经济、法律、文化、宗教制度的总和。作为一种社会结构，社会制度以其规则或运作模式规范着人的行动。人类社会发展至今，世界各国的政治、经济、法律、文化、宗教等社会制度以及与之相关的政策往往各不相同，这也成为各国和各地区间人群健康水平存在差异的重要原因之一。社会制度对健康的影响途径有以下四个方面。

1. 分配制度对居民健康的影响　不同社会形态的国家分配制度不同，分配制度的不公平性可导致贫富差距的加大，也加剧了地区间发展的不平衡。从卫生角度来说，在政府缺乏有效的调节机制和较完善的社会保障体系的情况下，低收入人群的卫生条件和健康状况较差，卫生服务的公平性很难保证，这也是各国政府和国际社会一直以来关注和致力解决的问题。

2. 社会制度对卫生政策的决定作用　提高人群健康水平，经济是基础，政策导向是决定因素，而社会制度对卫生政策及人群健康影响最广泛、最深远的是政治制度。政治制度是经济、法律、卫生等一切制度和政策的制定、实施、落实的保证。我国的居民健康水平较高，其重要原因之一就是社会制度的优越性。

3. 社会制度对行为的影响　社会制度实质上是一种社会规范体系，它对人们的行为具有广泛的导向和约束调适作用。社会制度通过规定的行为模式，如禁止吸毒、控制烟草生产、规范食品的生产、加工和销售等，以保持和促进社会健康行为。

（二）科技进步与健康

科学技术是推动人类社会进步的强大动力，它改变和影响着人类的生活，同时也在不停地促进、改变和影响着人类的健康。

1. 科技进步促进健康的发展　高科技医疗仪器设备的出现为诊疗疾病提供了有效手段。如 CT、磁共振为诊断提供了清晰可靠的影像资料，提高对疑难疾病的诊疗水平。微创、介入技术的应用，在提高治疗效果和精确度的同时，显著地减轻了患者的痛苦。基因工程、生殖工程和纳米技术等在医学中的应用，对解除患者的病痛、防病治病、延长寿命、提高生命质量发挥应有的作用。

信息技术和互联网的高速发展，对医疗卫生事业的发展产生了巨大而深远的影响。计算机辅助网络教学，使远程医学教育成为可能。人工智能技术辅助诊治系统，帮助医生提高诊断的准确性，降低漏诊误诊。远程会诊实现了专家与患者、专家与医务人员之间异地"面对面"的会诊，节约医生和患者大量时间和医疗成本。

2. 科技进步对健康的负面影响　事物的发展往往具有两面性，科技的发展进步在促进了人类的健康的同时，也带来了一系列的负面影响。高科技的应用提高了诊疗收费标准，但对于大多数慢性复杂疾病，增加了医疗成本和患者的经济负担，提升了患者对疾病治愈的期望值，却最终并不能解决患者疾病治愈的问题。高科技在诊疗中的应用，同时也强化了医患双方对医疗设备的依从性，物化了医患关系，是医患关系紧张的原因之一。

（三）人口与健康

人口（population）是社会存在和发展最基本的因素，人口的数量、素质、结构、分布、流动等对健康有着重要的影响。WHO 认为"健康、人口与发展是相互不可分割的。发展的成功，取决于资源的平衡。人口的迅速增长威胁着这种平衡，因为它使人口与资源的差距加大。人口的规模、年龄结构及性别结构、区域分布，既取决于生育率、死亡率、人口流动情况，又对健康及保健工作有着重要影响"。

1. 人口数量与健康　2011 年 10 月 31 日世界人口总数达 70 亿，当前人口已达到 80 亿，预计 2050 年将达到 97 亿。过快的增长速度和过多的人口数量，将对人群的健康产生重大影响。对于一个国家或地区而言，人口数量过多，不能与生产资料匹配而造成"人口过剩"，大量人员失业，居民收入下降，生活质量降低，必然对人群健康造成严重损害。

2. 人口素质与健康 人口素质包括身体素质、文化素质、思想道德素质三个方面。身体素质是人口素质的基础，身体素质的高低反映了人群整体健康水平。文化素质是人口素质的重要组成，具有较高文化素质的群体对健康更为重视，能树立科学的健康理念，注重预防保健，自觉养成良好的行为生活习惯，主动选择健康的生活方式，因而具有更高的健康水平。公民思想道德素质的提高，有利于良好社会支持网络的形成，构建和谐社会，对于提高全社会人群的身心健康具有重要意义。

3. 人口结构与健康 人口结构主要包括人口的年龄、性别、婚姻、文化等结构。其中和健康关系最密切的是年龄及性别结构。联合国规定，60 岁及以上人口超过 10% 或 65 岁及以上人口超过 7% 即为老龄型社会。目前，世界人口所面临的重大问题即人口老龄化问题。据报告，全球 60 岁及以上人口约 9.01 亿，占世界人口的 12.3%。预计 2050 年全球 60 岁及以上人口将占总人口的 22%。2000 年我国 60 岁及以上人口占总人口的 10.5%，表明已经进入老年型社会。2020 年第七次人口普查数据显示，我国 60 岁及以上人口的比重达到 18.70%，65 岁以上老龄人口达到 1.91 亿，占总人口比重为 13.5%，据预测，到 2049 年，我国 60 岁及以上的老年人将占总人口的 31%。

人口老龄化带来许多健康问题，老年人患病率高，造成卫生资源的消耗增加，社会负担加重。老年人的康复护理、医疗保健等问题日趋严峻。

（四）城市化与健康

城市化是指城市数量增加或城市规模扩大的过程，是现代社会工业化的必然结果。据世界卫生组织报告，2010 年全球的城市人口首次超过世界总人口的 50%。到 2050 年，全世界城镇人口将占总人口的 70%。据 2020 年人口普查数据，我国居住在城镇的人口为 90199 万人，占 63.89%。

城市化是一把"双刃剑"，在促进经济社会繁荣的同时，也带来了许多不容忽视的健康问题。

1. 环境污染 城市化和工业化相伴而生的工业污染，机动车"尾气"的排放，高密度人群造成堆积如山的"垃圾"，大量排放的生活污水等，严重地破坏了人们的生存环境，并对居民健康产生了直接或间接的不良影响。

2. 城市"现代病" 城市的快节奏生活，使人整日处于高度精神紧张状态，长此以往就会产生乏力、胸闷、头晕、失眠、多梦、记忆力减退、易激动等"紧张病"。家用电器的普及，使得人群中已经出现诸如电视、电脑综合征、空调综合征等所谓的"现代病"。因社会竞争加剧、生活压力大、人际关系不协调、睡眠不足而导致的各种焦虑、忧郁等精神心理障碍增加。这些城市"现代病"都成为危害都市人群的高发疾病。

3. 人口流动 指人口在地理空间位置上的变动和阶层职业上的变动，是一种普遍的社会现象。过去十年来，我国新型城镇化进程稳步推进，人口流动趋势更加明显，流动人口规模进一步扩大。根据 2020 年第七次人口普查，我国流动人口 3.76 亿人，其中跨省流动人口为 1.25 亿人，流动人口比十年前增长了 69.73%。人口流动对居民健康造成的影响程度及性质取决于社会环境、自然条件及人口特点。人口流动可促进经济繁荣及社会发展，给居民健康带来有利影响。但是，人口流动会出现一些特殊的卫生问题，给医疗卫生工作提出了新的要求。人口流动会带来一系列健康问题，如住房拥挤、卫生条件差等；还对疾病监测、计划免疫、计划生育等卫生服务工作带来困难和压力。

三、社会文化与健康

文化（culture）是一种人类社会现象，涉及物质、精神、观念等多方面。广义的文化是指人类在其生产和生活活动中所创造的一切社会物质财富和精神财富的总和。例如，名胜古迹、劳动工具、各种产品等都属于物质文化，而语言、文字、观念、艺术等则属于精神文化。狭义的文化特指精神文化，指人类一切精神财富的总和，包括思想意识、宗教信仰、文学艺术、道德规范、法律制度、风俗习惯、教育、科学、技术等。下文仅从教育、风俗习惯、宗教等对健康的影响予以分析。

（一）教育对健康的影响

教育是人类实现社会化的重要手段。教育水平是反映一个国家和民族文化水平及素质的重要指标。教育不仅包括学校教育，也包括家庭、社会、自我教育等。

从健康的角度看，教育水平的高低影响着人们的健康意识、自我保健能力、生活习惯、求医行为等。而且，在当今知识经济时代，受教育程度还影响着人们的就业机会和收入。受教育水平不但与自身的健康有着密切的关系，而且对下一代的健康也有明显的影响。我国健康营养水平检测数据显示，文化程度高的人群健康素养也较高（表7-3）。

表7-3　2020年中国居民受教育水平与健康素养的关系

文化程度	健康素养（%）
不识字/少识字	2.15
小学	6.95
初中	15.63
高中/中专/职高	27.25
大专及以上	47.53
合计	23.15

资料来源：《2020年中国居民健康素养监测报告》。

（二）风俗习惯对健康的影响

风俗是特定社会文化区域内历代族人共同遵守的行为模式或规范，习惯是指由于重复或多次练习而巩固下来的行为方式。风俗习惯是指由于历代沿袭而在人们生活中程式化的行动方式，与人们的日常生活和健康联系极为密切，贯穿于人们的衣、食、住、行、娱乐、体育、卫生等各个方面，主要包括民族风俗、节日习俗、传统礼仪等。

良好的风俗习惯有益于健康，例如中国人有饮用开水的习惯，降低了由于饮用水不卫生可能带来的健康危害；西方的分餐进食方式，减少了用餐者之间交叉感染的风险。不良的风俗习惯则损害健康，如新几内亚东部高地的土著居民盛行一种食人尸的习俗，家庭主妇会取出死者大脑，与家人共食，结果导致一种以小脑病变为特征的中枢神经系统疾病——库鲁病（Kuru disease）的流行。

（三）宗教对健康的影响

宗教是以神的崇拜和神的旨意为核心的信仰和行为准则的总和。基督教、伊斯兰教与佛教并称为世界三大宗教，许多国家还有自己的民族宗教，如日本的神道教、印度的印度教等。宗教信仰有着强大的心理驱使作用，教义教规严格地约束着人们的行为。宗教对健康的影响具有双面性。许多教规是对健康是有益的，例如犹太教教徒为新生儿洗礼时，对男婴行包皮环切术，使犹太民族阴茎癌发病率全世界最低。有研究显示，信仰与健康之间存在一定的关联性，并认为这是宗教社团关怀所致。

有的宗教信仰则给人群的健康带来不良的影响。如有的患者相信神灵的旨意胜过医生的医嘱，因而影响患者的就医遵医行为和疾病的治疗。再如印度教徒视恒河为"圣河"，认为生前饮其水、死后浴其身可以除去一切罪孽。教徒常常不远千里聚集于恒河饮水，把死人送到恒河洗浴，导致恒河终年严重污染，也使当地霍乱流行。此外，某些邪教经常披着宗教的外衣，利用教徒信众的虔诚，做一些伤害广大信徒的身心健康、破坏社会安定的祸事。

第二节　心理因素与健康

人是生物、心理和社会的统一体，健康与疾病现象与心理因素息息相关。良好的心理状态既是健康的构成要素，也是躯体健康和社会健康的必要条件。研究表明，通过社会心理干预可使机体的健康状况得以改善。

一、心理特征与健康

心理因素是指运动、变化着的心理过程，包括人的感觉、知觉、情绪和个性等。人的认知、情绪、人格特征等都与人类健康和疾病的发生、发展过程有关。

（一）人格与健康

人格（personality）是一种十分复杂的心理现象，心理学家所持有的理论观点或研究角度不同，他们对人格概念的理解也就不一致。生物学家或部分医学家关注人格的物质基础，提出了"气质"概念。行为学家和社会学家从行为习惯上考虑，提出了"性格"概念。一般认为，人格即是指人的个性，它是个体在先天生理素质的基础上，在一定社会历史条件下，通过社会交往而逐渐形成和发展起来的个人稳定的心理特征总和。人格由遗传和环境共同决定，不同的人格特征表现出不同的行为习惯和待人处事特点，也与人们的健康密切相关。具有消极人格的人往往呈现出较低的健康水平，具有积极人格的人具有较好的健康水平。根据人群的个性表现将其分为 A、B、C 三种类型。

1. A 型人格　也称为 A 型行为模式，由美国著名心脏病学家弗里德曼和罗森曼于 1974 年首先提出。A 型人格的特征为：有雄心壮志，喜欢竞争，为出人头地而奋斗；性情急躁，缺乏耐心，容易激动；有时间紧迫感，行动匆忙；对人怀有敌意。实验研究表明，A 型人格者的血胆固醇、甘油二酯、去甲肾上腺素水平均较高。因此，A 型人格被认为是冠心病危险因素之一。

2. B 型人格　与 A 型人格相反，B 型人格的人比较松散，不喜争强好胜，性情沉稳，做事有耐心、不慌不忙；不对别人产生敌意。较于 A 型人格的人不易患高血压、冠心病等。

3. C 型人格　近年来，有人经过大量研究并提出一种容易发生肿瘤的性格模型，即 C 型人格模型。其特征是压抑自己的情绪，过分地顺从、忍让，自我克制，回避矛盾，怒而不发，遇事憋在心里，不善于与人交流，好生闷气。具有 C 型人格的人易患肝癌、胃癌、食管癌、结肠癌、宫颈癌、卵巢癌和乳腺癌等。

⊕ **知识链接**

人　格

人格一词（personality）起源于古希腊语 persona，最初指古希腊戏剧演员在舞台演出时所戴的面具。现代心理学沿用 persona 的含义，转意为人格。1937 年美国心理学家奥尔波特（Allport GW，1897－1967）列举了 50 多种当时对人格的定义，此后随着神经科学、行为遗传学和社会心理学等相关学科的发展，人格的定义也在不断丰富。而近几年的实验室和社会调查研究都表明，人格的确有生物遗传成分和通过认知学习方式得来的成分，如稳定的情绪反应和对目标、价值及自我概念认识等。人格概念包括正常人格和异常人格。与正常人格特质相比，异常人格特质受环境的影响更大。学者们一直认为正常特质和异常特质是连续的，异常人格只是统计学意义上的极端而已。人格也有别于社会、伦理、道德口语化使用的"人格"，比如说"人格"受辱、"人格"高尚等，此时指的是一个人的尊严和品性，并不是心理学的科学概念。

（二）认知与健康

认知（Cognition）是指通过形成概念、知觉、判断或想象等心理活动来获取知识的过程，即个体思维进行信息处理的心理功能。认知对健康的影响主要体现在以下方面。

1. 价值观 是人们认定事物、辨别是非的一种思维或取向，不仅直接决定人们的生存状态，也通过各种途径对健康产生影响。积极向上、乐观进取的人生态度往往表现出良好的健康状态。不思进取、消极的价值观必然导致生活懒散、精神萎靡，从而产生各种健康问题，流行广泛的"现代病"无不与此有关。

2. 健康理念 是人们的健康意识、健康信念，是对健康所持有的看法，往往决定人们健康状态。"小病早治，无病预防"的理念，"绿色、环保、低碳"的理念，"健康需要投资"的理念，"健康是一种责任"的理念，"健康需要管理"的理念等，都是科学的、积极的、有利于健康的理念。而那些"无病不进医院"、久坐生活方式的"宅族"、不顾超重"饱口福"等观念则是消极的、不利于健康的理念。持有何种健康理念，决定他们的健康状态和健康水平。

3. 自我效能 指一个人在特定情景中从事某种行为并取得预期结果的能力，它在很大程度上指个体自己对自我有关能力的感觉。自我效能也是指人们对自己实现特定领域行为目标所需能力的信心或信念，简单来说就是个体对自己能够取得成功的信念，即"我能行"。自我效能高的人能积极有效地应对困难和挑战，会付出更多的努力来追求健康目标。相反，自我效能较弱的人表现比较差，常常感到无助，当出现健康问题时，往往以消极的态度对待。

二、心身疾病

心身疾病也称心理生理性疾病。1943 年，哈利得（Halliday）首先提出"心身疾病"的概念。它是指那些心理社会因素在疾病的发生、发展、演变、转归与治疗预防中起主导作用，并有病理改变的一类躯体疾病。常见的心身疾病有神经性皮炎、支气管哮喘、过度换气综合征、冠心病、原发性高血压或低血压、偏头痛、胃及十二指肠溃疡、月经紊乱、经前紧张征等。心身疾病具有以下特点。

1. 心理社会因素在疾病的发生与发展过程中起重要作用。
2. 在患者躯体上可以检查出器质性疾病或具有已知的病理生理过程，如呕吐、偏头痛等。
3. 疾病的开始不是躯体病变引起的，但症状往往从躯体上表现出来。

心身疾病预防应注意：要有健康心态、合理膳食、科学的工作和休息，坚持运动。这样才能预防心身疾病的发生，获得健康。

第三节　行为因素与健康

随着医学模式的转变，行为因素对健康的影响越来越被重视。行为问题的发生和维持并不是孤立的，它是在一定的环境和社会背景下在与个体的相互作用中进行的，仅仅强调个体的生理和心理过程难以全面阐明其基本规律，仅仅针对个体的干预措施其效果也是极为有限的。社会医学将应用社会群体的理论和方法设计社区人群心理和行为问题干预的策略与措施。

一、行为与健康相关行为

行为是个体或群体对环境刺激所做出的适应性反应。广义的行为分内在行为和外显行为，内在行为即人的心理活动，外显行为是可以被观察到的行为。但是人的行为受动机、意识、思想等心理活动支配，因此，人的行为具有能动性。综上，行为可以概括为人类在内外因素的共同作用下产生的外部活动。生活方式就是人类在日常生活中的各种行为构成的图景。

健康相关行为（health related behavior）是指个体或群体与健康和疾病有关的行为，可分为促进健康的行为和危害健康的行为。常见促进健康的行为有：①保健行为；②避免有害环境的行为；③消除不良嗜好的行为；④预警行为；⑤求医行为；⑥遵医行为；⑦患者角色行为等。危害健康的行为是个体或群体在偏离自身、他人和社会健康期望的方向上表现的一组行为，该行为对自己或他人的健康构成直接或间接、明显或潜在的危害。危害健康的行为由后天习得，故又称为"自创型健康危险因素"。危害健康的行为通常可分为以下4类：①不良生活习惯（如不健康的饮食习惯、吸烟、饮酒等）；②高危行为（如吸毒）；③致病性行为模式（如"A型行为"和"C型行为"）；④不良疾病行为（如讳疾忌医）。

二、行为生活方式与健康

20世纪中叶以来，无论发达国家还是发展中国家，慢性非传染性疾病在疾病谱和死因谱中的位置逐年上升，心脑血管疾病、糖尿病、恶性肿瘤、慢性呼吸系统疾病等日趋占据主要位置，这四类疾病占所有慢性病死亡的80%。在这些慢性病的形成中，行为因素具有非常重要的致病作用，最常见的是烟草使用、不良饮食习惯、缺乏身体活动和酒精滥用。相关研究显示，25%的肿瘤及大部分心脏病是吸烟所致。众多的证据表明，改变和调整行为就能有效减少疾病。如果控制这些不良行为，至少可以避免80%的心脏病、脑卒中和2型糖尿病及40%以上的肿瘤。

三、行为和心理问题的干预

行为和心理因素对人群健康的影响已经被人们所认识，而仅仅阐明这种因素与结局的关系是不够的，研究行为和心理问题的主要目的是要解决由此带来的健康问题，也就是要通过采取针对性的干预措施，达到防治疾病和提高健康水平的目的。近年来，国内外对行为和心理问题的干预进行了大量研究，并在实践中进行了广泛的应用。常见行为和心理问题的干预措施如下。

（一）政策法规干预

政府是政策制定的主体，通过政策倡导促动的途径来促使政府采纳和实施有利于人民健康的政策。政策法规干预普遍被认为是一种效益较高的干预措施。例如，很多国家通过增加烟税和提高烟价来减少和约束人们的吸烟行为，美国通过立法强制摩托车驾驶员上路必须佩戴头盔，这些措施都具有显著的效果。我国通过补贴健康食品生产，提高烟草、酒类等产品价格；加强交通基础设施建设，优化道路交通，改善住房规划；减少损害环境的排放以及降低交通伤害；扩大医保的覆盖面和提高保障水平，对保障人群健康发挥了重要的作用。

（二）组织干预

组织干预是通过对不合理的组织结构和行为进行改变，达到干预的目标。在整个社会的构成中，机关、事业、企业、社团及其他依法成立的单位占有重要的地位。这些组织机构中，管理结构及其行为与其成员的健康状况有着密切的关系。例如，一个组织严密、高速运转的现代化企业，其员工在相对封闭的状态下从事流水作业，长此以往，必然会产生烦躁、焦虑、工作倦怠、感到有压力等行为心理问题。通过提高组织构建和运作的合理性与程序性，如通过培训提高管理人员的管理水平，建立和完善人力资源的各种管理和激励机制，充分发挥工会组织协调企业与员工的关系、反映员工的诉求和呼声、关心员工的业余生活等作用，就可以有效降低和缓解他们的工作、心理压力，减少各类负性事件的发生，改善和提高人群的健康状况。

（三）大众传媒干预

大众传媒是在信息传播过程中处于职业传播者和大众之间的媒介体，包括报刊、广播、影视及互联网等，它以广泛的人群作为受众。在现代社会，大众传媒无处不在，深刻地影响着大众和决策者的知识、观点、态度和行为。因而可以充分利用它进行健康知识的传播，如养生保健、烟草控制、低碳环保等，以此来进行健康教育，树立科学的健康理念，养成良好的行为生活习惯，促进人群健康水平的提高。除了传统媒体，手机、网络等新媒体具有独特的传播优势，特别适用于年轻人的健康教育干预形式。

（四）工程干预

工程干预是指通过对环境的改善和产品的优化等，从而增进人群健康的措施。如将水源进行净化，然后通过输水管道，安全饮水问题就解决了；将桌椅做成钝角、使用安全的容器来装药、用防火的材料给孩子做衣服等，就可以预防孩子的意外伤害。交通事故的流行病学研究显示，汽车安装安全气囊、安全带可以显著降低驾驶员的死亡率、降低受伤的严重程度。研究表明，居民家中有无体重秤、限盐勺、限油壶，与居民的高血压、肥胖症和冠心病有明显的相关性。

（五）社区场所干预

社区是居民生活的家园，是人群聚集活动的主要场所。人们已普遍认识到，对于常见病、多发病采取社区预防、疾病管理、健康教育与咨询等干预措施具有良好的效果。社区干预需要充分的社区动员。社区动员是将满足社区居民需求的社会目标转化成社区成员广泛参与社区行动的过程。因此，加强社区行动，充分利用社区卫生服务等社区资源，规划、建设活动场所，设置锻炼设施，广泛动员，人人参与，对居民的行为心理问题进行干预，就能不断提高人群的健康水平。大量研究显示，基于社区的冠心病、高血压、糖尿病等疾病的干预研究，通过健康教育改变居民的行为习惯，最终使这些慢性病发病和死亡减少。

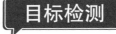

目标检测

答案解析

选择题

【A1 型题】

1. 经济发展对健康的作用主要表现在（　　）

　　A. 提高居民物质生活水平、增加卫生投资

　　B. 提高卫生服务水平、改善卫生服务状况

　　C. 提高居民生活水平、降低营养不良人群比例

　　D. 提高卫生服务技术水平、增强服务能力

　　E. 促进卫生技术的进步、提高服务质量

2. 下列关于社会因素特点的说法，错误的是（　　）

　　A. 社会因素涉及的范围非常广泛

　　B. 社会因素的不确定性较大

　　C. 大多数社会因素对健康的影响很容易被认识到

　　D. 社会因素之间存在广泛的相互联系

　　E. 社会因素与健康的因果关系相当复杂

3. 人口老龄化是指一个国家或地区（　　）

　　A. 60 岁以上人口占总人口 10% 以上或 65 岁以上人口占总人口 5% 以上

　　B. 60 岁以上人口占总人口 10% 以上或 70 岁以上人口占总人口 7%％ 以上

C. 60 岁以上人口占总人口 12% 以上或 65 岁以上人口占总人口 7% 以上

D. 60 岁以上人口占总人口 15% 以上或 65 岁以上人口占总人口 7% 以上

E. 60 岁以上人口占总人口 10% 以上或 65 岁以上人口占总人口 7% 以上

【X 型题】

4. 城市化对健康的主要负面影响为 （　　）

　　A. 环境污染　　　　　　　　　　　　　　B. 城市"现代病"

　　C. 交通便捷　　　　　　　　　　　　　　D. 生活改善

　　E. 大量流动人口

5. 属于健康生活方式的是 （　　）

　　A. 不吸烟，不酗酒　　　　　　　　　　　B. 营养适当，防止肥胖

　　C. 坚持锻炼，劳逸结合　　　　　　　　　D. 心胸豁达，情绪乐观

　　E. 家庭和谐，适应环境

（刘晓霞）

书网融合……

　　本章小结　　　　　　　　微课　　　　　　　　题库

第八章 预防保健服务

PPT

第一节 预防保健策略

预防保健就是研究影响健康的因素和疾病发生、发展规律，在未发病或发病前期采取积极有效的措施，预防各种疾病的发生、发展和流行。如开展特定传染病的预防接种、疾病筛查、慢性病管理等。以优生优育、提高人口素质和生命质量、减少疾病的发生为目标，为妇女、儿童、老年人等特殊群体和其他人群提供有针对性的预防保健服务措施。社会卫生策略（social health strategy）是指卫生发展的战略与策略、政策、目标与指标、对策与措施，是维护与促进人群健康的行动方针和方法，包括卫生领域和卫生相关领域的策略。

一、全球卫生策略

全球卫生策略是由 WHO 针对全球面临的主要卫生问题倡导的总体卫生发展战略目标以及基本实现途径。全球卫生策略具有宏观性和导向性，是制定卫生政策的指南，指引着特定地区的卫生政策制定与实施的方向与重点，其自身也随着环境和健康水平的变化而不断调整。在全球化加快的背景下，全球卫生策略对于中国卫生事业发展的影响日益深刻。

（一）人人享有卫生保健的全球战略

1. 人人享有卫生保健的含义 1977 年第 30 届世界卫生大会提出了"到 2000 年人人享有卫生保健（HFA/2000）"的全球健康战略目标，其含义是使全球所有人民都能享有基本的卫生保健服务，并且通过消除和控制影响健康的各种有害因素，使人们都能享有在社会和经济生活方面均富有成效的健康水平，达到身体、精神和社会适应的完好状态，重点是让所有生活在发展中国家的人都能享受到最低限度的卫生保健服务。"2000 年人人享有卫生保健"不是意味着到 2000 年医护人员将为世界上每一个人治愈全部疾病，也不是指不再有人生病或成为残疾，而是指人们能够从基层做起，在工作和生活场所能够使用切实可行的预防卫生措施保持健康，减少不可避免的疾病和伤残导致的痛苦，健康地进入成年和老年并安然地告别人世；公平地分配一切卫生资源，使所有的个人和家庭能在可接受和提供的范围内通过充分参与，享受到基本的卫生保健服务。

2. 21世纪人人享有卫生保健 自从世界卫生组织提出"2000年人人享有卫生保健"全球卫生战略目标以来，全球卫生状况和卫生服务得到明显改善，全球期望寿命增加30年。尽管如此，随着社会的发展和人类生存环境的改变，世界卫生仍面临许多新的挑战：绝对和相对贫困广泛存在；慢性非传染性疾病、意外损伤和暴力发病率仍在上升；人口老龄化、城市化、全球化以及环境污染对人类的生存和可持续发展构成了影响；新传染病的出现和旧传染病的死灰复燃使全球公共卫生形势仍异常严峻。为了应对这些新的挑战，在1998年第51届世界卫生大会上，WHO发表了《21世纪人人享有卫生保健》的宣言，强调，"人人享有卫生保健"不是一个单一的、有限的目标，它是促使人民健康状况不断改善的过程。重申健康是每个公民的基本人权，每个公民都有相同的权利、义务和责任获得最大可能的健康；人类健康水平的提高和幸福是社会经济发展的最终目标。

21世纪人人享有卫生保健的实施策略如下：①与贫困做斗争，不仅仅是为贫困人口提供他们赖以生存所必需的物质，更重要的是寻找一种机制让他们能够通过自救改变生存的环境，采取卫生干预措施，打破贫困和不健康的恶性循环；②在所有的环境中促进健康，包括生活、工作、娱乐和学习环境通过社会行动促进健康，如通过媒体形象倡导健康；③部门间的协调、协商和互利，卫生部门要敏感地意识到各个部门的动机，以便与之协调，实现在促进人类健康目标上的一致性；④将卫生列入可持续发展规划，要使发展可以持续，必须使当代和后代受益；要使健康成为发展的中心内容，健康必须在可持续发展计划中优先考虑。

（二）初级卫生保健

为推动全球卫生战略目标的实施，1978年WHO和联合国儿童基金会（UNICEF）召开的国际初级卫生保健大会发表的《阿拉木图宣言》明确指出，初级卫生保健是实现"人人享有卫生保健"战略目标的基本途径。

1. 初级卫生保健的含义 初级卫生保健（primary health care，PHC）又称基本卫生保健，是指依靠切实可行、学术上可靠而又为社会所接受的方法和技术，通过社区的个人和家庭积极参与普遍能够享受，其费用也是社区或国家在各个发展时期依靠自力更生和自决精神能够负担得起的卫生服务。初级卫生保健是一种最基本的、人人都能得到的、体现社会平等权利的、人民群众和政府都能负担得起的基本卫生服务。

2. 实施初级卫生保健的基本原则

（1）社会公正原则 体现卫生资源和卫生服务分配、利用的公平性。

（2）社区参与原则 在改善人群健康的过程中，必须充分发挥社区和人民群众的作用，依靠群众的参与，消除存在于社区的潜在健康危险因素，提高自我保健能力。

（3）效益原则 必须以最低成本产生最大效益的方式来分配和利用资源，卫生资源的投放应该从以医院和专科服务为主转向社区卫生系统和基础卫生为主。

（4）部门间协作行动原则 各部门共同参与，与卫生部门协调一致的工作。

（5）预防为主的原则 卫生保健的重点应是预防和促进健康，而不是治疗。要以寻找和消除各系种致病因素为核心，重视综合性的致病因素对生命和健康的影响。

3. 初级卫生保健的基本任务

（1）健康促进 通过健康教育、环境保护、合理营养、饮用水安全卫生、改善卫生设施、增强体质、促进心理健康等，消除或减轻影响健康的危险因素，促进健康，提高生命质量。

（2）预防保健 研究影响健康的因素和疾病发生、发展规律，在未发病或发病前期采取积极有效的措施，预防各种疾病的发生、发展和流行。

（3）合理医疗 采取适宜有效的措施，为辖区居民提供及时、可靠的基本医疗服务，防止疾病的发展与恶化，早发现、早诊断、早治疗、早康复，促进患者早日痊愈。

（4）社区康复 对丧失正常生理功能或功能缺陷者，通过医学、教育、职业和社会等综合措施，加强生理、心理和社会的康复治疗，最大程度地恢复其功能，使他们重新获得生活、学习和参加社会活动的能力，提高生活质量。

4. 初级卫生保健的基本要素

（1）增进必要的营养和供应充足的安全饮用水。

（2）基本的环境卫生。

（3）妇幼保健，包括计划生育。

（4）主要传染病的预防接种。

（5）地方病的预防和控制。

（6）当前主要卫生问题及其预防控制方法的宣传教育。

（7）常见病和创伤的恰当处理。

（8）保证基本药物的供应。

初级卫生保健是社会公正的体现；是全人类获得比较高的健康水平的关键所在；是社会发展的组成部分；是构建和谐社会的重要内容。初级卫生保健对任何国家都很重要，尤其为第三世界国家所急需。

二、中国卫生策略

（一）卫生工作方针

卫生工作方针是不同时期卫生发展策略的集中体现，是党和国家在一定历史阶段提出的卫生工作发展的总方向，是卫生基本政策的总概括，是政府领导卫生工作的基本指导思想。卫生工作方针是中国各项卫生政策制定和实施的基本依据，具有鲜明的时代特征。

建国初期为迅速改变旧中国遗留下来的极端落后的卫生状况，上世纪 50 年代初期制定的卫生工作"面向工农兵，预防为主，团结中西医，卫生工作与群众相结合"卫生工作方针，一直沿用到 20 世纪 80 年代。

随着社会的发展和卫生工作改革的深化，1991 年将卫生工作方针调整为"贯彻预防为主，依靠科技进步，动员全社会参与，中西医并重，为人民健康服务"。

经过几年的实践与调整，1997 年 1 月发布的《中共中央国务院关于卫生改革与发展的决定》确定了"以农村为重点，预防为主，中西医并重，依靠科技与教育，动员全社会参与，为人民健康服务，为社会主义现代化建设服务"的卫生工作方针。

2015 年 10 月，党的十八届五中全会提出推进健康中国建设，对未来一个时期发展卫生事业和更好维护国民健康做出制度安排。

2016 年 8 月，中共中央国务院召开的全国卫生与健康大会指出，没有全民健康就没有全面小康，推进健康中国建设过程中要坚持中国特色卫生与健康发展道路，坚持"以基层为重点，以改革创新为动力，预防为主，中西医并重，将健康融入所有政策，人民共建共享"的卫生与健康工作方针。要把人民健康放在优先发展的战略地位，以普及健康生活、优化健康服务、完善健康保障、建设健康环境、发展健康产业为重点，加快推进健康中国建设，努力全方位、全周期保障人民健康。

（二）医药卫生体制改革历程

医药卫生体制（简称卫生体制）亦可称为卫生保健制度，是一个国家或地区为解决居民防病治病问题、实现国民健康，在卫生筹资、卫生服务提供、卫生监管以及要素保障等方面形成的综合性制度安排，是政府对国家卫生事业实行宏观管理的集中体现。卫生体制改革（health system reform）是为改善卫生系统绩效而进行的有目的、可持续、战略性的变革，根本目的是完善卫生服务系统、改善人民健康水平、提供健康风险保护、提高公众满意度。其具体内容有：改革卫生服务结构、数量和质量；公平有效地筹资，降低个人基本负担；合理引导和配置资源，提高系统运行效率；确保享受卫生服务的机会均等；改革卫生支付机制，鼓励低价格、高效率的服务；增强卫生系统对卫生服务需求的反应性，提高服务满意度。卫生体制改革不仅仅是技术问题，也是政治问题、社会问题，不仅是卫生部门单独的职责，还需要政府相关部门乃至全社会的努力，只有政府领导、多部门协调、全社会共同参与才能有效推进。

计划经济时期，中国卫生事业全面发展，突出"预防为主"，重视公共卫生事业发展中人民群众健康水平显著提高，卫生工作基本经验得到国际社会高度赞誉。同时，计划经济体制下卫生事业发展也存在体制僵化、机制不活、供给短缺、能力不强等问题。从改革开放到本世纪初，受经济体制改革的影响，卫生体制改革措施是放权让利、扩大自主权、放开搞活等。在扩大医疗卫生服务资源总量、提高服务能力、调动医务人员积极性等方面产生了重要成效，但也引发了医疗卫生机构过度追求经济利益、"轻预防、重治疗"的现象。2003 年的"非典"疫情，充分暴露了我国公共卫生服务体系建设严重滞后于经济发展的问题，加快卫生事业改革发展成为全社会的广泛共识。2005 年国务院发展研究中心医改课题组"我国医改基本不成功"的结论激起关于医改的激烈争论。2006 年以后，国家有关部门开始深入研究进一步深化医药卫生体制改革问题。2009 年先后出台的《中共中央、国务院关于深化医药卫生体制改革的意见》和《深化医药卫生体制改革近期重点实施方案（2009－2011 年）》，拉开了新医改的序幕。

新医改的基本原则是：坚持以人为本，把维护人民健康权益放在第一位；坚持立足国情，建立具有中国特色的医药卫生体制；坚持公平与效率统一，政府主导与发挥市场机制作用相结合；坚持统筹兼顾，把解决当前突出问题与完善制度体系结合起来。

新医改的主要内容被概括为"一个目标、四大体系和八项支撑"。

1. 一个目标 即新医改的总体目标。到 2020 年，建立健全覆盖城乡居民的基本医疗卫生制度，为居民提供安全、有效、方便、价廉的医疗卫生服务。

2. 四大体系 是指为了构建覆盖城乡居民的基本医疗卫生制度，需要完善的医药卫生四大体系。包括公共卫生服务体系、医疗服务体系、医疗保障体系、药品供应保障体系等。

3. 八项支撑 是为了保障医药卫生体系有效规范运转而需要完善的八个方面的体制机制。主要包括建立协调统一的医药卫生管理体制、高效规范的医药卫生机构运行机制、政府主导的多元卫生投入机制、科学合理的医药价格形成机制、严格有效的医药卫生监管体制、可持续发展的医药卫生科技创新和人才保障机制、实用共享的医药卫生信息系统和健全的医药卫生法律制度。

新医改的政策目标和措施体现了当前与长远相结合，分阶段、有重点、逐步推进的思路，对于完善我国医药卫生政策，提升和保障全民健康水平有着重要而深远的意义。

三、健康中国战略

健康是促进人的全面发展的必然要求，是国家富强和人民幸福的重要标志。为了有效应对健康挑战、进一步提高全民健康水平，党中央、国务院做出了"推进健康中国建设"重大战略部署。2016 年召开的全国卫生与健康大会提出要把人民健康放在优先发展的战略地位，加快推进健康中国建设，努力全方位、全周期保障人民健康，发布了《"健康中国 2030"规划纲要》。这是我国首次在国家层面制定的健康领域中长期战略规划，是到 2030 年推进健康中国建设的行动纲领，对全面建成小康社会、加快推进社会主义现代化具有重大意义。同时，这也是我国积极参与全球健康治理、履行我国对联合国"2030可持续发展议程"承诺的重要举措。

（一）基本原则

1. 健康优先 把健康摆在优先发展的战略地位，立足国情，将促进健康的理念融入公共政策制定实施的全过程，加快形成有利于健康的生活方式、生态环境和经济社会发展模式，实现健康与经济社会良性协调发展。

2. 改革创新 坚持政府主导，发挥市场机制作用，加快关键环节改革步伐，冲破思想观念束缚，破除利益固化藩篱，清除体制机制障碍，发挥科技创新和信息化的引领支撑作用，形成具有中国特色、促进全民健康的制度体系。

3. 科学发展 把握健康领域发展规律，坚持预防为主、防治结合、中西医并重，转变服务模式，构建整合型医疗卫生服务体系，推动健康服务从规模扩张的粗放型发展转变到质量效益提升的绿色集约式发展，推动中医药和西医药相互补充、协调发展，提升健康服务水平。

4. 公平公正 以农村和基层为重点，推动健康领域基本公共服务均等化，维护基本医疗卫生服务的公益性，逐步缩小城乡、地区、人群间基本健康服务和健康水平的差异，实现全民健康覆盖，促进社会公平。

（二）战略主题

《"健康中国2030"规划纲要》明确将"共建共享、全民健康"作为建设健康中国的战略主题。

"共建共享、全民健康"的核心是以人民健康为中心，坚持以基层为重点，以改革创新为动力，预防为主，中西医并重，把健康融入所有政策，人民共建共享的卫生与健康工作方针，针对生活行为方式、生产生活环境以及医疗卫生服务等健康影响因素，坚持政府主导与调动社会、个人的积极性相结合，推动人人参与、人人尽力、人人享有，落实预防为主，推行健康生活方式，减少疾病发生，强化早诊断、早治疗、早康复，实现全民健康。

"共建共享"是建设健康中国的基本路径。从供给侧和需求侧两端发力，统筹社会、行业和个人三个层面，形成维护和促进健康的强大合力。要促进全社会广泛参与，强化跨部门协作，深化军民融合发展，调动社会力量的积极性和创造性，加强环境治理，保障食品药品安全，预防和减少伤害，有效控制影响健康的生态和社会环境危险因素，形成多层次、多元化的社会共治格局。要推动健康服务供给侧结构性改革，卫生计生、体育等行业要主动适应人民健康需求，深化体制机制改革，优化要素配置和服务供给，补齐发展短板，推动健康产业转型升级，满足人民群众不断增长的健康需求。要强化个人健康责任，提高全民健康素养，引导形成自主自律、符合自身特点的健康生活方式，有效控制影响健康的生活行为因素，形成热爱健康、追求健康、促进健康的社会氛围。

"全民健康"是建设健康中国的根本目的。立足全人群和全生命周期两个着力点，提供公平可及、系统连续的健康服务，实现更高水平的全民健康。要惠及全人群，不断完善制度、扩展服务、提高质量，使全体人民享有所需要的、有质量的、可负担的预防、治疗、康复、健康促进等健康服务，突出解决好妇女儿童、老年人、残疾人、低收入人群等重点人群的健康问题。要覆盖全生命周期，针对生命不同阶段的主要健康问题及主要影响因素，确定若干优先领域，强化干预，实现从胎儿到生命终点的全程健康服务和健康保障，全面维护人民健康。

（三）战略目标

《"健康中国2030"规划纲要》提出健康中国2020年、2030年、2050年"三步走"的目标。

1. 到2020年，建立覆盖城乡居民的中国特色基本医疗卫生制度，健康素养水平持续提高，健康服务体系完善高效，人人享有基本医疗卫生服务和基本体育健身服务，基本形成内涵丰富、结构合理的健康产业体系，主要健康指标居于中高收入国家前列。

2. 到 2030 年，促进全民健康的制度体系更加完善，健康领域发展更加协调，健康生活方式得到普及，健康服务质量和健康保障水平不断提高，健康产业繁荣发展，基本实现健康公平，主要健康指标进入高收入国家行列。

3. 到 2050 年，建成与社会主义现代化国家相适应的健康国家。

根据上述目标，围绕总体健康水平、健康影响因素、健康服务与健康保障、健康产业、促进健康的制度体系等方面具体设置了若干可操作、可衡量、可考核量化指标。

（四）战略任务

坚持以人民健康为中心，站在大健康、大卫生的高度，紧紧围绕健康影响因素，以人的健康为中心，按照从内部到外部、从主体到环境的顺序，依次针对个人生活与行为方式、医疗卫生服务与保障、生产与生活环境等健康影响因素，提出普及健康生活、优化健康服务、完善健康保障、建设健康环境、发展健康产业等五个方面的战略任务。

1. 普及健康生活 从健康促进的源头入手，强调个人健康责任，通过加强健康教育，提高全民健康素养，广泛开展全民健身运动，塑造自主自律的健康行为，引导群众形成合理膳食、适量运动、戒烟限酒、心理平衡的健康生活方式。

2. 优化健康服务 以妇女儿童、老年人、贫困人口、残疾人等人群为重点，从疾病的预防和治疗两个层面采取措施，强化覆盖全民的公共卫生服务，加大慢性病和重大传染病的防控力度，实施健康扶贫工程，创新医疗卫生服务供给模式，发挥中医治未病的独特优势，为群众提供更优质的健康服务。

3. 完善健康保障 通过健全全民医疗保障体系，深化公立医院、药品、医疗器械流通体制改革，降低虚高价格，切实减轻群众看病负担，改善就医感受。加强各类医保制度整合衔接，改进医保管理服务体系，实现保障能力长期可持续。

4. 建设健康环境 针对影响健康的环境问题，开展大气、水、土壤等污染防治，加强食品药品安全监管，强化安全生产和职业病防治，促进道路交通安全，深入开展爱国卫生运动，建设健康城市和健康村镇，提高突发事件应急能力，最大程度减少外界因素对健康的影响。

5. 发展健康产业 区分基本和非基本，优化多元办医格局，推动非公立医疗机构向高水平、规模化方向发展。加强供给侧结构性改革，支持发展健康医疗旅游等健康服务新业态，积极发展健身休闲运动产业，提升医药产业发展水平，不断满足群众日益增长的多层次多样化健康需求。

第二节 疾病预防控制体系

我国的疾病预防控制体系建设经过不断发展，取得长足进步，疾病预防控制体系基本形成并得到不断完善。目前我国形成了以各级疾病预防控制为中心，基层预防保健组织和医疗机构公共卫生科（或预防保健科）为网底的疾病预防控制体系。

一、疾病防控体系历史回顾及发展

从疾病预防控制机构的历史发展来看，我国卫生防疫体系至今经历了初创时期（1949—1952 年），全面建立、健全、发展时期（1953—1965 年），严重破坏时期（1966—1977 年）、新的历史时期（1978—1985 年的全面恢复发展阶段和 1986—2002 年的改革发展阶段）和健全发展时期（2003 年至今）五个阶段。

中国疾病预防控制体系始于 1953 年的卫生防疫体系。1997 年起，全国卫生防疫体制改革逐步拉开序幕，进入建立疾病预防控制中心的阶段。2002 年 1 月 23 日，由中国预防医学科学院更名重组的"中国疾病预防控制中心"正式成立，从此以国家、省、地、县四级疾病预防控制中心为主体的疾病预防控制体系雏形初步形成。

2003 年 SARS 后，卫生部出台了《关于疾病预防控制体系建设若干规定》，旨在加强疾病预防控制体系建设。

2020 年初以来暴发的新型冠状病毒肺炎疫情防控暴露出我国疾病预防控制体系存在一些薄弱环节，需要加快补齐短板弱项，疾病预防控制体系改革迫在眉睫。

2021 年 5 月 13 日，国家疾病预防控制局正式揭牌成立，标志着疫情后我国疾病预防控制体系的改革发展正式拉开帷幕。

二、疾病预防控制体系建设

（一）意义及重点

加强疾病预防控制体系建设，提高疾病预防控制和突发公共卫生事件应急处置能力，对保障人民身体健康和生命安全，促进社会稳定与经济发展具有重要意义。

疾病预防控制体系建设的重点是：加强国家、省、市、县四级疾病预防控制机构和基层预防保健组织建设，强化医疗卫生机构疾病预防控制的责任；建立功能完善、反应迅速、运转协调的突发公共卫生事件应急机制；健全覆盖城乡、灵敏高效、快速畅通的疫情信息网络；改善疾病预防控制机构基础设施和实验室设备条件；加强疾病预防控制专业队伍建设，提高流行病学调查、现场处置以及实验室检测检验能力。

（二）原则及管理体制

疾病预防控制体系建设，遵循"统筹规划、整合资源、明确职责、提高效能、城乡兼顾、健全体系"的原则，坚持基础设施建设与完善运行管理机制相结合，加强疾病预防控制机构和队伍建设，建立稳定的经费保障体系，保证疾病预防控制工作的落实。

国家疾病预防控制局负责全国疾病预防控制体系建设的规划与指导，负责国家疾病预防控制机构的管理，指导各级疾病预防控制机构的建设工作。

（三）机构设置与职能

疾病预防控制机构分为国家级、省级、市级和县级四级。新时期疾病预防控制机构的主要职能包括监测预警、风险评估、流行病学调查、检验检测、应急处置、监督监管等，当然还包括人群健康状况监测与调查、综合干预与评价、信息管理与发布、健康教育与促进、技术管理与指导等基本职能。

国家疾病预防控制局贯彻落实疾病预防控制工作的方针政策和决策部署，主要职责如下。

1. 组织拟订传染病预防控制及公共卫生监督的法律法规草案、政策、规划、标准，负责疾病预防控制网络和工作体系建设。

2. 领导地方各级疾病预防控制机构业务工作，制定监督检查和考核评价办法并组织实施。审核省级疾病预防控制局的监测预警等规划计划和应急预案，指导开展监测预警、免疫规划和隔离防控等相关工作，建立上下联动的分工协作机制。

3. 制定并组织落实国家免疫规划以及严重危害人民健康公共卫生问题的干预措施，负责预防接种监督管理工作，组织制定检疫、监测传染病目录，提出法定传染病病种调整建议。

4. 统筹规划并监督管理传染病医疗机构及其他医疗机构疾病预防控制工作，指导建立疾病预防控制监督员制度，制定疾病预防控制系统队伍建设的方针政策并组织实施。

5. 规划指导传染病疫情监测预警体系建设，组织开展疫情监测、风险评估工作并发布疫情信息，建立健全跨部门、跨区域的疫情信息通报和共享机制。

6. 负责传染病疫情应对相关工作，组织开展流行病学调查、检验检测、应急处置等工作，拟订应急预案并组织开展演练，指导疾病预防控制系统应急体系和能力建设，负责应急队伍、志愿者队伍建设，提出传染病疫情应对应急物资需求及分配意见。

7. 协同指导疾病预防控制科研体系建设，拟订疾病预防控制科技发展规划及相关政策并组织实施。开展疾病预防控制领域的国际交流与合作，参与制定相关国际标准、规范、指南。

8. 负责传染病防治、环境卫生、学校卫生、公共场所卫生、饮用水卫生监督管理和职业卫生、放射卫生监督工作，依法组织查处重大违法行为，健全卫生健康综合监督体系。

9. 完成党中央、国务院交办的其他任务。

10. 职能转变。国家疾病预防控制局应当强化对各级疾病预防控制机构的业务领导和工作协同，建立健全疾病预防控制工作体系和网络，为维护人民健康提供有力保障。坚持将预防关口前移，健全多渠道监测预警机制，建立智慧化预警多点触发机制，推动公共卫生服务与医疗服务高效协同、无缝衔接，完善公共卫生重大风险评估、研判、决策机制，提高评估监测敏感性和准确性。优化资源配置，完善运行机制，坚持依法防控，落实早发现、早报告、早隔离、早治疗要求，推动构建常态化管理和应急管理动态衔接的基层治理机制，强化科研支撑体系，健全决策咨询体系，实现动态防控、科学防控、精准防控。

（四）机构与人员管理

1. 机构管理 疾病预防控制机构实行以岗位责任制为中心的综合目标管理责任制；必须严格执行国家关于实验室管理的有关规定，规范实验室建设，建立健全管理制度，确保实验室安全；疾病预防控制机构使用统一的专用标志，专用标志由卫生部制定。

2. 人员管理 各级疾病预防控制机构人员配置，按照编制部门核定的编制数执行。严格执行执业资格、岗位准入以及内部考核制度。改革人事管理制度，实行人员聘用制，逐步实行按需设岗，竞聘上岗，以岗定酬，合同管理。

疾病预防控制机构的工作人员要以维护人民身体健康为宗旨，热爱疾病预防控制事业，树立良好的职业道德，恪尽职守、遵纪守法、廉洁奉公、依法办事，不断提高业务技术水平，全心全意为人民服务。加强队伍建设，调整优化疾病预防控制机构人员队伍结构，提高人员素质；建立健全疾病预防控制人员培训机制。

（五）基层网络建设

县级以上地方人民政府卫生行政部门要加强城乡基层预防保健网络的建设，合理安排城市社区、农村基层疾病预防控制经费和建设资金，保证开展疾病预防控制服务所需的基础设施和条件，保障城市社区、农村基层传染病预防工作的开展。

乡（镇）卫生院和城市社区卫生服务中心在上级疾病预防控制机构的管理指导下，承担基层疾病预防控制工作，坚持预防为主、防治结合的方针，做好以下工作。

1. 实施预防接种工作。

2. 传染病疫情、疾病与公共卫生事件相关信息报告。

3. 指导有关单位和群众开展消毒、杀虫、灭鼠和环境卫生整治工作。

4. 开展健康教育，普及卫生防病知识。

5. 承担乡村（社区）疾病预防控制的具体工作。

6. 受县级卫生行政部门委托承担公共卫生管理职能。

充分发挥村级卫生人员在疾病预防控制工作中的作用,村卫生室承担卫生行政部门交办的预防保健任务,协助开展疾病预防控制工作。

上述乡(镇)、村医生和个体开业医生承担预防保健任务的报酬,由县级卫生行政部门或者乡(镇)卫生院等机构根据其承担的工作任务和绩效考核结果给予补助。

各级各类医疗机构应接受疾病预防控制机构的指导和考核,协助疾病预防控制人员开展流行病学调查和标本采集,依法承担职责范围内的传染病疫情和突发公共卫生事件报告、传染病隔离治疗、院内感染控制等疾病预防控制工作。

第三节 社区卫生服务

⇒ 案例引导

案例:随着社会的发展、人民生活方式的改变、疾病谱的变化,以健康为中心、向百姓提供全周期为特点的社区卫生服务已成为必然。数据显示,截至2020年底,全国有基层医疗卫生机构97万个,其中社区卫生服务中心9800个,社区卫生服务站2.55万个,乡镇卫生院3.58万个,村卫生室60.8万个,基本实现了城乡基层社区的全面覆盖。基层卫生人员队伍进一步壮大,结构持续优化。到2020年底,全国基层卫生人员超过了430万人,其中包括100多万乡村医生,153万执业或者执业助理医师。基层的医疗卫生健康服务内涵和水平进一步丰富和提高,群众的获得感持续提升。基层服务量在持续增加,2020年,全国基层医疗卫生机构诊疗人次超过了41亿人次,管理高血压患者超过1亿人,2型糖尿病患者超过了3500万人,健康管理的老年人超过了1亿人。以乡镇街道为单位预防接种率一直保持在95%以上,新冠肺炎疫情发生以来,广大基层卫生机构承担了大量社区疫情防控、隔离场所管理、核酸采样、疫苗接种等工作,经受住了考验和检验,做出了积极的贡献。

讨论:1. 什么是社区卫生服务?

　　　2. 当前我国社区卫生服务发展面临哪些问题?

1978年WHO的《阿拉木图宣言》首次提到:个人、家庭、社会和国家要联合起来建立持续的卫生保健网;全球的卫生服务要贯彻"社区化"的原则,发展以社区为基础的卫生保健系统,重新合理分配卫生资源,以适应整个社会的需求。1997年我国公布的《中共中央、国务院关于卫生改革与发展的决定》指出:发展社区卫生服务,动员全社会和全体人群积极参加,提高全体人群的素质和健康水平。

一、概述

(一)社区的定义

社区(community)这一概念最早是由德国学者汤尼斯(Tonnies)1881年在《共同体与社会》中提出,社区由共同生活在一个区域的一群人组成,这些人关系密切,守望相助,防御疾病,富有人情味;社区是以家庭为基础的共同体,是血缘共同体和地缘共同体的结合。在我国,社区一词由社会学家费孝通教授于1933年引入,他认为社区是若干社会群体(家庭、氏族)或社会组织(机关、团体)聚集在某一地域内所形成的一个在生活上相互关联的大集体。WHO对社区的定义为以某种经济的、文化的、种族的社会凝聚力,使人们生活在一起的一种社会组织或团体。在我国,社区是最基层的政权单位,一一般界定为城市的街道和农村的乡（镇）、村。

（二）社区卫生服务

社区卫生服务（community health service，CHS）是社区建设的重要组成部分，是在政府领导、社区参与、上级卫生机构指导下，以基层卫生机构为主体，全科医生为骨干，合理使用社区资源和适宜技术，以人的健康为中心、家庭为单位、社区为范围、需求为导向，以妇女、儿童、老年人、慢性病患者、残疾人等为重点，以解决社区主要卫生问题、满足基本卫生服务需求为目的，融预防、医疗、保健、康复、健康教育和计划生育技术服务为一体，有效、经济、方便、综合、连续的基层卫生服务。

社区卫生服务的目的是提高社区居民的健康水平和生活质量，服务对象为社区人群，具体包括：健康人群；亚健康人群；存在或明显暴露于健康有害因素下的高危人群；妇女、儿童、老年人、慢性病患者残疾人等重点保健人群；患有各种疾病的患者等五大类人群。

社区卫生服务的核心是被称为健康"守门人"的全科医生（general practitioner，GP）。全科医生需要经过全科医学规范化学习和培训并取得资质，提供面向个体的基本医疗服务和面向群体的公共卫生服务。国外经验表明，全科医生周到全面的服务可以满足居民80%以上的卫生需求。

社区卫生服务因其具有以健康为中心、以人群为对象、以家庭为单位、提供综合卫生服务等特点，与生物－心理－社会现代医学模式的健康观相适应，为居民提供适宜技术，具有较好的可及性和卫生服务的公平性，因而受到世界卫生组织的大力推动和各国政府的普遍采纳。

⊕ **知识链接**

全科医学

全科医学（general practice）是一个面向社区与家庭，整合临床医学、预防医学、康复医学以及人文社会学科相关内容的综合性医学专业学科，为临床二级学科。其范围涵盖了各种年龄、性别、各系统器官以及各类疾病。其主旨是强调以人为中心、以家庭为单位、以整体健康的促进与维护为方向的长期负责式照顾，并将个体和群体健康融为一体。经过全科医学规范化培训合格的全科医生是社区卫生服务的主要骨干，是执行全科医疗的卫生服务提供者，是为个人、家庭和社区提供优质、方便、经济有效的、一体化的医疗保健服务，进行生命、健康与疾病全方位负责式管理的医生。

（三）社区卫生服务的意义

社区卫生服务提供基本卫生服务，满足人民群众日益增长的卫生服务需求，有利于落实初级卫生保健工作，实现"人人享有卫生保健"的目标。社区卫生服务强调预防为主、防治结合，有利于将预防保健落实到社区、家庭和个人，利于满足人民群众日益增长的多样化卫生服务需求。

发展社区卫生服务，有利于合理配置卫生资源，形成以社区卫生服务机构为基础、专科医院、综合医院三级医疗服务体系，以适应我国社会经济发展需要，构建城市卫生服务体系新格局，同时也是深化城市医疗卫生体制改革的重要基础。

社区卫生服务可以为城镇参保人员提供常见病、多发病、慢性病的基本诊疗服务，符合"低水平、广覆盖"的原则，是解决"看病贵""看病难"问题的有效手段，即可以解决卫生服务的公平性问题，又对城镇职工、居民基本医疗保险制度持续平稳运行提供了保障。

卫生服务社区化是国际趋势，是实现医学模式转变的最佳途径，受到国际社会，包括中国在内的众多国家的推广。实践证明：社区卫生服务是省心、省力、省时、省钱的便民利民工程，将为提高人民群众的健康水平、全面建设小康社会发挥重要的保障作用。

（四）国内外社区卫生服务发展概况

1. 国外社区卫生服务发展 由于各国的历史背景和文化的差异，社区卫生服务的形成和内容有所不同。1945 年英国议会正式批准《国家卫生服务法》，规定在英国实行由政府税收统一支付医院专科医疗服务、社区卫生服务和全科医疗服务制度，社区卫生服务概念被正式提出。上世纪 70 年代，WHO 提出卫生服务的社区化，此后，社区卫生服务在世界的许多国家迅速发展起来。

英国、日本、加拿大、澳大利亚、美国的社区卫生服务代表了世界先进水平；亚洲开展社区卫生服务较好的国家有韩国、新加坡等；拉丁美洲国家相继开展了社区卫生服务和全科医学培训工作；中东和非洲一些国家的社区卫生服务也正在快速发展中。

2. 我国社区卫生服务发展 早在 20 世纪 50 ~ 60 年代，我国农村地区普遍实行了县级医院、乡镇街道卫生院、村卫生室等三级医疗卫生服务网络，基层医疗卫生服务维护居民发挥了巨大作用，曾经被世界卫生组织作为范例向发展中国家推荐。这是我国最早对社区卫生服务的探索。

1997 年《中共中央、国务院关于卫生改革与发展的决定》明确提出："积极开展社区卫生服务，逐步形成功能合理、方便群众的卫生服务网络。"这标志着社区卫生服务在我国首次被确认并开始建设。

1999 年卫生部等十部委联合下发《关于发展城市社区卫生服务的若干意见》，进一步明确了社区卫生服务的总体目标、功能定位、服务内容、基本原则、社区卫生服务体系、规范化管理等。2000 年紧接着出台了《城市社区卫生服务机构设置原则》《城市社区卫生服务中心（站）设置指导标准》；2001 年《城市社区卫生服务基本工作内容（试行）》和《2005 年城市社区卫生服务发展目标的意见》等配套文件。

2009 年《中共中央国务院关于深化医药卫生体制改革的意见》提出，完善以社区卫生服务为基础的新型城市医疗卫生服务体系；加快建设以社区卫生服务中心为主体的城市社区卫生服务网络，完善服务功能，以维护社区居民健康为中心，提供疾病预防控制等公共卫生服务、一般常见病及多发病的初级诊疗服务、慢性病管理和康复服务。转变社区卫生服务模式，不断提高服务水平，坚持主动服务、上门服务，逐步承担起居民健康"守门人"的职责。

2011 年《国务院关于建立全科医生制度的指导意见》指出，建立全科医生制度是促进医疗卫生服务模式转变的重要举措。建立分级诊疗模式，实行全科医生签约服务，将医疗卫生服务责任落实到医生个人，是我国医疗卫生服务的发展方向，也是许多国家的通行做法和成功经验。建立适合我国国情的全科医生制度，形成统一规范的全科医生培养模式和"首诊在基层"的服务模式。

2015 年国家卫计委《关于进一步规范社区卫生服务管理和提升服务质量的指导意见》要求：规范社区卫生服务机构设置与管理，加强社区基本医疗和公共卫生服务能力建设，转变服务模式，提升服务质量等。

目前，覆盖城乡的社区服务网络基本健全，服务可及性进一步提高。截至 2020 年底，全国拥有社区卫生服务机构 35365 家，其中社区卫生服务中心 9826 家，社区卫生服务站 25539 家。

二、社区卫生服务的内容、方式与组织机构

（一）社区卫生服务的内容

社区卫生工作是围绕社区居民的健康为中心开展的，社区卫生服务机构主要承担基本公共卫生服务和基本医疗卫生服务两大类。

1. 公共卫生服务 是由疾病预防控制机构、城市社区卫生服务中心、乡镇卫生院等城乡基本医疗卫生机构向全体居民提供的公益性的公共卫生干预措施，主要起疾病预防控制作用。主要包括以下内容。

（1）建立居民健康档案 根据国家规定收集、报告辖区有关卫生信息，对辖区内常住居民，包括居住半年以上非户籍居民建立健康档案并进行相应的维护管理。

（2）健康教育 通过为辖区内居民提供健康教育资料，设置健康教育宣传栏、开展公众健康咨询服务、举办健康知识讲座、开展个体化健康教育等方式帮助居民逐步形成有利于维护和增进健康的行为方式。

（3）预防接种 为辖区内 0~6 岁儿童和其他重点人群提供预防接种服务，做好预防接种管理和疑似预防接种异常反应处理。

（4）儿童健康管理 服务对象为辖区内居住的 0~6 岁儿童，开展新生儿家庭访视、新生儿满月健康管理、婴幼儿健康管理和学龄前儿童健康管理。

（5）孕产妇健康管理 为辖区内居住的孕产妇提供孕早期、中期和晚期的健康管理、产后访视和产后 42 天健康检查的服务。

（6）老年人健康管理 为辖区内 65 岁及以上常住居民提供生活方式和健康状况评估、体格检查、辅助检查和健康指导。

（7）慢性病患者健康管理 检查发现辖区内 35 岁及以上原发性高血压患者和 2 型糖尿病患者，对他们进行随访评估和分类干预，开展健康体检。

（8）重性精神病（严重精神障碍）患者管理 为辖区内诊断明确、在家居住的重性精神病（严重精神障碍）患者提供信息管理、随访评估和分类干预，开展健康体检。

（9）结核病患者健康管理 辖区内肺结核病可疑者筛查及推介转诊和患者随访管理。

（10）中医药健康管理 针对辖区内 65 岁及以上常住居民和 0~36 个月儿童开展老年人中医体质辨识和儿童中医调养服务项目。

（11）传染病和突发公共卫生事件报告和处理 传染病疫情和突发公共卫生事件风险管理、发现和登记、相关信息报告和协助处理。

（12）卫生监督协管 食品安全信息报告、饮用水卫生安全巡查、学校卫生服务、非法行医和非法采供血信息报告。

2. 基本医疗服务 指医疗保障中对社会成员最基本的福利性医疗照顾，其目标是保障社会成员基本的生命健康权利，使其在防病治病过程中按照防治要求得到基本的治疗。主要包括以下内容。

（1）一般常见病、多发病诊疗、护理和诊断明确的慢性病治疗。

（2）社区现场应急救护。

（3）家庭出诊、家庭护理、家庭病床等家庭医疗服务。

（4）转诊服务。

（5）康复医疗服务。

（6）定期的体检和疾病筛检服务。

（7）中医药（民族医药）服务。

（8）政府卫生行政部门批准的其他适宜医疗服务。

（二）社区卫生服务的服务方式

社区卫生服务的服务方式根据不同国家、地区的地域环境特点、人口学特征、卫生服务对象的健康需求等而采取不同的服务形式，主要有以下服务方式。

1. 门诊服务　是最主要的社区卫生服务方式，以提供基本医疗服务为主。

2. 出诊服务　是社区卫生服务最具特色的形式，充分体现社区卫生服务的主动性、可及性、便捷周到的特点。

3. 急诊服务　为区域内居民提供全天候的急诊、院前急救服务，及时高效地帮助患者利用当地急救网络系统。

4. 长期看护　主要针对身患多种疾病需要长期医疗护理的慢性病患者、老年病患者，对其提供长期居家照顾。

5. 临终关怀和姑息　医学照顾为了减轻患者的痛苦，给生命终末期患者所采取的医疗措施和人文关怀照顾。

6. 转诊和会诊服务　转诊是指将社区卫生服务机构的疑难重症患者转到综合（专科）医院，将需要一般治疗或康复的患者转到社区卫生服务机构的双向转诊服务，是社区卫生服务的基本形式。如果因各种原因无法转诊，全科医生也可请上级医疗机构的专家来社区会诊。

7. 电话（网络）咨询　通过电话（网络）为社区居民提供服务，可为社区居民提供健康教育、医疗保健咨询、预约等免费服务等；也可以提供心理咨询等有偿服务。

8. 医疗器具租赁与便民服务　为社区居民和患者及其家属提供短期使用的某些医疗器具，如氧气袋（瓶）、简易康复器具等，可以提供租赁服务，并指导患者或其家属正确使用。

9. 群体性基层医疗服务　是一种将社区和个人保健结合在一起的系统性照顾策略，旨在基层医疗中，重视社区、环境、行为等因素与个人健康的关系，把服务的范围由狭小的临床医疗扩大到以流行病学和社区医学的观点来提供照顾，将社区中以"个人"为单位、治疗为目的的基层医疗与以社区为范围、重视预防保健的社区医疗两者有机地结合并融入基层医疗实践。不同社区的健康影响因素不同，就会导致不同社区人群健康问题的特点和危险因素不同。全科医生提供以社区为基础的照顾，通过掌握社区常见健康问题的分布及其影响因素，构建适应社区需求的知识结构，培养适宜的服务能力，了解社区可利用资源和服务能力，以便选择适宜的策略和方法，为社区居民个体和群体提供安全、有效、可及的卫生服务。群体性基层医疗服务实施的核心是社区参与。通过社区参与，获得社区相关人群的支持，准确掌握社区居民对卫生服务的需求信息，充分协调社区服务需求与社区卫生服务提供之间的差异，制订适宜的卫生服务计划，达到资源共享，促进卫生公平，提高干预效益。

（三）社区卫生服务的组织机构

2006 年 6 月，卫生部和国家中医药管理局制定并颁发的《城市社区卫生服务机构管理办法（试行）》，对社区卫生服务的机构设置作了下述规定。

1. 设区的市政府卫生行政部门负责制订本行政区域社区卫生服务机构设置规划，并纳入当地区域卫生规划、医疗机构设置规划。社区卫生服务中心原则上按街道办事处范围设置，以政府举办为主。在人口较多、服务半径较大、社区卫生服务中心难以覆盖的社区，可适当设置社区卫生服务站或增设社区卫生服务中心。人口规模大于 10 万人的街道办事处，应增设社区卫生服务中心。人口规模小于 3 万人的街道办事处，其社区卫生服务机构的设置由区（市、县）政府卫生行政部门确定。

2. 规划设置社区卫生服务机构，应立足于调整卫生资源配置，加强社区卫生服务机构建设，完善社区卫生服务机构布局。政府举办的一级医院和街道卫生院应转型为社区卫生服务机构；政府举办的部分二级医院和有条件的国有企事业单位所属基层医疗机构通过结构和功能改造，可转型为社区卫生服务机构。

3. 设区的市政府卫生行政部门负责制订本行政区域社区卫生服务机构设置规划，经同级政府批准，报当地省级政府卫生行政部门备案，并纳入当地区域卫生规划、医疗机构设置规划。设置社区卫生服务机构，须按照机构设置规划，由区（市、县）级政府卫生行政部门进行设置审批和执业登记。新设置的社区卫生服务机构可由政府设立，也可按照平等、竞争、择优的原则，通过公开招标等方式确定社区卫生服务机构举办者，鼓励社会力量参与。

4. 社区卫生服务中心登记的诊疗科目应为预防保健科、全科医疗科、中医科（含民族医学）、康复医学科、医学检验科、医学影像科，有条件的可登记口腔医学科、临终关怀科。社区卫生服务站登记的诊疗科目应为预防保健科、全科医疗科，有条件的可登记中医科（含民族医学）。社区卫生服务中心可设以护理、康复为主的病床，有条件的可设置临终关怀、老年养护病床。社区卫生服务站不设住院病床。

5. 社区卫生服务中心为独立法人机构，实行独立核算，社区卫生服务中心对其下设的社区卫生服务站实行一体化管理，其他社区卫生服务站接受社区卫生服务中心的业务管理。

6. 社区卫生服务中心是专有名称，社区卫生服务机构须以社区卫生服务中心（或站）进行执业登记。社区卫生服务中心的命名原则是：所在区名（可选）＋所在街道办事处名＋识别名（可选）＋社区卫生服务中心。社区卫生服务站的命名原则是：所在街道办事处名（可选）＋所在社区名＋社区卫生服务站。社区卫生服务机构使用统一的专用标识，专用标识由卫生部门制定。

7. 区（市、县）级政府卫生行政部门负责对社区卫生服务机构实施日常监督与管理。疾病预防控制中心、妇幼保健院（所、站）、专科防治院（所）等预防保健机构在职能范围内，对社区卫生服务机构所承担的公共卫生服务工作进行业务评价与指导。政府卫生行政部门建立社区卫生服务机构评审制度，发挥行业组织作用，加强社区卫生服务机构的服务质量建设。

三、社区卫生服务人员要求

社区卫生服务机构应根据服务功能、服务人口、居民的服务需要，按照精干、效能的原则设置卫生专业技术岗位。配备适宜学历与职称层次的从事全科医学、公共卫生、中医（含中西医结合、民族医）等专业的执业医师和护士、药剂、检验等，其他有关卫生技术人员根据需要合理配置。

社区卫生服务机构的专业技术人员须具有法定执业资格。临床类别、中医类别执业医师注册相应类别的全科医学专业为执业范围，可从事社区预防保健以及一般常见病、多发病的临床诊疗，不得从事专科手术、助产、介入治疗等风险较高、不适宜在社区卫生服务机构开展的专科诊疗，不得跨类别从事口腔科诊疗。

临床类别、中医类别执业医师在社区卫生服务机构从事全科医学工作，申请注册全科医学专业为执业范围，须符合以下条件之一：取得相应类别的全科医学专业中、高级技术职务任职资格；经省级卫生、中医药行政部门认可的相应类别全科医师岗位培训并考试合格者；参加省级卫生、中医药行政部门认可的相应类别全科医师规范化培训；取得初级资格的临床类别、中医类别执业医师须在有关上级医师指导下从事全科医学工作。

社区卫生技术人员需依照国家规定接受毕业后教育、岗位培训和继续教育等职业培训。各地政府卫生行政部门和社区卫生服务机构要积极创造条件，使从事全科医学工作的有关医学专业毕业生，逐步经过规范化培训。

目标检测

答案解析

选择题

【A1 型题】

1. 初级卫生保健的基本内容不包括 （   ）

    A. 健康促进　　　B. 预防保健　　　C. 基本医疗　　　D. 社区康复　　　E. 高新技术

2. 关于新时期卫生工作的方针，错误的是 （   ）

    A. 以农村为重点　　　　　　　　　　　B. 预防为主

    C. 人民共建共享　　　　　　　　　　　D. 以改革创新为动力

    E. 中西医并重

3. 我国疾病预防控制机构设为 （   ）

    A. 国家级、省级、市级三级

    B. 国家级、省级、设区的市级和县级四级

    C. 国家、省、市、县和乡（镇）五级

    D. 省、市、县和乡（镇）四级

    E. 省级、市级、县级三级

4. 在我国，就社区卫生服务而言一般界定为城市的和农村的 （   ）

    A. 居委会，村　　　　　　　　　　　　B. 居委会，乡镇

    C. 居委会，县　　　　　　　　　　　　D. 街道，村

    E. 街道，乡镇

【X 型题】

5. 社区卫生服务的重点人群是 （   ）

    A. 妇女　　　　　B. 儿童　　　　　C. 老年人　　　　　D. 残疾人　　　　　E. 慢性病患者

6. 21 世纪人人享有卫生保健的实施策略为 （   ）

    A. 将与贫困作斗争作为工作重点　　　　B. 积极发展高科

    C. 全方位促进健康　　　　　　　　　　D. 加强传染病的防治

    E. 动员各部门合作

（刘晓霞）

书网融合……

本章小结

微课

题库

第九章 传染病的预防与控制

PPT

📖 学习目标

知识要求：

1. 掌握 传染病的概念、传染病流行过程的概念；三个基本环节及影响因素；法定报告传染病的种类及报告。

2. 熟悉 预防和控制传染病的策略与措施。

3. 了解 传染病的防控意义；当前传染病的流行特征与趋势。

技能要求：

1. 能解释传染病流行过程的三个基本环节和两个影响因素。

2. 能协助做好传染病的经常性预防及疫情的处理和控制工作。

素质要求：

树立生命至上的理念，具备传染病防控的意识。

⇒ 案例引导

案例：2002 年 11 月在中国广东省部分地区陆续出现一些不明原因肺炎病例，最初称为传染性非典型肺炎。2003 年 1 月起疫情加速扩散，2 月已呈全球流行态势。3 月 15 日，世界卫生组织将其命名为严重急性呼吸综合征（severe acute respiratory syndrome，SARS）。

资料表明，SARS 患者是最主要的传染源，感染以显性感染为主；发病主要集中在 2003 年 3 月中旬至 5 月中旬；呼吸道飞沫传播是最重要的传播途径，气溶胶传播是经空气传播的另一种方式，被高度怀疑为严重流行疫区的医院和个别社区暴发的传播途径之一；人群普遍易感，发病无明显性别差异，职业分布呈医务人员明显高发的特点。

讨论：1. 简述 SARS 的流行过程。

2. 为什么 SARS 能够短时间内在全球传播和流行？

3. 假设某地区发生了 SARS 疫情，应该如何做好疫情的处理和控制工作？

第一节 概 述

一、传染病的定义和防控意义

传染病是由各种病原体引起的，能在人与人、动物与动物以及人与动物之间互相传播的一类疾病的总称。传染病的特点包括有病原体、具有传染性和流行性。一般来说，患者痊愈后常有免疫性，也就是说在短时间内不会再次感染相同的病原体。有些传染病还具有季节性或地方性特征。

法定报告传染病是指《中华人民共和国传染病防治法》规定范围内的特定传染病。法定报告传染病发生时医师或医疗机构须向卫生健康行政主管部门报告，并依照法律的规定进行治疗，甚至采取隔离等措施。被列为法定报告传染病的传染病通常具有传播速度快、病情严重、病死率高等特点。

新发传染病是指20世纪70年代以来人们新认识到或新发现的能够造成地域性或国际性公共卫生问题的传染病。20世纪70年代至今，全球有50多种新发传染病。

人类发展的历史也是与传染病斗争的历史。在人类历史长河中，传染病曾经是严重危害人类健康和生命的主要疾病，天花、鼠疫、霍乱以及流感等传染病给人类带来了巨大的灾难。随着社会的进步和医药学科的发展，抗生素和疫苗的应用使传染病对人类生存和健康的威胁日益减轻，疾病的防治重点由传染病逐渐向慢性非传染性疾病过渡和转移。然而，近年来全球传染病发病率又大幅度回升，传染病暴发流行的事件层出不穷。一些被认为已经得到控制的传染病卷土重来，如结核病、白喉、登革热、霍乱、鼠疫、流行性脑脊髓膜炎和疟疾等；新发现的数十种传染病来势汹汹，如艾滋病、军团病、莱姆病、严重急性呼吸综合征、人感染高致病性禽流感、甲型H1N1流感、新型冠状病毒肺炎等。尤其是新型冠状病毒肺炎（COVID-19）的大流行，对全球的政治、经济和文化生态造成了严重的冲击。在这样一个前所未有的科学技术快速发展、人口和气候急剧变化的时代，尽管卫生设施的改善和社区初级卫生保健的普及在世界范围内取得了相当大的进步，但传染病暴发的风险仍然持续存在。因此，传染病的预防与控制仍然是世界各国医疗卫生工作的一个重点。

二、传染病的流行过程及影响因素 📱微课

病原体从已感染者体内排出，经过一定的传播途径，又侵入新的易感者而形成新的感染，并不断发生、发展的过程称为传染病的流行过程（epidemic process）。传染源、传播途径和易感人群是构成流行过程的三个基本环节，缺一不可。如果能切断其中的一个环节，就可以阻止传染病的传播和流行。流行过程常常会受到社会因素和自然因素的影响。我们通常把这三个基本环节和两个影响因素的内容称为"三环节二因素学说"。

（一）传染源

传染源（source of infection）是指体内有病原体生长、繁殖，并且能排出病原体的人和动物。一般来说，传染源主要包括传染病患者、病原携带者和受感染的动物。

1. 患者（patient） 传染病患者是传播危险性极高的传染源，在传染病的流行过程中起到极其重要的作用。因为患者体内通常存在大量病原体，又具有利于病原体排出的临床症状，如咳嗽、腹泻、打喷嚏等。另外，对于某些传染病，如麻疹、水痘等属于以显性感染为主的疾病，极少有病原健康携带者或隐性感染者，因此，患者是其唯一的传染源。

患者作为传染源的意义在其病程的不同阶段有所不同，取决于各阶段排出的病原体数量和频度。

（1）潜伏期 指自病原体侵入机体到最早出现临床症状的这一段时期。潜伏期在流行病学调查研究及传染病防控工作中具有重要的意义和用途：①根据潜伏期可以判断患者受感染的时间，用于追踪传染源，确定传播途径；②根据潜伏期来确定接触者的留验、检疫和医学观察期限，一般为平均潜伏期加1~2天，危害严重者按该病的最长潜伏期予以留验和检疫；③根据潜伏期确定免疫接种时间，例如麻疹的易感接触者只有在潜伏期最初5天内施行被动免疫才有效；④根据潜伏期可以评价预防措施效果，一项预防措施实施后经过一个最长潜伏期，如果发病数明显下降，则可认为该措施有效；⑤潜伏期的长短还可影响疾病的流行特征，一般潜伏期短的疾病，常呈暴发的形式，而潜伏期长的传染病其流行持续时间则较久，主要以散发的形式出现。

（2）临床症状期 指出现疾病特异性症状和体征的时期。这个时期具有重要的流行病学意义。因为此期病原体在体内的繁殖量最大，排出量也最大，而且病原体排出量与临床症状和体征相关，患者的传染性在临床症状期最强。另外，这个时期的患者常需要他人的护理，很容易导致疾病的传播。

（3）恢复期　这个时期患者的临床症状已经消失，机体处于受损后的恢复时期，主要表现为机体的免疫力开始出现，体内的病原体逐渐被清除，一般不再起传染源作用。但有些传染病在恢复期仍能排出病原体并继续充当传染源，例如乙型肝炎、痢疾、伤寒、白喉等。有些疾病排出病原体的时间可能很长，如部分伤寒患者，甚至可终身作为传染源，成为慢性带菌者。

流行病学上将患者排出病原体的整个时期，称为传染期。传染期的流行病学意义在于它是决定传染病患者隔离期限的重要依据。同时，传染期的长短也可影响疾病的流行特征，如传染期短的疾病，继发病例常成簇出现；传染期长的疾病，继发病例陆续出现，持续时间可能较长。

2. 病原携带者（carrier）　是指没有任何临床症状但能排出病原体的人。带菌者、带毒者和带虫者统称为病原携带者。病原携带者往往缺乏明显临床症状而不易被发现，有时可成为重要的传染源，甚至引起疾病的暴发。病原携带者作为传染源的意义取决于其排出的病原体数量、携带病原体的时间长短、携带者的职业、社会活动范围、个人卫生习惯、环境卫生条件及防疫措施等。在饮食服务行业、供水企业、托幼机构等单位工作的病原携带者对人群的威胁非常严重。

⊕ **知识链接**

超级传播者

超级传播者是指能够将病原体传播给多名其他接触者的传染病患者或病原携带者，这样的人具有极高的传染性，很容易导致传染病的聚集性疫情。因此，在传染病流行的研究中，超级传播者往往受到高度关注。例如在 2015 年的中东呼吸综合征（MERS）疫情中，曾出现过一家医院的一个患者传染 82 人的情况。还有一个典型的例子是伤寒玛丽（Typhoid Mary），她生活在 19 世纪末的美国，是一位女厨师，身体非常健康，但粪便中的伤寒杆菌持续阳性，曾经引起纽约和新泽西地区伤寒的暴发。玛丽之所以出名，是因为她同时具备病原携带者和超级传播者两种特性。

3. 受感染的动物　人类的许多传染病是由动物传播所致，这些疾病的病原体主要在自然界中的动物间传播，在一定条件下可以传染给人，所致疾病称为自然疫源性疾病，如鼠疫、森林脑炎等。也有些疾病是在动物和人之间传播的，并由共同的病原体引起，称为人畜共患病，如血吸虫病、布鲁氏菌病、狂犬病等。动物作为传染源的意义主要取决于人与受感染的动物接触的机会和密切程度、动物传染源的种类和密度以及环境中是否有适宜该疾病传播的条件等。

（二）传播途径

传播途径（route of transmission）是指病原体从传染源排出后，侵入新的易感宿主前，在外环境中所经历的全部过程。每一种传染病的病原体在外环境中停留和转移时，必须依附于一定的媒介物，才能侵入到新的易感者体内，我们把这种能够参与病原体传播的媒介物（如空气、食物、水、苍蝇、蚊子、日常生活用品等），叫做传播媒介或传播因素。各传染病在传播过程中所借助的传播因素可以是单一的，也可以是多样的。

常见的传播途径包括经空气传播、经水传播、经食物传播、经接触传播、经节肢动物传播、经土壤传播、医源性传播和垂直传播等。前 7 种传播途径均是病原体在外界环境中借助于传播因素而实现人与人之间的相互传播，故可将其统称为水平传播（horizontal transmission），与之相对应的是垂直传播（vertical transmission），是病原体由亲代直接传播给子代。

1. 经空气传播　是呼吸系统传染病的主要传播方式，主要包括经飞沫、飞沫核与尘埃三种。经空气传播的传染病流行特征为：传播途径易于实现、传播广泛，发病率高；冬春季高发；少年儿童多见；在未免疫预防人群中，发病率呈周期性升高现象；受居住条件和人口密度的影响。目前切断传播途径的主要方法是隔离治疗，通过对患者、密切接触者的强制性隔离与检疫，来达到控制传染源以切断传播途径的目的。

2. 经水传播 包括经饮用水传播和经疫水接触传播。①经饮用水传播的传染病多为肠道传染病，其流行特征为：病例分布与供水范围一致，有饮用同一水源史；除哺乳婴儿外，无职业、年龄及性别的差异；如果水源经常受污染，则病例长期不断；停用污染水源或采取消毒、净化措施后，暴发或流行即可平息。②经疫水传播的传染病，其流行特征为：患者有接触疫水史；发病有地区、季节、职业分布特点；大量易感人群进入疫区，可以引起暴发或流行；加强个人防护、对疫水采取措施等可控制疾病的发生。

3. 经食物传播 主要为肠道传染病、某些寄生虫病、少数呼吸系统疾病等的传播方式。其流行病学特征为：患者有进食某一相同食物史，不食者不发病；一次大量污染可致暴发；潜伏期较短，流行的持续时间也较短；停止供应污染食物后，暴发可平息；食物多次被污染，暴发和流行可持续较长的时间。

4. 经接触传播 通常分为直接接触传播和间接接触传播两种。①直接接触传播：指没有外界因素参与，易感者与传染源直接接触而导致的传播，如性病、狂犬病的传播。经直接接触传播的传染病一般只形成个别病例，以散发为特点。②间接接触传播：指易感者接触了被传染源的排泄物或分泌物污染的日常生活物品等造成的传播，手的污染在此类型的传播中起重要作用。许多肠道传染病、体表传染病及某些人畜共患病等均可通过间接接触传播。经间接接触传播的传染病的流行特征为：病例一般呈散发；可在家庭或同住者之间传播，呈现家庭和同住者中病例聚集的现象；个人卫生习惯不良和卫生条件差的地区，发病较多；加强传染源管理，严格消毒制度，注意个人卫生，可以减少此类传播。

5. 经节肢动物传播 包括机械性传播和生物性传播两种方式。①机械性传播：肠道传染病的病原体（如伤寒、痢疾等）可以在苍蝇、蟑螂等体表和体内存活数天。节肢动物通过接触、反吐和粪便等将病原体排出体外，污染食物和餐具，感染接触者。②生物性传播：吸血节肢动物因叮咬血液中带有病原体的感染者，使病原体进入其体内发育、繁殖，经过一段时间的增殖或完成其生活周期中的某阶段后，节肢动物才具有传染性，再通过叮咬感染易感者。经节肢动物传播的传染病的流行特征为：地区性分布特征明显，病例的分布与传播该疾病的节肢动物的分布一致；呈现一定的季节性，主要是由于有些节肢动物呈季节性消长，病原体在节肢动物体内的生长繁殖也受季节影响；有明显的职业特点和年龄差异，主要与接触机会有关；一般没有人与人之间的相互传播。

6. 经土壤传播 是指易感者通过各种方式接触了被病原体污染的土壤所致的传播。经土壤传播的传染病，其流行与病原体在土壤中的存活时间、易感者与土壤接触的机会和个人卫生习惯等有关。

7. 医源性传播 是指在医疗、预防工作中，由于未能严格执行规章制度和操作规程，人为地造成某些传染病的传播。例如，医疗器械消毒不严、药品或生物制剂被污染，患者在输血时感染艾滋病、丙型肝炎等。

8. 垂直传播 又称母婴传播或围生期传播，指在围生期病原体通过胎盘、产道或哺乳由亲代传给子代的传播，其传播的主要方式包括：经胎盘传播、上行性传播和分娩时传播。

传播途径是病原体实现不同宿主间转移所必须经历的中间环节，当某种传染病发生流行时，为控制传染病在人群中的传播蔓延，必须通过深入的流行病学调查以追溯其传播途径，并采取有针对性的阻断措施，有效控制传染病的继续传播和流行。需要注意的是，传染病的传播途径有时比较复杂，一种传染病可能通过一种以上途径传播，以哪一种途径传播取决于病原体所处环境的流行病学特征和病原体自身的流行病学特征。如甲型肝炎既可经水、食物传播，还可经节肢动物、日常生活接触等多途径进行传播。

（三）易感人群

易感人群（susceptible population）是指对某种传染病的病原体缺乏免疫力，容易感染该病原体的人群。人群作为一个整体对传染病的易感程度称为人群易感性。人群易感性的高低取决于该人群中易感个体所占的比例。与之相对应的是群体免疫力，即人群对于传染病的侵入和传播的抵抗力，可以通过群体中有免疫力的人口占全人口的比例来反映。当人群中的免疫人口达到一定（较高）比例时，便可以阻止传染病的流行。其原因是具有免疫力的人不但自身不会被感染而发病，而且还能对易感者起到屏障作用。

1. 人群易感性升高的主要影响因素 ①新生儿增加：出生后6个月以上的婴儿，其源自母体的抗体逐渐消失，而获得性免疫尚未形成，缺乏特异性免疫，因此对许多传染病易感。②易感人口迁入：流行区域的居民因隐性或显性感染而获得免疫力，当缺乏相应免疫力的易感人口大量进入，会使流行区人群的易感性增高。③免疫人口免疫力自然消退：当人群的病后免疫或人工免疫水平随时间逐渐消退时，人群的易感性升高。④免疫人口死亡：免疫人口的死亡可使易感人群比例增高，易感性增高。

2. 人群易感性降低的主要影响因素 ①免疫接种：预防接种可提高人群对传染病的特异性免疫力，是降低人群易感性的重要措施。②传染病流行：一次传染病流行后，大多数易感者因发病或隐性感染而获得免疫力，这种免疫力可以持续较短时间，也可以是终身免疫，因病种而定。

（四）流行过程的影响因素

自然因素和社会因素通过作用于三个环节而发挥抑制或促进传染病流行的双向作用，其中以社会因素更为重要。

1. 自然因素 主要包括气候、地理、土壤、动植物等，这些因素对传染病流行过程的影响十分复杂，其中以气候因素和地理因素对传染病流行过程的影响最为明显，因此称为最主要的自然因素。

2. 社会因素 广泛而复杂，包括社会制度及人类的一切活动，如生产和生活条件、卫生习惯、卫生条件、医疗卫生状况、居住环境、人口流动、风俗习惯、宗教信仰、爆发战争等。近年来新发、再发传染病的流行，在一定程度上受到了社会因素的影响。

⊕ 知识链接

疫源地

疫源地（epidemic focus）是指传染源及其排出的病原体向四周播散所能波及的范围，即可能发生新病例或新感染的范围。疫源地是构成传染病流行过程的基本单位和必要环节，一系列相互联系的新旧疫源地相继发生的过程即构成传染病的流行过程。

每个传染源可单独构成一个疫源地，一个疫源地内也可同时存在一个以上的传染源。疫源地的范围大小主要取决于传染源的活动范围、传播途径的特点和周围人群的免疫状态等。如麻疹只能经飞沫传播，疫源地为传染源周围比较小的范围；疟疾的疫源地范围则较广，多以按蚊吸血后的飞行活动范围来划定。

疫源地消灭必须同时具备以下三个条件：①传染源被移走（如隔离、死亡）或不再排出病原体（治愈）；②传染源散播在外环境中的病原体被彻底消灭；③所有易感接触者经过该病最长潜伏期未出现新病例或证明未受感染。

第二节　传染病预防和控制的策略与措施

一、传染病预防和控制的策略

（一）预防为主

预防为主是我国卫生工作的基本方针。国家对传染病防控工作坚持预防为主、防治结合的方针，坚持政府主导、依法防控、科学防控、联防联控、群防群控的原则。

（二）加强传染病监测

我国的传染病监测包括常规报告和哨点监测，监测内容主要包括传染病发病、死亡，病原体型别、特性，媒介昆虫、动物宿主种类、分布，病原体携带状况，人群免疫水平及人口资料等。必要时还应开展对流行因素和流行规律的研究，并评价防疫措施效果。

（三）建立传染病预警制度

国家建立传染病预警制度，国务院卫生行政部门和省、自治区、直辖市人民政府根据传染病发生、流行趋势的预测，及时发出传染病预警，根据情况予以公布。县级以上地方人民政府应当制定传染病预防、控制预案，报上一级人民政府备案。

（四）传染病的全球化控制

鼠疫、霍乱、天花和流行性感冒都曾多次发生世界性流行，因此，制定传染病的全球化控制策略不仅十分必要，而且也已经取得了良好的成效。例如，1967 年，世界卫生组织在全球实施强化天花免疫计划，1980 年全球消灭了天花；1988 年、2001 年世界卫生组织先后启动了全球消灭脊髓灰质炎行动和全球"终止结核病"合作伙伴活动，也已取得显著成效。此外，针对艾滋病、疟疾、麻风病和结核病的全球性防制策略也在世界各国不同程度地展开。在 2003 年 SARS 流行期间，全世界的密切合作对人类战胜 SARS 起到了至关重要的作用。

二、传染病预防和控制的措施

（一）经常性预防措施

1. 健康教育　是通过宣传卫生保健知识来提高人们健康知识水平和自我保健能力的活动，国内外公认这是一项低投资、高收益的措施。通过健康教育可以提高人们预防传染病的知识水平，促使人们改变不良的行为习惯，减少受感染机会。如艾滋病的健康教育就是当前艾滋病防控最切实有效的方法。

2. 改善卫生条件　除通过直接接触传播的少数疾病外，大多数传染病的病原体都需要借助于外环境中某种特定的媒介因素进行传播，因此，大力改善卫生条件有利于减少或消除存在于各种传播媒介上的病原体以阻断其传播。具体措施包括：改善用水条件，保证用水安全；加强食品卫生监督；对污水、污物、粪便进行无害化处理；有计划地改建和建设城乡公共卫生设施；公共卫生场所严格消毒和管理；定期开展灭鼠、灭蝇工作等。

3. 制定法律法规　我国已经相继颁布了《传染病防治法》《食品卫生法》《生活饮用水卫生标准》等相关法律法规，它们是做好卫生监督、保障人民群众生命健康的有力武器。另外，各单位也制定了一些相关的规章制度，如医疗卫生机构建立健全消毒隔离制度、托幼机构严格执行预防传染病传播的卫生保健制度等。

4. 预防接种　是将抗原或抗体注入人体，使人体产生对某种传染病的特异性免疫，从而保护易感人群，预防传染病的发生。它是预防、控制和消灭传染病的重要措施。我国从 1978 年开始实施儿童计划免疫，当时主要是"四苗防六病"，即对 7 岁及以下儿童接种卡介苗、脊髓灰质炎疫苗、百白破疫苗和麻疹疫苗，预防结核病、脊髓灰质炎、百日咳、白喉、破伤风和麻疹。2002 年将新生儿接种乙肝疫苗纳入计划免疫，成为"五苗防七病"。目前我国预防接种工作已经有了很大的发展，为适应我国预防接种工作发展需求，并与国际接轨，我们引入了免疫规划的概念，一方面要不断将安全有效的疫苗纳入国家免疫规划，另一方面要扩大预防接种的受益人群，也就是扩大国家免疫规划范围。

5. 加强卫生检疫　卫生检疫简称检疫，分为国境卫生检疫和国内卫生检疫。①国境卫生检疫：指在一个国家国际通航的港口、机场、陆地边境和国界江河口岸设立国境卫生检疫机关，对进出境人员、货物、行李及交通工具等实施医学检查和必要的卫生处理。《中华人民共和国国境卫生检疫法》规定的传染病包括检疫传染病和监测传染病。检疫传染病是指鼠疫、霍乱、黄热病（其检疫期限分为 6 天、5 天、6 天）以及国务院确定和公布的其他传染病，如 2003 年的 SARS 和 2004 年的禽流感等新发传染病。监测传染病由国家卫生健康行政部门确定和公布。②国内卫生检疫：依据我国《国内交通卫生检疫条例》，当国内某地区发生传染病疫情时，可由国家卫生检疫机关批准实行疫区检疫，其目的是防止传染病由疫区传播至非疫区。

（二）传染病疫情的控制和管理

1. 传染病报告　是传染病监测的手段之一，也是控制和消除传染病的重要措施。

（1）报告病种和类别　目前，法定报告传染病分为甲、乙、丙三类共 40 种。2004 年 12 月 1 日起施行的《中华人民共和国传染病防治法》规定，国务院可以根据情况，增加或者减少甲类传染病病种，并予公布；国务院卫生健康行政部门可以根据情况，增加或者减少乙类、丙类传染病病种，并予公布。

（2）责任报告人　各级各类医疗机构、疾病预防控制机构、采供血机构等均为责任报告单位，其执行职务的医疗保健人员、卫生防疫人员包括乡村医生、个体开业医生等皆为疫情责任报告人，应依法进行疫情报告。

（3）报告时限　发现甲类传染病和乙类传染病中的新型冠状病毒肺炎、传染性非典型肺炎、肺炭疽、人感染高致病性禽流感患者、疑似患者或病原携带者，或发现其他传染病或不明原因疾病暴发时，应于 2 小时内以最快的方式向当地的疾病预防控制机构报告。其他乙类和丙类传染病以及其他重点监测传染病应于 24 小时内进行网络报告，未实行网络直报的责任报告单位应于 24 小时内寄送传染病报告卡。

⊕ **知识链接**

目前我国法定报告传染病的种类

甲类传染病（2 种）：鼠疫、霍乱。

乙类传染病（27 种）：传染性非典型肺炎、艾滋病、病毒性肝炎、脊髓灰质炎、人感染高致病性禽流感、麻疹、流行性出血热、狂犬病、流行性乙型脑炎、登革热、炭疽、细菌性和阿米巴性痢疾、肺结核、伤寒和副伤寒、流行性脑脊髓膜炎、百日咳、白喉、新生儿破伤风、猩红热、布鲁氏菌病、淋病、梅毒、钩端螺旋体病、血吸虫病、疟疾、人感染 H7N9 禽流感、新型冠状病毒肺炎。

丙类传染病（11 种）：流行性感冒、流行性腮腺炎、风疹、急性出血性结膜炎、麻风病、流行性和地方性斑疹伤寒、黑热病、包虫病、丝虫病、其他感染性腹泻病（除霍乱、细菌性和阿米巴性痢疾、伤寒和副伤寒以外的感染性腹泻病）、手足口病。

2. 针对传染源的措施 只有尽快管理传染源，才能防止传染病在人群中的传播蔓延。

（1）针对患者的措施 应做到"五早"即早发现、早诊断、早报告、早隔离、早治疗。患者一经诊断为传染病或可疑传染病，应立即实行分级管理。

甲类传染病患者和乙类传染病中的新型冠状病毒肺炎、传染性非典型肺炎、肺炭疽和人感染高致病性禽流感患者应实施隔离治疗，必要时可请公安机关协助。

乙类传染病患者，根据病情可在医院或家中隔离治疗，隔离通常应至临床或实验室证明患者已痊愈为止。对传染源作用不大的肾综合征出血热、钩端螺旋体病、布鲁氏菌病患者可不必隔离。

丙类传染病中的瘤型麻风患者必须经临床和微生物学检查证实痊愈才可恢复工作、学习。

传染病疑似患者必须接受医学检查、随访和隔离措施，不得拒绝。甲类传染病疑似患者必须在指定场所进行隔离观察、治疗。乙类、丙类传染病疑似患者可在医疗机构指导下进行治疗或隔离。

（2）针对病原携带者的措施 对病原携带者应做好登记、管理和随访至其病原体检查 2~3 次阴性后。在饮食、托幼和服务行业工作的病原携带者须暂时离开工作岗位，久治不愈的伤寒或病毒性肝炎病原携带者不得从事有传播给他人危险的职业。艾滋病、乙型和丙型病毒性肝炎、疟疾病原携带者严禁献血。

（3）针对接触者的措施 凡与传染源有过接触并有受感染可能者都应接受检疫。检疫期为最后接触日至该病的最长潜伏期。①留验：即隔离观察。对甲类传染病接触者应进行留验，即在指定场所进行观察，限制活动范围，实施诊察、检验和治疗。②医学观察：对乙类和丙类传染病接触者应施行医学观察，即在正常工作、学习的情况下，接受体格检查、病原学检查和必要的卫生处理。③应急接种和药物预防：对潜伏期较长的传染病（如麻疹）可对接触者施行预防接种。此外还可采用药物预防，如服用青霉素预防猩红热，服用乙胺嘧啶或氯喹预防疟疾等。

（4）针对动物传染源的措施 对人类危害大且经济价值不大的动物传染源应予彻底消灭，如灭鼠；对危害大的病畜或野生动物应予捕杀、焚烧或深埋，如患疯牛病和炭疽病的家畜；对危害不大且有经济价值的病畜可予以隔离治疗。此外，还要做好家禽、家畜和宠物的预防接种和检疫工作。

3. 针对传播途径的措施 因各种传染病的传播途径不同，故采用针对传播途径的措施也各不相同。如肠道传染病主要由粪便排出病原体而污染环境，开展污染物品和环境消毒、饮水消毒和培养个人良好卫生习惯是十分重要的；呼吸道传染病主要经空气传播，保持室内通风、戴口罩和空气消毒是非常重要的；针对虫媒传染病，可根据不同媒介昆虫的生态习性特点采取不同的杀虫办法。

消毒、杀虫是切断传播途径的有效措施。

（1）消毒 是用化学、物理、生物的方法杀灭或消除外环境中病原体的一种措施，其目的是通过清除外环境中的病原体，切断传播途径、阻止病原体的传播。可分为预防性消毒和疫源地消毒。

预防性消毒是在未发现明确传染源的情况下，对可能受病原体污染的场所、物品和人体施行的消毒，如空气消毒、餐具消毒、饮用水消毒、乳品消毒、手术室消毒和医护人员手消毒等。

疫源地消毒是对现有或曾有传染源存在的场所进行的消毒，其目的是消灭传染源排出的病原体。可分为随时消毒和终末消毒。①随时消毒：指在有传染源存在的疫源地，对其排泄物及分泌物或被污染的物品、场所及时进行消毒。②终末消毒：指传染源痊愈、死亡或离开后对疫源地进行的一次彻底消毒，其目的是清除传染源播散在外界环境中的病原体。对外界环境抵抗力较强的病原体需要进行终末消毒，如鼠疫、霍乱、SARS、新型冠状病毒肺炎等。

4. 针对易感者的措施

（1）免疫预防 主要有以下三种方式：①计划免疫，即常年进行的儿童基础免疫和根据流行病学监测在流行期前对重点人群或重点地区人群进行的预防接种；②应急接种，即存在传染病流行威胁时所进行的预防接种；③暴露后接种，在暴露于某病的传染源后或暴露于某种感染因子后所进行的预防接种。当传染病流行时，被动免疫可以为易感者提供及时的保护抗体，如注射胎盘球蛋白和丙种球蛋白预防麻疹、流行性腮腺炎、甲型肝炎等。高危人群应急接种可以通过提高群体免疫力来及时制止传染病大面积流行，如麻疹疫苗在感染麻疹 3 天后或潜伏期早期接种均可控制发病。

（2）药物预防　可以作为一种应急措施来预防传染病的传播。但药物预防作用时间短、效果不巩固，易产生耐药性，因此其应用具有较大的局限性。

（3）个人防护　接触传染病的医务人员和实验室工作人员应严格遵守操作规程，配置和使用必要的个人防护用品。可能暴露于传染病生物传播媒介的个人需穿戴防护用品如口罩、手套、鞋套等，如疟疾流行区使用蚊帐防按蚊叮咬。

5. 传染病暴发、流行时的紧急措施　根据《中华人民共和国传染病防治法》规定，传染病暴发、流行时，县级以上地方人民政府应当立即组织力量，按照传染病预防、控制预案进行防治，切断传染病的传播途径，必要时，报经上一级人民政府决定后，可以采取下列紧急措施并予以公告：①限制或者停止集市、影剧院演出或者其他人群聚集的活动；②停工、停业、停课；③封闭或者封存被传染病病原体污染的公共饮用水源、食品以及相关物品；④控制或者扑杀染疫野生动物、家畜家禽；⑤封闭可能造成传染病扩散的场所。

在采取以上紧急措施的同时，应立即组织开展传染病暴发调查，并实施有效的疫情防控措施，包括隔离传染源、治疗患者尤其是抢救危重患者，检验和分离传染病病原体，切断导致传染病暴发、流行的传播途径，控制危险因素，如封闭可疑水源、饮水消毒、禁食可疑食物、捕杀动物传染源和应急接种等。

目标检测

答案解析

选择题

【A1 型题】

1. 构成传染病流行过程的三个基本环节是（　　）

　　A. 微生物、宿主、媒介　　　　　　　　　　B. 传染源、传播途径、易感人群

　　C. 病原体、环境、宿主　　　　　　　　　　D. 病原体数量、致病力、定位

　　E. 病原体、人体、他们所处的环境

2. 传染源不包括（　　）

　　A. 病原携带者　　　　　　　　　　　　　　B. 传染病患者

　　C. 受感染的动物　　　　　　　　　　　　　D. 有血吸虫尾蚴的钉螺

　　E. 受污染的食物

3. 决定传染病易感接触者隔离期限长短的主要依据是（　　）

　　A. 前驱期　　　　B. 潜伏期　　　　C. 临床期　　　　D. 恢复期　　　　E. 传染期

4. 传染病患者能排出病原体的整个时期称为（　　）

　　A. 潜伏期　　　　B. 前驱期　　　　C. 传染期　　　　D. 极期　　　　E. 恢复期

5. 下列不属于水平传播的是（　　）

　　A. 经空气传播　　　　　　　　　　　　　　B. 经水传播

C. 娩出前从母亲到后代之间的传播　　　　　D. 经食物传播

E. 经媒介节肢动物传播

6. 会使人群易感性降低的因素是（　　）

A. 计划免疫　　　　　　　　　　　　　　　B. 新生儿增加

C. 易感人口迁入　　　　　　　　　　　　　D. 免疫人口免疫力自然消退

E. 免疫人口死亡

7. 影响和制约传染病流行的两因素指的是（　　）

A. 自然因素、气候因素　　　　　　　　　　B. 气候因素、地理因素

C. 地理因素、社会因素　　　　　　　　　　D. 社会因素、气候因素

E. 自然因素、社会因素

8. 疫源地消灭的条件是（　　）

A. 外环境中的病原体已经被彻底清除

B. 传染源被移走或不再排出病原体

C. 全部易感者经过该病的最长潜伏期观察均未发病或感染

D. A + B + C

E. 上述均错误

9. 根据《中华人民共和国传染病防治法》，甲类传染病是指（　　）

A. 鼠疫、狂犬病　　　　　　　　　　　　　B. 黑热病、炭疽

C. 鼠疫、炭疽　　　　　　　　　　　　　　D. 鼠疫、霍乱

E. 炭疽、霍乱

10. 饭店的碗筷每次用过之后，都要及时清洗消毒，这属于（　　）

A. 预防性消毒　　　　　　　　　　　　　　B. 疫源地消毒

C. 随时消毒　　　　　　　　　　　　　　　D. 终末消毒

E. 以上都不对

（刘成凤）

书网融合……

本章小结　　　　　　　　微课　　　　　　　　题库

第十章　慢性非传染性疾病的预防与控制

PPT

⇒ 案例引导

案例：患者，男，45岁，因头痛就诊。查体：血压160/110mmHg，心率96次/分，律齐，主动脉瓣听诊区第二心音亢进，心界向左下扩大，显然患者的头痛是高血压增高引起的，而后询问其他情况得知，其父亲、兄弟均是高血压患者，该男子饮食偏咸，饮酒，不吸烟，工作任务繁重，没有时间运动。

讨论：1. 该患者存在的主要问题（危险因素）有哪些？

2. 应如何指导该患者进行自我管理？

第一节　概　述

一、慢性非传染性疾病的定义和防控意义

慢性非传染性疾病（non-communicable chronic diseases，NCDs）简称慢性病，是对起病隐匿、病程较长且病情迁延不愈、缺乏明确的传染性生物病因证据、病因复杂或病因尚未完全明确的一类疾病的概括性总称。慢性病的常见类型有心脑血管疾病（如心脏病发作、卒中和高血压）、恶性肿瘤、慢性呼吸系统疾病（如慢性阻塞性肺疾病和哮喘）以及糖尿病等，这类疾病一般不会在人与人之间传播。

慢性病病程长、病因复杂；患病率高、治愈率及控制率低；多伴有并发症，通常为终身性疾病，需长期管理，卫生服务需求高，治疗费用昂贵。慢性病不仅严重影响患者生命健康和生活质量，而且给个人、家庭和社会造成沉重的经济负担。世界卫生组织发布的《世界卫生统计（2020年）》指出，全球非传染性疾病死亡人数占比从2000年的60.8%增加到2019年的73.6%，有18%的人因心血管疾病、恶

性肿瘤、糖尿病、慢性呼吸系统疾病中的任一种而过早死亡。

近年来，随着我国经济社会发展和卫生健康服务水平的不断提高，居民人均预期寿命不断增长，慢性病患者生存期不断延长，加之人口老龄化、城镇化、工业化进程加快和行为危险因素流行对慢性病发病的影响，我国慢性病患者基数仍将不断扩大，同时因慢性病死亡的比例也会持续增加。《中国居民营养与慢性病状况报告（2020 年）》数据显示，2019 年我国因慢性病导致的死亡占总死亡的 88.5%，导致的疾病负担占总疾病负担的 70% 以上。

可见，慢性病已经是威胁人类健康的首要疾病，也是各国共同关注的重要公共卫生问题。WHO 总干事谭德塞表示，需要"迅速加强对非传染性疾病的预防、诊断和治疗"，开展行之有效的慢性病预防与控制工作已刻不容缓。

二、慢性病的流行特征和危险因素

（一）慢性病的流行特征

1. 全球慢性病流行现状及趋势 据 WHO 统计，2000 年～2019 年，全球各地区四种主要慢性病（恶性肿瘤、心血管疾病、糖尿病和慢性呼吸系统疾病）的死亡率变化趋势各有不同。在全球范围内，慢性呼吸系统疾病的死亡率下降幅度最大，年龄标准化死亡率下降了 37%，其次是心血管疾病和恶性肿瘤，分别下降了 27% 和 16%。然而，糖尿病的年龄标准化死亡率却增加了 3%。全球非传染性疾病过早死亡率（以 30～70 岁四种主要慢性病的死亡率评估）从 2000 年的 22.9% 下降到 2019 年的 17.8%，但 2015 年以来改善缓慢。尽管四种主要慢性病的整体死亡率正在下降，但由于人口增长和老龄化，总死亡人数仍在增加，仅这四大类疾病在 2019 年就夺走了 3320 万人的生命，比 2000 年增加了 28%。非传染性疾病对中低收入国家的影响尤其严重，死亡总数中约 75% 的死亡人数发生在低收入和中等收入国家。

2. 我国慢性病流行现状及趋势 《中国居民营养与慢性病状况报告（2020 年）》显示，我国重大慢性病过早死亡率逐年下降，因慢性病导致的劳动力损失明显减少。2019 年，我国居民因心脑血管疾病、恶性肿瘤、慢性呼吸系统疾病和糖尿病等四类重大慢性病导致的过早死亡率为 16.5%，与 2015 年的 18.5% 相比下降了 2 个百分点，降幅达 10.8%，提前实现 2020 年国家规划目标。但是，2019 年，我国因慢性病导致的死亡占总死亡的 88.5%，其中心脑血管疾病、恶性肿瘤、慢性呼吸系统疾病死亡比例为 80.7%，防控工作仍面临巨大的挑战。同时需重视精神卫生，我国抑郁症患病率达到 2.1%，焦虑障碍患病率为 4.98%。

（二）慢性病的主要危险因素

慢性病及其各种危险因素之间的关系，往往是"一因多果、一果多因、多因多果、互为因果"。脑卒中、冠心病、恶性肿瘤、糖尿病、高血压、慢性呼吸系统疾病等常见慢性病具有共同的危险因素，如吸烟、过量饮酒、不健康饮食、静坐生活方式等。

1. 吸烟 吸烟危害健康已是众所周知的事实。吸烟是慢性支气管炎、肺气肿和慢性气道阻塞的主要诱因之一，是肺癌、膀胱癌、食管癌等恶性肿瘤和心脑血管疾病、慢性阻塞性肺疾病等慢性病的危险因素。对女性，吸烟有特殊危害：可引起月经紊乱、雌激素分泌水平下降、骨质疏松、绝经期提前等，对孕妇，吸烟易发生流产、早产和新生儿低体重。吸烟也对他人健康产生危害。据 WHO 报道，全球吸烟人数在 2019 年为 13.37 亿，有 700 多万人死于烟草导致的各种疾病，约 120 万不吸烟的人因接触二手烟雾而死亡。我国 55% 的 15 岁以上女性每天都遭受被动吸烟的危害，儿童由于缺乏自我保护能力，被动吸烟的情况更为严重。

我国现有吸烟人数超过 3 亿，是世界上烟草生产和消费最大的国家。据国家卫生健康委员会发布的《中国吸烟危害健康报告 2020》数据显示，15 岁及以上人群吸烟率为 26.6%，其中男性吸烟率高达

50.5%，非吸烟者中暴露于二手烟的比例为 56.6%。烟草每年使我国 100 多万人失去生命，如不采取有效行动，预计到 2030 年将增至每年 200 万人，到 2050 年增至每年 300 万人。

2. 过量饮酒　酒精对人体健康的影响与饮酒总量和饮酒方式有关。过度饮酒（excessive drinking）会诱发和恶化糖尿病、高血压、脑卒中、肝硬化、食管癌、胃癌等疾病，对人体大脑、神经、心脏、肝脏等器官造成不同损害，对人的心理和社会功能也会造成损害。酒精会增加血液黏稠度，影响脂肪代谢，刺激胃肠道黏膜，加速营养流失，扰乱大脑协调系统正常运转。过度饮酒对人体的协调和判断力造成损害，易导致家庭内或工作场所的事故及意外伤害的发生。孕妇饮酒影响胎儿正常发育。

过度饮酒行为既危害公共安全，也造成了沉重的疾病、社会和经济负担。据 WHO 报道，2016 年全球因有害使用酒精导致死亡约 300 万例，占全球死亡总数的 5.3%，有害使用酒精导致全球疾病负担的 5% 以上。据 2015 年 ~2017 年中国居民营养与健康状况监测数据，2015 年我国成年男性居民饮酒率为 64.5%，女性为 23.1%，饮酒者中有害饮酒率（即重度饮酒、酗酒）为 13.7%。

3. 不合理膳食与肥胖　随着我国经济的迅速发展，食物供应不断丰富，人们的膳食方式和结构发生变化，偏离平衡膳食的食物消费行为亦日益突出。不合理膳食主要包括食盐及脂肪摄入量过多、谷类食物消费偏低、缺乏微量元素、维生素及膳食纤维摄入不足等。

膳食不合理（高脂、高糖、高盐、能量密度高、微量营养素不足）是超重及肥胖、高血压、糖尿病、高胆固醇血症等慢性病的重要危险因素，还与心血管病、恶性肿瘤等慢性病的发生有密切关系。

肥胖或超重增加患心脏病、卒中、高血压、高血脂、恶性肿瘤等疾病的风险。肥胖患者肺活量降低并且肺的顺应性下降，可导致多种肺功能异常，如活动后呼吸困难、睡眠中呼吸暂停等。儿童期肥胖使成年期肥胖的概率较正常儿童更大。肥胖者内分泌系统的改变造成女孩早熟，男性伴有性欲降低和女性化，青少年肥胖者长大后不育症的发生率增加。据 WHO 报道，全球三分之一人口体重超标，近 20 年来，成人肥胖率增加了 50%，儿童青少年肥胖率翻倍。据《中国居民营养与慢性病状况报告（2020年）》数据显示，我国 6 岁以下和 6~17 岁儿童青少年超重肥胖率分别达到 10.4% 和 19.0%，18 岁及以上居民超重率和肥胖率分别为 34.3% 和 16.4%。

4. 缺乏身体活动　身体活动不足是全球第四大死亡风险因素。缺乏身体活动是超重及肥胖、高血压、糖尿病、心脑血管病等慢性病的重要危险因素。城市化加剧、交通工具的发展、长期静坐工作方式等生活方式和工作条件的改善，使人们的运动量越来越少，缺乏身体活动的现象愈来愈普遍。《世界卫生统计（2020年）》数据显示，全球超过四分之一的成年人缺乏身体活动，女性和男性成人中分别有 31.7% 和 23.4% 身体活动不足。据 WHO 分析，与 1 周 4 天以上每天从事至少 30 分钟中等强度身体活动的人相比，缺乏身体活动的人死亡风险增加 20%~30%；21%~25% 的乳腺癌和结肠癌、约 27% 的糖尿病、约 30% 的缺血性心脏病的主要病因是缺乏身体活动。

5. 其他因素　家系研究和双生子研究证实了遗传因素在恶性肿瘤、心脑血管病、糖尿病、慢性阻塞性肺疾病等多种慢性病发病中的作用。精神、心理和社会因素对慢性病发生也有很大影响，如工作和生活中长期的精神紧张、压抑、挫折、人际关系不和谐等，可能引发抑郁症，也是恶性肿瘤、心脑血管病发病的重要心理因素。职业暴露、环境污染等一些环境因素也是慢性病的危险因素。

第二节　慢性非传染性疾病预防和控制的策略与措施

一、慢性病的预防和控制策略

（一）WHO 的慢性病防控策略

WHO 针对慢性病制定的防控战略目标是：建立全球性预防与控制慢性病的公共卫生方法，发展多种国际的预防活动，促进多数成员国家采取行动，将慢性病的预防与控制作为卫生工作的重点领域，开展综合防治措施和多部门参与的活动计划，共同进行慢性病的预防与控制，改善人口健康状况。

为减轻可避免的非传染性疾病负担，WHO《2013—2020 年非传染性疾病全球行动计划》提到，在 2025 年将由非传染性疾病导致的死亡数降低 25%，各国在 2015 年根据《2014 年全球非传染性疾病现状报告》所报 2010 年基线数据设定国家目标并衡量进展情况。

该计划提出了几个重要原则，具体如下。①采取生命全程策略，从育龄妇女健康开始，受孕前、产前、婴幼儿、儿童青少年、成年和老年，每个阶段都有预防和控制慢性病的机会。其中，生命早期的干预是第一级预防的最佳时机。②动员全社会参与到慢性病的防控行动中来。③慢性病防控策略和实践应该基于当前最好的科学证据和（或）最佳实践、现有资源、社会的需要和价值取向，即循证的方法。④实现健康广覆盖，即所有人都能平等地获得基本公共卫生服务以及基本的、安全、可负担、有效的药品，特别强调贫困人群、社会弱势群体不会因为使用这些服务而有很大的经济压力。⑤在全社会参与到慢性病防控实践的过程中，必须保护公共卫生政策、防控策略和多部门行动不会受到任何形式的既定利益的不恰当的影响，如烟草防控。⑥达到可实现的健康的最高标准是每个人享有的最基本的权利，不会因性别、国家、民族、语言、宗教信仰、社会经济状况等不同。⑦应该认识到，慢性病表现出来的不平等的分布根本上是因为健康的社会决定因素的分布不平等。针对这些决定因素采取的行动，对于全人群或弱势群体来说就是创造包容、公平、生产力高和健康的社会。⑧应该充分认识到政府在慢性病防控中的主导作用和责任，同时发挥国际协作的重要作用。⑨有效的慢性病防控需要多部门行动。各部门在决策过程中应该充分考虑不同决策对健康及其决定因素的影响，保证决策对人群健康是无害或有益的。

（二）中国的慢性病防控策略

党中央、国务院高度重视慢性病防控工作，《国民经济和社会发展"十四五"规划纲要》指出，要"强化慢性病预防、早期筛查和综合干预"；《"健康中国 2030"规划纲要》提出了"实施慢性病综合防控战略"的任务要求，并明确了"降低重大慢性病过早死亡率"的发展目标。

2017 年，国务院办公厅发布了《中国防治慢性病中长期规划（2017—2025 年）》（以下简称《规划》），这是首次以国务院名义印发慢性病防治规划，是今后 5～10 年做好慢性病防治工作、提高居民健康期望寿命、推进健康中国建设的纲领性文件。

1. 防治基本原则　坚持统筹协调；坚持共建共享；坚持预防为主；坚持分类指导。

2. 防治策略　①加强健康教育，提升全民健康素质：开展慢性病防治全民教育；倡导健康文明的生活方式。②实施早诊早治，降低高危人群发病风险：促进慢性病早期发现；开展个性化健康干预。③强化规范诊疗，提高治疗效果：落实分级诊疗制度；提高诊疗服务质量。④促进医防协同，实现全流程健康管理：加强慢性病防治机构和队伍能力建设；构建慢性病防治结合工作机制；建立健康管理长效工作机制。⑤完善保障政策，切实减轻群众就医负担：完善医保和救助政策；保障药品生产供应。⑥控制危险因素，营造健康支持性环境：建设健康的生产生活环境；完善政策环境；推动慢性病综合防控示范区创新发展。⑦统筹社会资源，创新驱动健康服务业发展：动员社会力量开展防治服务；促进医养融合发展；推动互联网创新成果应用。⑧增强科技支撑，促进监测评价和研发创新：完善监测评估体系；推动科技成果转化和适宜技术应用。

二、慢性病的预防和控制措施

（一）慢性病的三级预防

1. 一级预防　通过健康教育和健康促进传播健康相关知识，提高人们对慢性病的认识，鼓励人们自觉选择健康的生活方式，改善饮食习惯和结构，戒烟限酒，合理膳食，适量运动，控制体重。

2. 二级预防　对高危人群进行普查、筛检和定期健康检查，加强慢性病宣传教育，提高居民的自我检查、自我管理意识。

3. 三级预防　是针对慢性病患者所采取的预防措施，即对症治疗，延缓病情发展，预防并发症和残疾，促进生理、心理和社会功能的康复，提高生存质量，延长寿命。

⊕ **知识链接**

慢性病的具体预防措施（以高血压为例）

每个人都能通过5项具体措施，把罹患高血压并导致相应不良后果的概率降到最低。

1. 注重健康饮食，促进健康的生活方式，重点是婴儿和青年人的营养要适当；将盐的摄入量降至每日5g以下（略少于一汤匙）；每天吃5份水果和蔬菜；降低饱和脂肪和总脂肪摄入量。

2. 避免有害使用酒精，例如，男性每天摄入酒精量少于20g，女性在15g以下。

3. 定期进行身体活动，鼓励儿童和青年人进行身体活动（每天至少半小时）。保持正常体重：每减轻5kg多余体重可使收缩压下降2～10个点。

4. 停止使用烟草和接触烟草制品。

5. 以健康的方式处理压力，如可进行默想、适当的体育锻炼和积极的社交活动等。

（二）慢性病的社区综合防治

1. 社区健康教育　慢性病的社区综合防治是预防和控制慢性病的重要环节。在社区人群中开展健康教育，普及慢性病的预防、诊断、治疗等相关知识，实施重点人群和重点场所的健康教育，促进居民形成健康的行为方式，开展高危人群和重点慢性病筛查，不断完善慢性病监测系统，规范慢性病患者管理。

2. 慢性病自我管理（chronic disease self‑management，CDSM）　是指在卫生保健专业人员的协助下，慢性病患者承担一些预防性或治疗性的卫生保健活动。它通过系列健康教育课程教给患者自我管理所需知识、技能、信心以及和医生交流的技巧，来帮助慢性病患者在得到医生更有效的支持下，主要依靠自己解决慢性病给日常生活带来的各种躯体和情绪问题。有效的慢性病自我管理可以改善患者健康和生活质量，减少卫生服务利用，对慢性病防治有重要意义（图10‑1）。

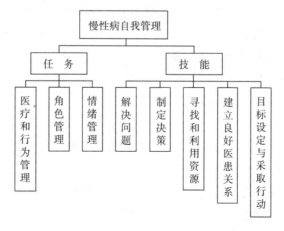

图10‑1　慢性病自我管理的任务和技能示意图

（1）慢性病自我管理的任务

1）医疗和行为管理　按时服药、定期就诊，改变高盐、高脂肪、酗酒、长时间静坐等高危行为。

2）角色管理　维持日常角色，如做家务、正常工作、社会交往等。

3）情绪管理　对疾病带来的情绪如焦虑、挫折感、愤怒等，能通过合适的宣泄方式（如向他人倾诉、慢跑等）处理好情绪，最终平复心情。

（2）慢性病自我管理的技能

1）解决问题的技能　认识到自身问题所在，寻求帮助，尝试解决。

2）制定决策的技能　如制订合适的锻炼计划。

3）寻找和利用资源的技能　如寻求社区卫生服务机构帮助。

4）建立良好医患关系的技能　与医生相互理解和尊重，加强联系，共同管理疾病。

5）目标设定与采取行动的技能　制订行动计划并付诸实施，确保对行动的信心和决心。

（3）社区对慢性病患者自我管理的支持　社区长期持续性地为慢性病患者自我管理提供场所支持，充分利用社区资源，开展系列健康教育课程，培训患者的自我管理能力，提高患者自我管理的知识、技能和信心，医患之间、患者之间进行双向、及时、有效的交流，鼓励患者进行自我管理。

（4）医师对慢性病患者自我管理的支持　主要包括4项内容：日常自我管理活动的支持、指导、评估和帮助，有效的临床管理，准确的诊疗计划和紧密的随访。要帮助医师完成这些支持任务，必须进行有关慢性病自我管理的培训，让医师掌握有效的自我管理支持技巧。

（5）支持医师对慢性病患者自我管理支持的系统改变　①促进服务质量的提高及服务创新，为支持患者自我管理提供政策、制度及激励机制；②改变服务提供方式，提高医疗服务效率，提高自我管理效果；③促进医疗机构提供符合科学依据及患者选择的卫生服务；④提供信息系统支持，利用患者及人群数据来帮助提高服务质量及效率，如为服务提供者及患者建立及时电子邮件提醒等。

目标检测

答案解析

【A1 型题】

1. 下列关于慢性非传染性疾病的描述，错误的是（　　）

　　A. 是指以生活方式、环境危险因素为主引起的疾病

　　B. 包括肿瘤、心脑血管疾病、糖尿病、慢性阻塞性肺疾病等为代表的一组疾病

　　C. 该类疾病的病程可以很短

　　D. 该类疾病的发生可能与传染因子有关

　　E. 该类疾病一般无传染性

2. 下列关于慢性病特性的描述，错误的是（　　）

　　A. 病因复杂　　　　　　　　　B. 起病隐匿　　　　　　　　　C. 病程长

　　D. 病情迁延不愈　　　　　　　E. 人与人之间的传播方式为接触性传播

3. 下列不属于慢性非传染性疾病的是（　　）

　　A. 血脂异常　　B. 糖尿病　　　C. 高血压　　　D. 外伤　　　E. 慢性阻塞性肺疾病

4. 患者，男，50 岁，冠心病患者，在其进行规律锻炼，合理饮食的基础上，他的妻子经常劝他规律服药，这属于（　　）

　　A. 一级预防　　B. 二级预防　　C. 三级预防　　D. 原生级预防　　E. 以上均不是

5. 下列预防措施中不属于一级预防的是（　　）

　　A. 合理营养　　B. 保护环境　　C. 预防接种　　D. 定期复查　　E. 健康教育

6. 某慢性病患者被要求尽量承担自己所患疾病的责任，他需要做的是（　　）

    A. 定期去就诊　　　　　　　　　　　　　B. 向医生报告病情

    C. 养成锻炼习惯　　　　　　　　　　　　D. 报告药物效果

    E. 以上都是

7. 目前公认的导致四类主要慢性病的最重要的、共同的、可改变的四大行为危险因素不包括（　　）

    A. 吸烟　　　　B. 赌博　　　　C. 过量饮酒　　　　D. 水果摄入不足　　　　E. 少体力活动

8. 下列关于慢性病的防控实践，错误的是（　　）

    A. 主要针对不可改变的危险因素　　　　B. 建立支持性的环境

    C. 提高个体的健康素养　　　　　　　　D. 提供有效的临床预防服务

    E. 提供有效的疾病管理

（王春平）

书网融合……

    本章小结　　　　　　　　　微课　　　　　　　　　题库

第十一章　突发公共卫生事件

PPT

📖 学习目标

知识要求：

1. **掌握**　突发公共卫生事件的概念、分类、分级和特点。
2. **熟悉**　我国突发公共卫生事件应急体系；突发公共卫生事件的应对程序。
3. **了解**　突发公共卫生事件的应急响应与处置有效运行的六大系统。

技能要求：

初步具备突发公共卫生事件的应对能力。

素质要求：

具有将临床与预防紧密结合，综合处置突发公共卫生事件的应急素质。

　　人类社会的发展史是一部应对突发事件的实践史和斗争史，了解和认识各种突发事件的本质及其发展规律，总结和提炼突发事件应对的经验与智慧，是人类从容驾驭并战胜突发事件的精髓所在。本章将在重点介绍突发公共卫生应急事件相关概念、特点等内容的基础上，系统阐述突发公共卫生事件的应对过程，以期帮助读者能够更好地把握突发公共卫生事件的应对规律。

⇒ 案例引导

　　案例： 2003年SARS疫情袭卷全球，造成了总计8422例SARS感染病例，以及916例患者死亡。疫情初期，在信息缺乏的情况下，疾病本身的传染性、致死性及其诱发的公众恐慌情绪相互叠加，加倍地放大了传染病的威胁和影响。

　　SARS疫情让公众认识了突发公共卫生事件并领教了它的巨大威力与破坏力，其对亚洲乃至全球经济带来非常大的冲击。中国政府深刻地认识到对突发公共卫生事件进行管理的重要性，对国家公共卫生体系进行了深刻反思，将健康安全提升到国家安全的战略高度加以重视和研究。极大地推动了突发公共卫生事件理论和实践的发展。

　　讨论：1. 突发公共卫生事件有哪些特点？
　　　　　2. 突发公共卫生事件如何应对？

第一节　概　述

一、突发公共卫生事件的概念

　　突发事件（emergency）是指突然发生、造成或可能造成公共威胁或危害的、影响人们生命、财产和环境安全并需要人们紧急处置和应对的事件。突发事件暴发往往会对公众的健康、生命、财产安全带来威胁，干扰社会正常生产、生活秩序，甚至影响到社会的稳定和安全，根据突发事件发生的原因、机制和危害对象，我国突发事件应对法将其分为四类：自然灾害、事故灾难、社会安全事件以及公共卫生事件。

我国《突发公共卫生事件应急条例》中规定，突发公共卫生事件（public health emergency）是指突然发生，造成或者可能造成社会公众身心健康严重损害的重大传染病疫情、群体性不明原因疾病、重大食物和职业中毒以及其他严重影响公众身心健康的事件。

重大传染病疫情指发生《中华人民共和国传染病防治法》规定的传染病或新的传染病暴发或流行严重的疫情，包括甲类、乙类与丙类传染病暴发或多例死亡、罕见或已消灭的传染病、临床及病原学特点与原有疾病特征明显异常的疾病、新出现传染病的疑似病例等。群体性不明原因疾病指在一定时间内，某个相对集中的区域内同时或者相继出现多个临床表现基本相似患者，但又暂时不能明确诊断的疾病。重大食物和职业中毒事件指危害严重的急性食物中毒和职业中毒事件等。从公共卫生的角度考虑，需要紧急应对的公共卫生事件还包括生物、化学、核辐射、恐怖袭击事件、毒物泄漏事件、放射性危害事件、地震、海啸、洪水等严重自然灾害以及其他严重影响民众健康事件等。

世界各国根据其面临的主要健康威胁的不同，对突发公共卫生事件的定义和关注也会有所不同，如美国重视生物恐怖、核攻击和化学武器袭击等事件。

二、突发公共卫生事件的分级

按照突发公共卫生事件的性质、严重程度、可控性和影响范围，可分为Ⅰ级（特别重大）、Ⅱ级（重大）、Ⅲ级（较大）和Ⅳ级（一般），分别对应红色、橙色、黄色和蓝色预警。对突发公共卫生事件进行分级，目的是落实应急管理的责任和提高应急处置的效能。Ⅰ级由国务院负责组织处置；Ⅱ级由省级人民政府负责组织处置；Ⅲ级由市（地）级人民政府负责组织处置；Ⅳ级由县级人民政府负责组织处置（图11-1）。

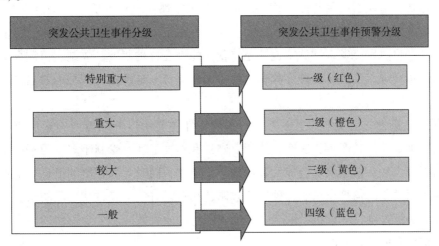

图11-1　突发公共卫生事件分级

其中，特别重大突发公共卫生事件主要包括以下内容。

（1）肺鼠疫、肺炭疽在大、中城市发生并有扩散趋势，或肺鼠疫、肺炭疽疫情波及2个以上的省份，并有进一步扩散趋势。

（2）发生 SARS、人感染高致病性禽流感病例，并有扩散趋势。

（3）涉及多个省份的群体性不明原因疾病，并有扩散趋势。

（4）发生新传染病或我国尚未发现的传染病发生或传入，并有扩散趋势，或发现我国已消灭的传染病重新流行。

（5）发生烈性病菌株、毒株、致病因子等丢失事件。

（6）周边以及与我国通航的国家和地区发生特大传染病疫情，并出现输入性病例，严重危及我国公共卫生安全的事件。

（7）国务院卫生行政部门认定的其他特别重大突发公共卫生事件。

三、突发公共卫生事件的特点

1. 危害性　主要表现在三个方面，首先，突发公共卫生事件往往造成大量人员伤亡，对人类的生命和健康构成严重的威胁，同时还会造成心理伤害，由于事件的发生往往都比较突然，并且危害重大，常常超出人们的心理准备，对人们产生强烈的刺激，出现恐慌、焦虑、神经症和忧郁等精神神经症状；其次突发公共卫生事件影响正常的社会秩序，对经济发展和国家安全产生威胁，一个简单的公共卫生领域的问题，不仅会破坏基础设施，还会妨碍医疗卫生机构提供正常的医疗卫生服务，妨碍学校和其他公共场所的正常秩序，影响居民的正常生活和社会稳定，事件进一步扩大还会引发到教育秩序、交通运输、贸易、旅游等社会领域，如禽流感的爆发从单纯的畜禽疾病扩展到危及食品、医药产品、新型生物技术产业和公共卫生健康等重大问题；此外，突发公共卫生事件还会使得国家或地区形象受损，造成一定的政治影响，如果频繁发生或者处理不当，可能对国家或者地区的形象产生很大的负面影响，也可使医疗卫生等有关单位和政府有关部门产生严重的公共信任危机，甚至有可能影响地区或者国家的稳定。

2. 突发性和紧迫性　突发公共卫生事件往往是突如其来、不易预测的，因此需要人们进行各种能力准备和物资储备。它强调的是一种紧急状态、一种迫在眉睫的危机或危险局势，并对公民造成影响以及对整个社会的正常生活构成威胁。紧迫性首先体现在对事件本身的要求，其发展变化的不确定性和瞬息万变的特点，迫切要求应对的及时性。其次，紧迫性还体现在应对者所面临的巨大时间和心理压力。由于事发突然、情况紧急、危害严重，如果不能在充满不确定性的条件下尽快决策，可能导致最有效的应对契机稍纵即逝；再次，突发事件的紧迫性还体现在能否在各种制度、体制、机制束缚条件下，迅速调动人、财、物信息资源，实现对各种资源有效地协调与整合。这种资源调动的紧迫性会给应对者带来巨大的压力。

3. 不确定性和复杂性　突发公共卫生事件的不确定性主要由以下几方面因素造成的：①突发公共卫生事件本身的不确定性，其产生、发展、演变轨迹具有不确定性，受制于多重因素的影响和驱动；②信息本身带来的不确定性，信息缺乏会加大决策的不确定性，同时，高强度的信息需求也会催生信息过量，导致各种混乱而嘈杂的信息充斥于各种信息载体，在缺乏有效信息过滤手段的情况下，会导致决策者无从适从，加大决策难度；③危机借助于各种媒体产生的放大效应、公众迫切的诉求和压力等也会成为导致危机不确定性发展的重要原因。

突发公共卫生事件的复杂性主要是由以下几方面因素造成的：①由自然因素、人为因素等多种原因造成；②突发公共卫生事件后果的复杂性；③事件本身及其连锁效应所诱发的多种危害，需要人们通过多部门的合作以及综合的应对策略和手段来处置。

4. 群体性和公共性　突发公共卫生事件的群体性和公共性往往会通过其造成的群体性危害、群体行为、群体事件、群体社会压力等方式表现出来。事件所引发的媒体和公众的聚焦，又会进一步将其推向政府和公众的议事日程，使之成为整个社会关注的重大公共问题。突发公共卫生事件的发展、演变以及处置过程具有明显的群体性和公共性特征。

5. 快速播散性和全球性　突发公共卫生事件的快速播散性体现在两个方面。一是事件信息和影响的快速传播性。在信息化时代，媒体在突发公共卫生事件危机中扮演了一个独特的角色，特别是互联网以及全球传播网络的无缝连接，会在一定程度上加剧突发事件诱导的心理危机的跨国、跨疆界的传播。而媒体对危机事件的反复、爆炸式报道，也会在一定程度上导致群体性恐慌、焦虑等情绪的全球传播。二是传染病疫情本身的快速传播性。目前日益现代化的海、陆、空立体交通网络也加剧了传染病在世界范围内快速传播的可能性。

> ⊕ **知识链接**
>
> 2003 年，美国发现一例疑似疯牛病案例，马上就给刚刚复苏的美国经济带来一场破坏性很强的飓风。受到冲击的首先是总产值高达 1750 亿美元的美国牛肉产业和 140 万个工作岗位；而作为牛肉业主要饲料来源的美国玉米和大豆业也受到波及，其期货价格呈现下降趋势。但最终推波助澜，将"疯牛病飓风"损失发挥到最大的，还是美国消费者对牛肉产品的信心下降。在全球化的今天，这种恐慌情绪不仅造成了美国国内餐饮企业的萧条，甚至扩散到了全球，至少 11 个国家宣布紧急禁止美国牛肉进口。

第二节 我国公共卫生应急管理

2003 年 SARS 疫情暴发之前，我国卫生应急管理模式是临时性的，没有常设专门的卫生应急管理部门和技术机构，缺乏相应的法律法规和预案等制度和规范等。SARS 疫情发生后，我国卫生应急体系迅速发展，并在之后的各类突发事件应对实践中不断完善，形成了卫生应急管理体制、应急运行机制、应急法制体系与应急预案构成的"一案三制"的基本制度框架，从宏观、中观和微观层面构建起了保障卫生应急反应组织系统能够有效运作的制度和操作规范体系，并构成了我国应急反应体系的核心内容。

一、我国突发公共卫生事件应急体系

我国突发公共卫生事件应急体系是由应急指挥管理组织系统、疾病预防控制机构系统、卫生监督机构系统、卫生应急医疗救援组织系统、高等院校、科研院所、企业、非政府组织、社区组织等众多部门和组织机构参与而形成的多主体、多部门、多角色参与的复杂应对系统。

我国卫生应急体系经历了一系列重要的突发公共卫生事件的考验，如 2005 年四川资阳人感染猪链球菌病疫情事件；2008 年四川汶川大地震救灾防病，安徽阜阳手足口病疫情事件，奶粉三聚氰胺导致婴幼儿肾结石事件；2009 年甲型 H1N1 流感大流行应对；2011 年新疆输入性脊髓灰质炎野病毒暴发疫情等。2020 年，经过艰苦卓绝的努力，中国付出巨大代价和牺牲，有力扭转了新冠肺炎疫情局势，用 1 个多月的时间初步遏制了疫情蔓延势头，用 2 个月左右的时间将本土每日新增病例控制在个位数以内，用 3 个月左右的时间取得了武汉保卫战、湖北保卫战的决定性成果，疫情防控阻击战取得重大战略成果。这些事件的应对和经验总结，都极大地促进了我国卫生应急体系的发展。2022 年，国家为了加强疾病预防控制工作，成立了国家疾病预防控制局，原国家卫健委的应急办正式成为疾控局内设机构。

目前，从中央到地方的卫生应急组织体系及相互之间的关系详见图 11-2。

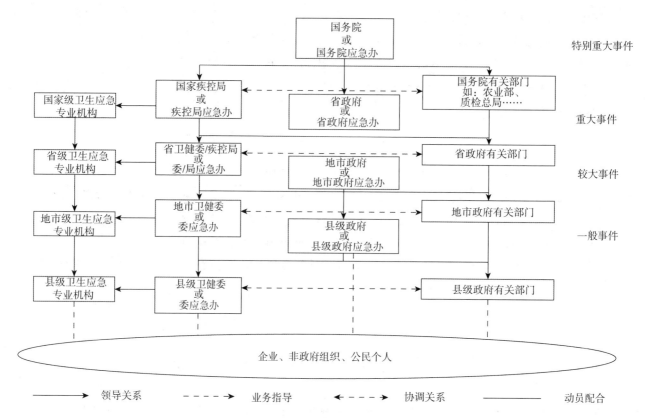

图 11-2　我国各级卫生应急组织体系及相互之间示意图

二、我国突发公共卫生事件应急管理体制

卫生应急管理体制（public health emergency management system）是指为了预防和减少突发公共卫生事件的发生，控制、减轻和消除突发公共卫生事件引起的严重社会危害，建立的以政府为核心，由社会组织、企事业单位、公民个人甚至国际社会共同参与的有机体。总体而言，卫生应急管理体制是一个开放的体系，可针对不同类型和不同级别的突发公共卫生事件，快速灵活地构建相应恰当的管理体制，确定各自的职权关系，将卫生系统内部的纵向关系、卫生与其他部门的横向关系有机地联系起来，保证卫生应急体系有效运转。

2006 年 6 月 15 日，《国务院关于全面加强应急管理工作的意见》提出，要"健全分类管理、分级负责、条块结合、属地为主的应急管理体制，落实党委领导下的行政领导责任制，加强应急管理机构和应急救援队伍建设"。2007 年 11 月 1 日正式实施的《突发事件应对法》明确规定，国家建立"统一领导、综合协调、分类管理、分级负责、属地管理"为主的应急管理体制。

（一）统一领导

国务院和县级以上地方人民政府是突发公共卫生事件应对工作的行政领导机关。在突发公共卫生事件应对处置的各项工作中，必须坚持由各级人民政府统一领导，成立应急指挥机构，对工作实行统一指挥。各有关部门都要在应急指挥机构的统一领导下，依照法律法规和规范性文件的规定，开展各项应对处置工作。突发公共卫生事件应急管理体制，纵向包括中央、省（自治区、直辖市）以及市、县级人民政府的应急管理体制，下级服从上级的关系；横向包括突发公共卫生事件发生地的政府及各有关部门，形成相互配合，共同服务于指挥中枢的关系。

（二）综合协调

在突发公共卫生事件应对过程中，参与主体是多样的，既有政府及其部门，也有社会组织、企事业单位、公民个人甚至还有国际援助力量。要实现"反应灵敏、协调有序、运转高效"的应急机制，必须加强统一领导下的综合协调能力建设。首先要明确政府和卫生行政部门的职责；其次要协调人力、物力、技术、信息等保障力量，形成统一的突发公共卫生事件信息系统、应急指挥系统、救援队伍系统、后勤支持系统等；最后要协调各类突发公共卫生事件应对力量，形成"各部门协同配合、社会参与"的联动工作局面。

（三）分级负责

各类突发公共卫生事件的性质、涉及的范围、造成的危害程度各不相同，首先应当由当地政府负责管理，实行分级负责。各级政府及其相关部门都有责任和义务做好突发公共卫生事件的监测和预警工作。地方人民政府平时应当做好信息的收集、分析工作，定期向上级机关报告相关信息，对可能出现的突发公共卫生事件做出风险评估及预警。分级负责明确了各级人民政府在应对突发公共卫生事件中的责任，在突发公共卫生事件处置中发生了责任事故，造成严重损失的，必须追究政府有关部门主要领导和当事人的责任。对于在突发公共卫生事件应对中不履行职责，行政不作为，或者不按法定程序和规定采取措施应对、处置突发公共卫生事件的，要对其进行批评教育，直至对其必要的行政或法律责任追究。

（四）属地管理

在坚持中央对特别重大传染病等应急事件具有集中指挥调度权的基础上，明确地方政府是发现突发公共卫生事件苗头、预防发生、首先应对、防止扩散的第一责任主体，赋予其统一实施处置的权力。属地管理不排除上级人民政府及其有关部门对其工作的指导。

突发公共卫生事件涉及两个以上行政区域的，由有关行政区域共同的上一级人民政府负责，或者由各有关行政区域的上一级人民政府共同负责。突发公共卫生事件发生后，发生地县级人民政府应当立即采取措施控制事态发展，组织开展应急救援和处置工作，并立即向上一级人民政府报告，必要时可以同时越级上报。突发公共卫生事件发生地县级人民政府不能消除或者不能有效控制突发事件引起的严重社会危害的，应当及时向上级人民政府报告。上级人民政府应当及时采取措施，统一领导应急处置工作。法律、行政法规规定由国务院有关部门对突发事件的应对工作负责的，应遵从上述法律法规的规定；地方人民政府应当积极配合并提供必要的支持。

三、我国突发公共卫生事件处置运行机制

有效的突发公共卫生事件处置运行机制能够确保对卫生应急组织系统运行过程中的各个环节进行有效协调，对各种要素进行有机组合和配置。

2006年《国务院关于全面加强应急管理工作的意见》要求构建"统一指挥，反应灵敏，协调有序，运转高效"的应急运行机制。卫生应急运行机制总是在不断的完善中，根据突发公共卫生事件准备和响应的过程，卫生应急运行机制主要包括以下内容。

（一）风险排查机制

卫生应急管理部门和专业机构，要定期深入学校、科研机构、厂矿企业、养老机构、监所等单位，对其传染病、动物疫病、环境健康危害、食品安全隐患、化学品、核设施和放射源等可能引发突发公共卫生事件的风险源进行调查、摸排、登记和风险评估，掌握风险源状况，提前做好防范，以减少或消除突发公共卫生事件的隐患。

（二）监测预警机制

1. 监测报告机制　县级以上人民政府及其有关部门、专业机构应当建立多途径、多渠道的突发公共卫生事件监测系统，建立智慧化多点触发预警机制。县级以上各级人民政府卫生行政部门指定的突发公共卫生事件监测机构、各级各类医疗卫生机构、检验检疫机构、食品药品监督机构、环境保护监测机构、教育机构、市场监管机构、动物防疫机构、养殖机构、林业和草原管理机构等有关单位为突发公共卫生事件监测报告的责任单位。执行职务的各级各类医疗卫生机构的医疗卫生人员、个体开业医生、检疫检验人员以及其他责任报告单位的负责人为突发公共卫生事件的责任报告人。获悉突发公共卫生事件信息的公民、法人或者其他组织，应当立即向所在地人民政府、有关主管部门或者指定的专业机构报告。

地方各级人民政府应当按照国家有关规定向上级人民政府报送突发公共卫生事件信息。县级以上人民政府有关主管部门应当向本级人民政府相关部门通报突发公共卫生事件信息。专业机构、监测网点和信息报告员应当及时向所在地人民政府及其有关主管部门报告突发公共卫生事件信息。

有关单位和人员报送、报告突发公共卫生事件信息，应当做到及时、客观、真实，不得迟报、谎报、瞒报、漏报。

2. 风险评估机制　国家建立健全突发公共卫生事件风险评估制度。县级以上各级疾病预防控制机构会同相关部门专业技术机构应当及时分析突发公共卫生事件异常情况和监测、报告信息，科学分析、综合研判，评估突发公共卫生事件，向政府及其相关部门、机构等提出应对建议，并对社会公众健康风险提示。对需要政府采取预警或应急响应的事件，应当依据职责分工及时向本级人民政府及卫生健康主管部门报告。县级人民政府接到突发公共卫生事件报告后，立即组织专家咨询委员会进行研判。认为可能发生重大或者特别重大突发事件的，应当立即向上级人民政府报告，并向上级人民政府有关部门、当地驻军和可能受到危害的毗邻或者相关地区的人民政府通报。

3. 预警与发布机制　国家建立健全突发公共卫生事件的预警制度。县级以上人民政府应当建立健全突发公共卫生事件的预警系统、平台和智慧化预警多点触发机制。可以预警地突发公共卫生事件的预警级别，按照突发事件发生的紧急程度、发展势态和可能造成的危害程度分为一级、二级、三级和四级，分别用红色、橙色、黄色和蓝色标示，一级为最高级别。

县级以上人民政府接到报告突发公共卫生事件预警及应急响应建议后，及时决定是否采取预警措施或启动应急响应。预警的突发公共卫生事件即将发生或者发生的可能性增大时，县级以上地方各级人民政府应当根据有关法律、行政法规和国务院规定的权限和程序，发布相应级别的警报，决定并宣布有关地区进入预警期，同时向上一级人民政府报告，必要时可以越级上报，并向当地驻军和可能受到危害的毗邻或者相关地区的人民政府通报，以便提早采取防范措施。

发布突发公共卫生事件警报的人民政府应当根据事态的发展，按照有关规定适时调整预警级别并重新发布。有事实证明风险已经解除或者事件已得到有效控制，发布警报的人民政府应当及时宣布调整预警级别或解除警报，调整或解除已经采取的有关措施。

（三）应急响应机制

突发公共卫生事件发生时，事发地的县级、市（地）级、省级人民政府及其有关部门按照分级响应的原则，做出相应级别应急反应。同时，要遵循突发公共卫生事件发生发展的客观规律，结合实际情况和预防控制工作的需要，及时调整预警和反应级别，以有效控制事件，减少危害和影响。要根据不同类别突发公共卫生事件的性质和特点，注重分析事件的发展趋势，对事态和影响不断扩大的事件，应及时升级预警和反应级别；对范围局限、不会进一步扩散的事件，应相应降低反应级别，及时撤销预警。

国务院有关部门和地方各级人民政府及有关部门对在学校、区域性或全国性重要活动期间等发生的突发公共卫生事件，要高度重视，可相应提高报告和反应级别，确保迅速、有效控制突发公共卫生事件，维护社会稳定。

（四）指挥决策机制

在国务院统一领导下，卫生行政部门负责组织、协调全国突发公共卫生事件应急处理工作，并根据实际需要，提出成立全国突发公共卫生事件应急指挥部。

地方各级人民政府卫生行政部门依照职责和相关预案的规定，在本级人民政府统一领导下，负责组织、协调本行政区域内突发公共卫生事件应急处理工作，并根据突发公共卫生事件应急处理工作的实际需要，向本级人民政府提出成立地方突发公共卫生事件应急指挥部的建议。

地方各级人民政府及有关部门和单位要按照属地管理的原则，组织实施本行政区域内突发公共卫生事件应急处理工作。

要设立专家咨询等科学决策机制，确保重大决策正确，处置得当。

（五）组织协调机制

突发公共卫生事件的处置，往往需要卫生部门牵头多个相关政府部门间共同参与，及时高效解决跨部门的重大问题。卫生部门与其他政府部门间的协调机制、区域之间联防联控机制在突发公共卫生事件应对中发挥重要的作用。例如：原卫生部与农业部建立了防控人感染高致病性禽流感、人感染猪链球菌病等人畜共患病联防联控协调工作机制；与质检总局建立口岸突发公共卫生事件联防联控协调机制；与铁道部、交通部、质检总局和民航总局联合下发通知，预防控制传染病境外传入和通过交通工具传播；与教育部联合发文，在学校建立专职或兼职教师责任报告制度，及时发现、报告学校传染病等突发公共卫生事件。

地方各级卫生行政部门也参照原卫生部的做法，与当地其他政府部门建立了卫生应急协调机制，以及时、高效地解决卫生应急过程中跨部门的重大问题。

（六）社会动员机制

要建立卫生应急的社会动员机制，在重大突发公共卫生事件发生时，启动紧急社会动员机制，发挥各类群众团体等民间组织、基层组织在预防疾病、紧急救援、救灾捐赠、恢复重建、灾后心理支持等方面的作用，动员民众积极参与突发公共卫生事件预防控制行动。

（七）国际和地区间的交流和合作机制

在《国际卫生条例》的框架下，原卫生部与WHO签署了合作备忘录，在完善突发公共卫生事件应急处理机制等方面加强合作。我国还与联合国儿童基金会、国际红十字会、世界银行等国际组织，以及美国、加拿大、欧盟、东盟等国家、地区在卫生应急管理领域建立交流、沟通与合作的机制。

原卫生部还与我国香港、澳门和台湾地区建立了以传染病防控为主的突发公共卫生事件应急合作机制，定期交流传染病相关信息、重大事件及时通报，跨地区问题相互协助处置。

（八）责任追究与奖惩机制

县级以上人民政府人事部门和卫生行政部门对参加突发公共卫生事件应急处理做出贡献的先进集体和个人进行联合表彰；民政部门对在突发公共卫生事件应急处理工作中英勇献身的人员，按有关规定追认为烈士。

对因参与应急处理工作致病、致残、死亡的人员，按照国家有关规定，给予相应的补助和抚恤；对参加应急处理一线工作的专业技术人员应根据工作需要制定合理的补助标准，给予补助。

突发公共卫生事件应急工作结束后，地方各级人民政府应当组织有关部门对应急处理期间紧急调集、征用有关单位、企业、个人的物资和劳务进行合理评估，给予补偿。

在突发公共卫生事件的预防、报告、调查、控制和处理过程中，对有关部门、有关单位、企业和公民违反《突发事件应对法》及有关法律法规条款规定者，应按照相关法律法规处罚规定追究当事人的法律责任。

（九）事后评估与改进机制

突发公共卫生事件结束后，各级卫生行政部门应在本级人民政府的领导下，组织有关人员对突发公共卫生事件的处理情况进行评估。评估内容主要包括事件概况、现场调查处理概况、患者救治情况、所采取措施的效果评价、应急处理过程中存在的问题和取得的经验及改进建议。评估报告上报本级人民政府和上一级人民政府卫生行政部门，并在规定时间内整改需要改进的地方。

四、我国突发公共卫生事件工作的法制建设

卫生应急法律体系的作用是规范和协调卫生应急情况下国家行政部门之间的权力、国家权力与公民权利之间、公民与公民权利之间等各种社会关系，以有效控制和消除突发公共卫生事件可能导致的危机，恢复正常的社会秩序和法律秩序，维护和平衡社会公共利益与公民的合法权益，是一切卫生应急活动的根本行为准则和保障。

2003 年 5 月 7 日，国务院为了控制 SARS，紧急出台《突发公共卫生事件应急条例》。这是我国首次出台专门针对突发公共卫生事件的法规，明确了我国应对突发公共卫生事件应当遵循的方针和原则，规定了各级政府、有关部门、医疗卫生机构、社会公众在应对突发公共卫生事件中的权力、责任和义务。2021 年全国人大常委会工作报告提出，我国将继续实施强化公共卫生法治保障立法修法工作计划，制定《突发公共卫生事件应对法》，以取代现有《突发公共卫生事件应急条例》。

2007 年 8 月，全国人大常委会通过了《突发事件应对法》，用于预防和减少突发事件的发生，控制、减轻和消除突发事件引起的严重社会危害，规范突发事件应对活动，保护人民生命财产安全，维护国家安全、公共安全、环境安全和社会秩序。《突发事件应对法》的实施标志着我国规范应对各类突发事件共同行为的基本法律制度已确立，为有效实施应急管理提供了更加完备的法律依据和法制保障。

目前，我国已经建成由《宪法》为根本大法、《突发事件应对法》等法律为基石，《突发公共卫生事件应急条例》等行政法规、《突发公共卫生事件与传染病疫情监测信息报告管理办法》等部门规章和技术标准等具体专门法规文件构成的卫生应急法律体系（图 11 - 3）。

《国际卫生条例》是一个国际性公约，于 2007 年生效，要求各国报告可能造成国际关注的突发公共卫生事件，加强现有的公共卫生监测和应对能力；还要求各国均需建立适当的法律体系来支持《国际卫生条例》的顺利实施。条例对世界卫生组织缔约的会员国都具有约束力。该条例旨在帮助国际社会预防和应对那些有可能跨国威胁世界的突发公共卫生事件。国际关注的突发公共卫生事件（PHEIC）是 2005 年修改的。《国际卫生条例》定义的概念，是指通过疾病的国际传播构成对其他国家的公共卫生风险并可能需要采取协调一致的国际应对措施的不同寻常的事件。2009 年以来，WHO 共宣布了六起国际关注的突发公共卫生事件，分别是 2009 年 H1N1 爆发，2014 年小儿麻痹症再次激增，2014 年埃博拉疫情失控，2016 年的寨卡病毒，2019 年刚果民主共和国境内博拉疫情，2020 年新型冠状病毒肺炎疫情。

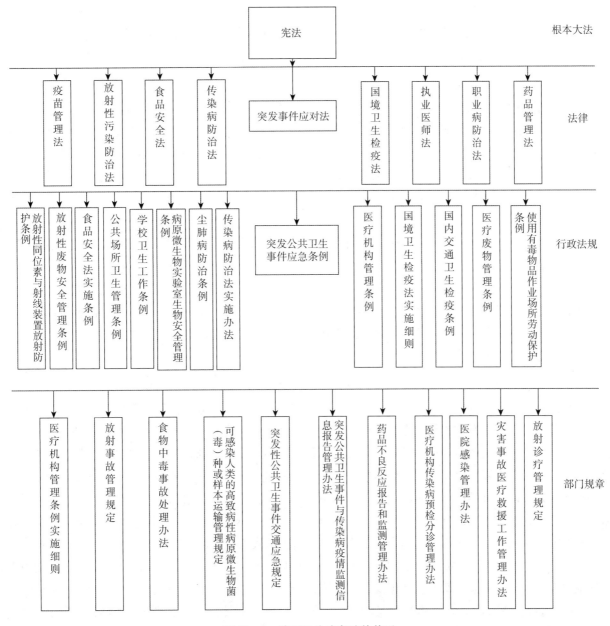

图11-3　我国卫生应急法律体系

五、我国突发公共卫生事件应急预案体系

应急预案是指各级人民政府及其部门、基层组织、企事业单位、社会团体等，为了依法、迅速、科学、有序应对突发事件，最大程度减少突发事件及其造成的损害而预先制定的工作方案。突发公共卫生事件预案应遵循依法科学、统一规划、分类指导、分级负责、动态管理的原则，针对事件的性质、特点和可能造成的危害，规定突发公共卫生事件应对的组织管理体系、职责分工、应急准备、监测预警、响应措施与应急保障等内容。

（一）应急预案的内容

应急预案通常需要包括以下方面的内容：编制目的、依据、适用范围，应急组织管理体系、职责分工、应急准备、监测-风险评估-预警机制，分级响应启动程序，启动响应后的指挥协调机制、紧急处置措施，应急人员和群众的安全防护，社会力量动员与参与，信息发布和风险沟通，终止响应程序，事后评估和改进，保障措施等。

为了提高应急预案的可操作性，需要特别明确事件监测的报告标准、报告时限、报告对象，接到报告后风险评估和预警的程序，需要应急响应时的分级标准及其启动、调级和终止响应程序。

（二）应急预案的编制和修订

我国要求各级人民政府针对本行政区域多发易发突发事件，制定本级人民政府及其部门应急预案；单位和基层组织可根据应对突发事件需要，制定本单位、本层级组织应急预案。应急预案编制要在开展风险评估和应急资源调查的基础上进行，要广泛听取有关部门、单位和专家的意见，并与相关的预案做好衔接。涉及其他单位职责的，应当书面征求相关单位意见，必要时向社会公开征求意见。单位和基层组织应急预案编制过程中，应根据法律、行政法规要求或实际需要，征求相关公民、法人或其他组织的意见。

应急预案编制后应当定期评估，分析评价预案内容的针对性、实用性和可操作性，实现应急预案的动态优化和科学规范管理。有下列情形应当及时修订、完善应急预案：①有关法律、行政法规、规章、标准、上位预案中的有关规定发生变化；②应急指挥机构及其职责发生重大调整；③面临的风险发生重大变化；④重要应急资源发生重大变化；⑤在突发事件实际应对和应急演练中发现问题需要做出重大调整；⑥预案中的重要信息发生变化或应急预案制定单位认为应当修订的其他情况。

（三）应急预案的类型

应急预案按照制定主体划分，分为政府及其部门应急预案、单位和基层组织应急预案。政府及其部门应急预案由各级人民政府及其部门制定，包括总体应急预案、专项应急预案、部门应急预案等。总体应急预案是应急预案体系的总纲，是政府组织应对突发事件的总体制度安排，由县级以上各级人民政府制定。专项应急预案是政府为应对某一类型或某几种类型突发事件，或者针对重要目标物保护、重大活动保障、应急资源保障等重要专项工作而预先制定的涉及多个部门职责的工作方案，由有关部门牵头制订，报本级人民政府批准后印发实施。部门应急预案是政府有关部门根据总体应急预案、专项应急预案和部门职责，为应对本部门（行业、领域）突发事件，或者针对重要目标物保护、重大活动保障、应急资源保障等涉及部门工作而预先制定的工作方案，由各级政府有关部门制定。

2003 年 11 月，国务院办公厅成立应急预案工作小组。2004 年 1 月，国务院召开了国务院各部门、各单位制定和完善突发公共事件应急预案工作会议；2004 年 6 ~ 12 月，国务院领导分别主持召开专项应急预案审核会，并审阅了 105 件专项预案和部门预案。2005 年 1 月，国务院召开常务会议，审议并原则通过了《国家突发公共事件总体应急预案》，并于 2005 年 4 月印发；2005 年 5 ~ 6 月，应对自然灾害、事故灾难、公共卫生事件和社会安全事件四大类 25 件专项应急预案、80 件部门预案也陆续发布。截至 2006 年底，全国各地区、各部门、各基层单位，共制定各类应急预案 135.6 万件，形成较为完备的突发事件应急预案体系（图 11-4）。后来国务院专门制定《突发事件应急预案管理办法》，要求应急预案编制单位建立定期评估制度，分析评价预案内容的针对性、实用性和可操作性，实现应急预案的动态优化和科学规范管理。

其中，原卫生部、原国家卫生计生委和国家卫生健康委分别组织制修订了《国家突发公共卫生事件应急预案》《国家突发公共事件医疗卫生救援应急预案》《国家重大食品安全事故应急预案》等专项预案；还针对一些突出的公共卫生问题，组织制定了流感大流行、鼠疫、埃博拉、中东呼吸综合征、新型冠状病毒肺炎、核事故和放射事故、突发中毒等特定病种（事件）的预案。同时，各级卫生健康部门结合当地实际也制定了相应的地方卫生应急预案。

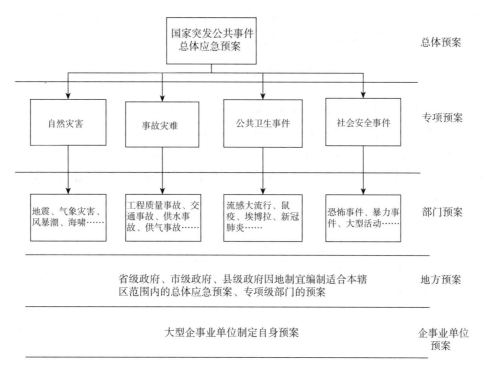

图 11 - 4　我国突发事件应急预案体系

第三节　突发公共卫生事件的应对

突发公共卫生事件的应对有狭义和广义之分。狭义的突发公共卫生事件的应对主要是指突发公共卫生事件发生后，人们所采取的紧急响应、处置和控制措施。而广义上的突发公共卫生事件的应对则不仅仅包括突发公共卫生事件发生后的紧急应对行动，还包括对突发公共卫生事件以及由其他自然灾害、事故灾难、社会安全事件所引发的公共卫生和健康危害事件所采取的事前、事中和事后预防、响应处置、恢复重建等全部活动。本章主要是指广义上的应对。

一、突发公共卫生事件应对的基本原则

我国《突发公共卫生事件应急条例》中提出了应对突发公共卫生事件的四项基本原则，具体内容如下。

1. 预防为主，常备不懈　提高全社会对突发公共卫生事件的防范意识，落实各项防范措施，做好人员、技术、物质和设备的应急储备工作。对各类可能引发的突发公共卫生事件的情况要及时进行分析、预警，做到早发现、早报告、早处理。

2. 统一领导，分级负责　根据突发公共卫生事件的范围、性质和危害程度，对突发公共卫生事件实行分级管理。各级人民政府负责突发公共卫生事件应急处理的统一领导和指挥，各有关部门按照预案规定，在各自的职责范围内做好突发公共卫生事件应急处理的有关工作。

3. 依法规范，措施果断　地方各级人民政府和卫生行政部门要按照相关法律、法规和规章的规定，完善突发公共卫生事件应急体系，建立健全系统、规范的突发公共卫生事件应急处理工作制度，对突发公共卫生事件和可能发生的公共卫生事件做出快速反应，及时、有效开展监测、报告和处理工作。

4. 依靠科学，加强合作　要充分尊重和依靠科学，重视开展防范和处理突发公共卫生时间的科研

和培训，为突发公共卫生事件应急处理提供科技保障。各有关部门和单位要通力合作、资源共享，有效应对突发公共卫生事件。要广泛组织、动员公众参与突发公共卫生事件的应急处理。

二、突发公共卫生事件的应对内容

突发公共卫生事件的应对是一个系统而复杂的过程，进行科学全面的体系和机制建设是国家在社会层面上应对突发公共卫生事件的宏观对策。我国的突发公共卫生事件的应对组织体系是由政府、专业机构、企业、非政府组织以及社会公众共同组成，具有多部门、多角色参与的联防联控的特点。

根据突发公共卫生事件的发生过程，一般将突发公共卫生事件的应对分为三个阶段：预防与准备、响应与处置、善后和评估。表 11 – 1 对各个阶段应该采取的策略和措施以及需要注意的具体内容提供了一个参考性的框架。

表 11 – 1 突发公共卫生事件应对内容

阶段	具体内容
预防与准备	1. 应急组织体系建设
	2. 应急管理机制设计
	3. 应急管理法律建设
	4. 风险识别与评估
	5. 监测与预警
	6. 应急预案的制定与修改
	7. 教育与培训
	8. 应急管理保障准备
响应与处置	1. 应急控制
	2. 流行病学调查
	3. 部门协调
	4. 舆情导向
	5. 基层应急管理等
善后与评估	1. 社会心理疏导
	2. 评估与总结

（一）预防与准备

1. 预防 其目的是为了有效地预防和避免突发公共卫生事件的发生。从某种程度上来说，突发公共卫生事件的预防比单纯的某一特定事件的解决显得更加重要，因为，如果能够在突发公共卫生事件未能发生之前就及时把其根源消除，则可以节省大量的人力、物力和财力。但是，突发公共卫生事件的预防经常被管理者长期疏忽，甚至完全忽略，成为突发公共卫生事件应对过程中最不受重视的一环。那么，如何才能做到从根源上杜绝危机、有效避免危机事件的发生呢？

（1）树立危机意识，做好防微杜渐、未雨绸缪的工作 骤发的危机往往以迅雷不及掩耳之势打破社会的正常秩序，甚至使社会陷入困顿或绝境。然而，危机冰山突然浮出水面，它绝非横空出世，而是各种促发和推动危机事件的因素不断积累、酝酿的结果。因此，应当在日常管理工作中注重危机意识的培养和强化，经常开展培训和演练，让危机意识深深扎根于常态思维之中。

（2）建立预警监测系统，开展危机风险评估 仅有危机感，却没有与之配套的危机预警监测系统也只是纸上谈兵而已。在树立起了危机意识之后，建立起危机预警系统，才能真正将危机预防落到实处。

通过构建实时动态的监测、分析、评判、预报的预警机制，分析环境潜在的危险因素和风险，对可能引起危机事件的诱因、征兆、隐患及其危险程度进行全面的判断和识别，为组织制定危机应对计划提供重要信息。早发现、早报告、早控制，是组织及早采取行动、消除危机的关键。通过危机评估，在危机尚未全面发作时预先识别出潜在危机，并采取相关措施将潜在危机扼杀于襁褓之中，这才是成本效益最高的方案，也是危机管理的最高境界。

2. 准备 在突发公共卫生事件发生之前做好准备，建立起完善的、具有可操作性的卫生应急管理体系，可在危机暴发的第一时间内做出响应，最大限度地减少危机带来的损害。准备应包括以下五大核心内容。

（1）科学的危机预警系统 通过建立起科学的危机预警系统，及时捕捉组织危机征兆，为各种危机提供切实有力的应对措施。

（2）完善的危机应对计划 也称为应急预案。完善的危机应对计划应当包括组织有可能面对的各种不同类别危机的系统应对方法，明确相关人员的职责和操作细则，落实责任机制。一旦危机暴发，组织能根据应对计划立即做出反应，这是减少危机的有效措施。

（3）定期的培训和演练 危机并非经常发生，所以大多数工作人员都缺乏危机应对的经验。因此，将危机管理素质教育纳入日常工作管理计划之中，针对重大危机事件定期开展培训和演练，增强知识、技能储备，提高应对能力。

（4）充足的后勤保障 足够的物资保障是危机管理取得胜利的物质基础。在日常管理中就应当做好物资储备，实行统一调度，让危机管理无后顾之忧。

（5）畅通的沟通网络 在平时的常态管理中，处理突发公共卫生事件的有关单位应建立合作网络，通过互相沟通使其了解组织的基本情况，以便在突发公共卫生事件到来时能很好合作。

（二）响应与处置

对突发公共卫生事件做出适时的、恰当的响应和处置是应对过程中最重要的组成部分。事件一旦发生，事件应对组织体系必须在第一时间内做出响应。在领导小组的统一领导和指挥下，各机构或各部门按照事先规定的职责迅速行动起来，相互配合，对突发公共卫生事件进行控制，最大限度地减少损失。建立事件应对响应机制的原则是以《中华人民共和国传染病防治法》和《突发公共卫生事件应急条例》等法律法规为依据，科学设置组织结构，确立高效运行的管理模式。对突发公共卫生事件采取相应与处置，其直接目的是通过果断有力的现场应急医疗与救援行动，控制公共卫生突发事件造成更大范围和更严重程度的扩大。

进行有效的应急响应与处置取决于以下六个系统迅速启动和协调运行。

1. 迅速建立统一领导的权威指挥系统 其职责是建立有力的组织系统，做出科学的应急决策，动员和协调社会力量公共参与，保证政令畅通和资源整合优化配置。指挥中心是各种信息的整合处理中心和各种社会、经济资源的协调调度中心。虽然每个国家都不乏应对突发事件的常设职能机构或部门，但针对具体的突发公共卫生事件，还应该成立专门的领导机构，在整个事件的处置中负责组织协调。横向可对同级政府机构进行紧急协调和调度，实行统一领导，统一指挥，加强沟通与合作。纵向可对下级各部门实行直接指挥。遇紧急情况时，下级部门可越过同级政府直接请示报告，减少中间环节，提高工作效率。通过精干实效的指挥系统，把各个环节的工作抓早、抓紧、抓细、抓实，牢固把握应对紧急情况时的主动权。

2. 迅速运行反应灵敏的信息系统 包括监测报告、预警和信息发布三个部分，决定是否启动预案。它要求监测网络完善有效，准确报告监测信息，根据监测网络提供的信息做出准确的预测，并将信息准确、透明地公之于众，从而消除公众的疑虑恐慌。危机发生后，指挥中心应当对危机进行综合评价，判断危机的性质和类型，提出是否启动应急预案的建议，并报上级主管部门准备，采取必要的应急措施。应急预案启动后，事件发生地的管理部门应当根据预案规定的职责要求，服从应急处理指挥部的统一协调，即刻达到规定岗位，有效控制危机。

3. 组建快速反应的应急救控系统 包括医疗救助机构和疾病控制机构。医疗机构担负着及时挽救生命、恢复健康的艰巨任务；而疾病控制机构承担疫情的监控和突发事件的流行病学调查工作，其职责是对疫情的监测和预警，对疫情报告的汇总、分析与评估，对疫区的消毒、隔离和封闭管理，对病例、疑似病例及密切接触者采取必要的医学观察措施，对医疗机构的消毒和隔离工作进行技术指导，对公众开展健康教育和医学咨询服务等。

4. 启动储备充足的支持系统 包括应急所需的设备、药品、器械，所需的各种技术人才，以及资金需要等。在应急资金保障上，各级人民政府应将突发事件所需经费列入财政预算，并由公共财政支付。

5. 推动不同部门协调行动机制 突发公共卫生事件的应急响应与处置依赖于不同部门的协调行动，应依照《应急条例》《卫生应急救援预案》等法律的规定进行管理，协调部门行动形成全力，特别要明确各级政府、卫生行政部门、卫生监督机构、公安司法机构以及医疗卫生机构的职责。

6. 建立应急联动系统 城市应急联动系统是综合各种城市应急服务资源，统一指挥、联合行动，为市民提供相应的紧急救援服务，为城市公共安全提供强有力的保障。应急联动系统的建立主要包括以下四个方面：建立健全应急联动组织体系；实现危机信息资源的共享；实现公共安全资源快速、高效、统一调度；在此基础上，依照应急预案的规定，统一行动，步调一致。

（三）善后与评估

突发公共卫生事件响应与处置阶段的工作结束后，由负责启动突发公共卫生事件响应的各级人民政府卫生行政部门组织有关专家分析评估并提出终止响应的建议，报同一级人民政府或突发公共卫生事件应急指挥部批准后实施，并向上一级人民政府卫生行政部门报告。

突发公共卫生事件结束后，履行统一领导职责的人民政府应当组织有关人员及时对突发公共卫生事件处置行动进行评估，对突发公共卫生事件的处理情况进行评估，分析突发公共卫生事件的发生原因、处置过程，总结处置行动的成效、经验和教训，内容包括事件概括、调查处理概况、患者救治情况、所采取措施的效果评价、应急处理过程中存在的问题、取得的经验及改进建议，并将评估结果报上一级人民政府。

对在突发公共卫生事件应对过程中，有玩忽职守、失职、渎职等行为的人员，应当依据《突发公共卫生事件应急条例》及有关法律法规追究当事人的责任。

受突发公共卫生事件影响地区的人民政府应当根据本地区遭受损失的情况，按照国家有关规定制定救助、补偿、抚慰、抚恤、安置等善后工作计划并组织实施，妥善解决因突发公共卫生事件引发的矛盾和纠纷。

县级以上各级人民政府及其有关部门应当对参加突发公共卫生事件应急处置的工作人员，给予适当补助和高风险保健津贴；对在突发公共卫生事件应急处置工作中表现突出的集体和个人，按照国家有关规定给予表彰和奖励；对有特殊贡献的因公伤亡的人员应当依据国家规定予以记功或追认为烈士；对因参与突发公共卫生事件应急处置工作而致残、致病、死亡的工作人员，按照国家有关规定认定为工伤或因公死亡的，按照相关法律法规解决医疗救助费用、经济补偿费用并享受相应的抚恤补助。征用的单位和个人的财产，在使用完毕后处置、救援结束后，应当及时返还。财产被征用及征用后毁损、灭失的，由征用地人民政府给予补偿。

答案解析

目标检测

一、选择题

【A1 型题】

1. 突发公共卫生事件的范围不包括（　　）

　　A. 重大食物中毒　　　　　　　　　　　B. 重大职业中毒

　　C. 重大传染病疫情　　　　　　　　　　D. 重大非传染病疾病

　　E. 群体性不明原因疾病

2. 有关重大传染病的概念不包括（　　）

　　A. 甲类传染病

　　B. 罕见或已经消灭的传染病

　　C. 临床及病原学特点与原有疾病特征明显异常的疾病

　　D. 新出现传染病的疑似病例

　　E. 流产后患者

3. 不属于突发公共卫生事件特征的是（　　）

　　A. 个体性　　　　B. 突发性　　　　C. 危害性　　　　D. 紧迫性　　　　E. 复杂性

4. 突发公共卫生事件应对工作的行政领导机关是（　　）

　　A. 国家卫生健康委员会　　　　　　　　B. 国务院县级以上地方人民政府

　　C. 国家疾病预防控制局　　　　　　　　D. 国家应急部

　　E. 国家疾病预防控制中心

【A2 型题】

5. 1988 年长江三角洲发生食用污染毛蚶引发的疾病属于（　　）

　　A. 食物中毒　　　　　　　　　　　　　B. 有毒有害因素污染造成的群体中毒

　　C. 意外事故引起的群体发病　　　　　　D. 不明原因引起的群体发病

　　E. 生物病原体所致疾病

6. 突发公共卫生事件预警用橙色表示（　　）

　　A. 特别重大　　　　B. 重大　　　　C. 较大　　　　D. 一般　　　　E. 以上都不对

7. 突发公共卫生事件的特点中危害性这一特点，主要表现在（　　）

　　A. 对人类的健康和生命构成严重威胁　　B. 影响经济发展和国家安全

　　C. 破坏基础设施，影响正常秩序　　　　D. 造成心理伤害

　　E. 以上均包括

【A3/A4 型题】

(8~9 题共用题干)

周边以及与我国通航的国家和地区发生特大传染病疫情，并出现输入性病例，严重危及我国公共卫生安全。

8. 请问该事件的等级属于（　　）

　　A. 特别重大　　　　B. 重大　　　　C. 较大　　　　D. 一般　　　　E. 以上都不是

9. 发生此次突发公共卫生事件后，负责组织处置该事件的是（ ）

    A. 国务院   B. 省政府   C. 市级政府   D. 县级政府   E. 以上都不对

（10~11 题共用题干）

突发公共卫生事件的应对阶段包括：预防与准备、响应与处置、善后与处理。针对这三个阶段回答以下问题。

10. 在响应与处置阶段包括（ ）

    A. 应急控制   B. 流行病学调查

    C. 部门协调   D. 舆情导向

    E. 基层应急管理

11. 在响应与处置阶段，需要反应灵敏的信息系统，具体包括（ ）

    A. 检测报告   B. 预警

    C. 信息发布   D. 提出是否启动预案的建议

    E. 服从领导小组的统一指挥

二、名词解释

1. 突发公共卫生事件

2. 卫生应急管理体制

三、简答题

1. 简述特发公共卫生事件的分类及特点。

2. 以突发传染病暴发流行为例，简述突发公共卫生事件的应对程序。

3. 突发公共卫生事件的响应与处置阶段包括哪几个系统的协调运行？

4. 简述突发公共卫生事件应急预案体系中应急预案的内容。

四、案例分析题

陈某在家中办宴席，共 2 桌 19 人就餐。进食后 30 分钟至 1 小时，就餐 19 人中有 18 人在食用油炸过的鱼、肉丝及鸡肉后陆续出现头晕、恶心、呕吐、眼冒金花、视物不清、四肢麻木等症状，部分患者还有腹痛、腹泻。未出现症状者是一名 4 岁的儿童，当时没有食用任何食物。当日下午 18 名患者到当地医院或者卫生院接受治疗，经过对症治疗后，所有患者病情好转，并先后出院回家观察。当日该县卫生局卫生监督所接到此次事件报告。

请结合所学到的知识，从政府角度你认为应该如何进行此次突发公共卫生事件的响应和处置？

（王春平）

书网融合……

     本章小结   微课   题库

第十二章 流行病学概述

PPT

学习目标

知识要求：

1. **掌握** 流行病学的定义及主要特点。
2. **熟悉** 流行病学研究方法的分类；流行病学的用途。
3. **了解** 流行病学的发展简史及展望。

技能要求：

了解可以应用流行病学方法解决的问题；能够针对护理实践中存在的问题选择适宜的流行病学方法。

素质要求：

通过流行病学的基本知识与方法的学习，培养科研思维、批判性思维、创新精神、科学严谨的科研道德与医学职业素养，增强为人群健康服务的责任感与使命感。

流行病学是人类与疾病长期斗争过程中逐渐发展起来的一门重要学科。据记载，流行病学的萌芽早在两千多年前就已经产生，但学科真正形成不过百余年。流行病学研究的内容与范畴随着人们研究的重点而发生改变，早期流行病学主要是关于传染病的研究。随着慢性非传染性疾病在人群中的大量出现，以及流行病学自身理论的不断发展和完善，使其内涵和应用范畴更加广泛，不仅应用于传染病，也应用于慢性非传染性疾病、意外伤害、健康状态、行为和生活方式等研究。流行病学不仅应用于公共卫生与预防医学领域，也应用于临床医学、护理学、基础医学、中医中药学等，甚至应用于社会、经济与管理等领域。流行病学已经发展成为研究人类群体现象的一门科学方法学。

⇒ 案例引导

案例：1959 年至 1961 年，在原西德及其他欧美国家，诞生了 1 万余例短肢畸形新生儿，其主要表现为四肢长骨多处缺损，手和脚直接连在躯干上，像海豹的肢体，故又称"海豹肢畸形儿"。1961 年 Lens 和 McBrige 等通过现况研究发现，短肢畸形与反应停（治疗孕妇妊娠反应的药物）的分布一致，初步建立反应停与短肢畸形有关的假设。1962 年停止销售反应停后，短肢畸形便很少发生。此后，一些学者开展了多次病例对照研究和队列研究证实了反应停与短肢畸形有关。有研究者应用猴子进行动物实验，在其下一代中诱发出与人类相似的短肢畸形，进一步证实了反应停是引起短肢畸形的病因。

讨论：如何应用流行病学的原理和方法来解决临床及护理工作中存在的问题？

第一节　流行病学的定义

一、流行病学定义的演变

流行病学（epidemiology）来源于希腊文 epi（在……之中）、demos（人群）和 logos（研究），直译为"研究在人群中发生（事情）的学问"。作为一门医学方法学和医学防治疾病的应用学科，流行病学的定义具有鲜明的时代特征，并随着社会的发展而不断完善，应与时俱进地理解。

在传染病肆虐流行时期，流行病学主要用于传染病的防治。此时流行病学定义的主要内容是传染病。如在 1931 年，英国 Stallybrass 将其定义为"流行病学是关于传染病的科学——它们的原因、传播蔓延以及预防的学科"。随着慢性非传染性疾病发病率和死亡率的上升及传染病发病率和死亡率的下降，流行病学的研究内容不仅包括传染性疾病，还包括慢性非传染性疾病。在 1980 年 Lilienfeld 指出"流行病学是研究人群中疾病之表现形式（表型）及影响这些表型的因素"。20 世纪后期，人们的关注点从疾病扩大到健康状况，流行病学的定义又被赋予了新的内容，如 1983 年 Last 将流行病学定义为"流行病学是研究人群中与健康有关状态和事件的分布及决定因素，以及应用这些研究以维持和促进健康的学问"。

目前，我国应用比较广泛的流行病学定义是"流行病学是研究人群中疾病与健康状况的分布及其影响因素，并研究防治疾病及促进健康的策略和措施的科学"。这一定义是 1992 年连志浩教授和 1999 年李立明教授在流行病学教材中给出的。该定义与 Last 提出的定义基本一致，既适合我国目前的卫生实践情况，又能充分体现流行病学学科的本质。

二、流行病学定义的诠释 🅔微课

流行病学的定义虽然很简短，但其内涵却非常丰富，主要包括以下几个方面。

1. 流行病学的研究对象是人群　这里的人群是指研究所关注的具有某种特征的群体，而不是单个个体，可以是患有某种疾病的人群或具备某因素的人群。其范围可以小到一个家庭、一个单位、一个社区，也可以大到一个省、一个国家乃至全世界。

2. 流行病学研究的内容包括疾病与健康状况　疾病包括传染性疾病与非传染性疾病等；健康状况包括机体生理的、心理的、社会适应的各种状况及其影响因素，还包括意外伤害、残疾、智障和身心损害等。总之，流行病学关注的内容包括与人类健康相关的一切事件。

3. 流行病学的研究任务包括三个阶段　第一阶段是通过描述事件（疾病和健康状况等）在人群中的分布情况来揭示现象；第二阶段是分析导致人群呈现如此分布的原因；第三阶段是研究用什么策略和措施改变这种分布并评价其效果。

4. 流行病学研究的最终目的　预防、控制和消灭疾病以及促进健康。

第二节　流行病学研究方法

流行病学是一门医学应用学科，也是一门逻辑性很强的医学方法学，因此研究方法就是其核心内容。流行病学研究方法按照设计类型分为三大类：观察法、实验法、数理法。其中以观察法和实验法为主，前者又分为描述法和分析法。因此，流行病学研究按设计类型又可进一步分为描述流行病学、分析流行病学、实验流行病学和理论流行病学四大类。描述流行病学主要是描述疾病或健康状态的分布特征，为病因研究提供线索，即提出假设；分析流行病学主要是检验或验证研究假设；实验流行病学则起到证实或确证研究假设的作用。每种方法各有其作用和特点，将在第十四至十六章中详细介绍。流行病学常用的方法及其分类见图12－1。

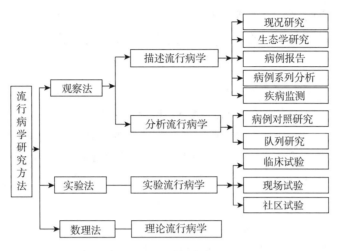

图 12 – 1　流行病学研究方法分类

一、观察法

观察法（observational method）又称观察性研究（observational study），是流行病学研究的基本方法。该方法不给研究对象施加任何干预或实验措施，观察疾病和健康状态及有关因素在自然条件下的分布情况，是对研究对象的袖手旁观。观察法又按是否事先设立对照组分为描述性研究和分析性研究。

（一）描述性研究

描述性研究又称描述流行病学（descriptive epidemiology），主要是利用常规记录的资料或特殊调查所获的资料，描述疾病或健康状态的地区、时间和人群分布特征，为病因研究提供线索，即提出病因假设的作用。主要包括现况研究、生态学研究、病例报告、病例系列分析、疾病监测等。

1. 现况研究（prevalence study）　是在特定时间内收集某一特定人群的某种疾病或健康状况及有关变量的资料，描述该种疾病或健康状况的分布，为该病研究提供病因线索。如对某一社区居民开展高血压及有关因素的现况研究，可以分析引起该社区居民高血压的主要相关因素（如吸烟、高盐饮食、缺少运动等），即确定病因线索，并可以提出进一步干预的对策或措施。有关现况研究的详细内容见第十四章。

2. 生态学研究（ecological study）　是从群体水平上研究某种因素与疾病之间的关系，通过描述及分析不同人群中某因素暴露状况与疾病的频率，说明该暴露因素与疾病之间有无关系。生态学研究在收集及分析资料时，不是以个体为观察和分析单位，而是以群体为单位，这是其最基本的特征。例如不同地区人群的烟草消耗量与肺癌发病率关系的研究。

3. 病例报告（case report）　又称个案报告，通常是对临床实践中的单个病例或少数病例（指5例以下）的临床表现、诊断及治疗中发生的特殊情况及经验教训等进行详尽描述，探讨其产生的可能原因，为研究者进一步分析和决策提供线索。例如，1959年12月，原西德儿科医生 Weidenbach 首先报告了一例女婴的罕见畸形，临床表现为臂和腿缺损，手和脚直接连在躯干上。此病例报告引起一些学者的关注，为该病的进一步研究提供了基础。

4. 病例系列分析（case series analysis）　是临床医护人员在临床实践中对一组（几例、几十例、几百例或上千例）相同疾病的临床资料进行整理、分析和总结，并提出自己的见解和建议。病例系列分析一般用于分析某种疾病的临床表现、评价诊断、预防和治疗措施的效果，为进一步研究提供线索。例如，1961年10月，在原西德妇科学术会议上，有三名临床医生分别报告很多畸形婴儿发生，因其主要表现为四肢长骨多处缺损，手和脚直接连在躯干上，像海豹的肢体，故称为"海豹肢畸形儿"及"海豹胎"，除上述畸形外，有的还伴有其他器官畸形。研究者分析并提出孕妇在妊娠期间服用镇吐药物"反应停"是引起"海豹肢畸形儿"的可能原因，这为进一步研究提供了线索。

（二）分析性研究

分析性研究又称分析流行病学（analytical epidemiology），是在描述性研究提出病因假设的基础上，进一步检验和验证病因假设。常用的方法有病例对照研究和队列研究。

1. 病例对照研究（case – control study） 是按人群是否患有所研究的疾病进行分组，选择一定数量诊断明确的患有某病者作为病例组，选择一定数量具有可比性的非该病患者作为对照组，调查两组人群过去某暴露因素出现的频率并进行比较，分析该暴露因素与疾病有无关联及关联强度大小。有关病例对照研究的详细内容见第十五章。

2. 队列研究（cohort study） 是将某人群按暴露因素的有无或暴露程度不同分为暴露组和非暴露组或不同的亚组，追踪观察一段时间，比较不同组别之间某病发病率或死亡率的差别，从而推断暴露因素与结局有无关联以及关联强度大小的前瞻性研究方法。例如某研究者研究肠息肉与结直肠癌关系的队列研究时，根据患者有无肠息肉暴露史分组，有肠息肉史的作为暴露组，无肠息肉史的作为非暴露组，追踪随访观察10年，比较两组人群结直肠癌的发病率差别，分析结果显示两组差别有统计学意义，结合研究设计特点及相关信息，可以得出肠息肉史是发生结直肠癌病因之一的结论。有关队列研究的详细内容见第十五章。

二、实验法

实验法（experimental method）即实验性研究，又称实验流行病学（experimental epidemiology）。实验法的基本特征是研究者在一定程度上控制实验条件，人为给予研究对象某种干预因素，通过比较实验组和对照组人群的结局差异，判断干预措施的效果。常用的实验法有临床试验、现场试验和社区试验。有关实验法的详细内容见第十六章。

（一）临床试验

临床试验（clinical trial）是以患者作为研究对象的实验性研究，它是按随机化原则将研究对象分组，实验组给予某治疗措施（如新药或新治疗方案），对照组不给予该治疗措施（其他药物、疗法或安慰剂），对两组进行同等的观察随访，比较两组观察结局（如有效率或病死率）的差异，进而对该种治疗措施的效果和安全性做出科学的评价。例如，2020年5月钟南山团队开展多中心随机对照临床试验证实连花清瘟治疗新冠肺炎效果明显。

（二）现场试验

现场试验（field trial）是以未患病的健康人或高危人群作为研究对象，将研究对象随机分为两组，一组给予某种干预措施（如疫苗）作为实验组，另一组不给予该干预措施作为对照组，随访观察一段时间，比较两组研究对象的观察结局（发病率等）有无差异，从而评价该干预措施的效果和安全性。例如新型流感疫苗预防流感及人群免疫效果评价的现场试验。

（三）社区试验

社区试验（community trial）是把社区人群作为一个整体进行试验观察，常用于对某种预防措施或方法的效果评价。它与现场试验的区别在于实施干预措施的基本单位是群体。例如饮用水加氟预防龋齿的社区试验，在一个水厂供水区域的整个社区人群饮用水中加氟，另一个水厂供水区域的整个社区人群饮用水中不加氟，观察并分析两个社区人群龋齿的发生率差异，从而评价饮用水加氟预防龋齿的效果。

一项完整的实验性研究应具备四个基本特征，即人为干预、设立对照、随机分组、前瞻性随访观察。一项实验性研究如果缺少其中一个或几个特征，则称为类实验（quasi – experiment）或准实验（semi – experiment）。

三、数理法

数理法（mathematical method）又称理论流行病学（theoretical epidemiology），是用数学模型明确和定量地表达病因、宿主和环境与疾病发生、发展的数学关系，以客观定量地描述疾病流行现状或预测疾病发生发展趋势，从数学理论上探讨疾病的流行规律和防治措施的效果。

第三节 流行病学的应用

随着流行病学方法的快速发展，流行病学已经逐步深入到医药卫生的各个领域，其应用也越来越广泛，具体可以概括为以下几个方面。

一、描述疾病及健康状况的分布

疾病及健康状态的分布是指在不同地区、不同时间及不同人群中疾病及健康状态的发生频率和动态变化。在流行病学研究的方法中，描述性研究的方法可以将疾病或健康问题的地区、时间和人群分布展现出来，从中能够了解高发地区、高危险人群或易感人群、高发时间段，为进一步探讨疾病病因、合理利用卫生资源、有效地采取预防控制措施及健康促进等提供科学依据。如我国曾多次对全国范围内的恶性肿瘤、高血压、糖尿病等进行流行病学调查，描述了相关疾病的分布特征及流行规律，为进一步研究提供了大量的数据。有关疾病分布的内容详见第十三章。

二、探讨疾病的病因

探讨疾病的病因是流行病学研究的重要内容。只有了解疾病发生、发展或流行的原因才能更好地防控甚至消灭疾病。但是，至今许多疾病的病因尚不完全清楚，应用流行病学方法可以探讨疾病的病因以及影响流行的因素，并据此可以制定有效的预防或控制疾病的策略及措施，这也是流行病学的主要应用之一。

疾病发生和流行是很复杂的，是多种因素综合作用的结果。根据流行病学原理，采取流行病学调查分析的方法，结合临床检查和检验，从寻找危险因素入手，能够找到发生疾病的原因。如在新疆察布查尔地区锡伯族中发生的察布查尔病，经流行病学调查分析，证实是制作面酱的半成品"米送乎乎"中含有大量肉毒杆菌，因肉毒毒素中毒而引起的。有时，疾病真正的病因尚未找到，但有些关键的危险因素已被发掘出来，可以针对这些危险因素采取干预措施，也能达到很好的防控效果，这是流行病学应用的一大特点。如高血压、高血脂、吸烟、肥胖等是冠心病的危险因素，针对这些危险因素进行干预，可以起到预防和控制冠心病的作用。有关因果推断的内容详见第十七章。

三、揭示疾病完整的自然史

疾病自然史（natural history of disease）是指疾病从发生、发展，直到结局的自然过程。慢性非传染性疾病的自然史包括亚临床期、症状早期、症状明显期、症状缓解期和恢复期等。传染病的自然史包括潜伏期、前驱期、发病期、恢复期等。由于个体差异的存在，每个人的疾病自然史会有所不同，要全面了解疾病的自然史需要从群体水平进行深入研究，才能早期预防和发现疾病，了解疾病的规律，及时采取有效的干预措施，促进其向健康方向转化。

四、疾病诊断、治疗、预后的研究与评价

流行病学作为医学研究的方法学，已经广泛地用于临床患者及其群体的诊断、治疗、预后决策和评价中。流行病学方法应用到临床诊断中，能够针对疾病的诊断方法进行科学的评价，有助于选用正确的诊断方法，科学地解释试验的结果，减少临床漏诊和误诊的发生。在临床治疗中，给予患者的各种治疗措施应是依据循证医学的思维方法、尊重患者的选择、结合当时的治疗水平，选择最佳的治疗方法。对影响疾病的预后因素研究，能够帮助患者选择合适的干预，以改善患者的疾病结局。对于治疗、预防和控制疾病的任何药物、疗法或措施的效果都必须在人群研究的基础上进行科学的评价，否则不能轻易应用于人群。如新药的疗效及其不良反应，都需要进行大规模的人群研究和观察后，方可应用于临床，否则会危害人群健康，如"海豹肢畸形儿"事件的发生正是由于没有经过严格的科学研究与评价所致。目前，国内外在临床中广泛开展的临床流行病学、循证医学是流行病学原理和方法的进一步应用。

五、疾病预防控制与健康促进

流行病学的根本任务之一就是预防、控制和消灭疾病。疾病预防和控制主要从两方面考虑。一方面要预防疾病发生或消灭疾病；另一方面疾病发生后要控制其蔓延、阻止病程进展或减缓发展，减少并发症或后遗症，降低其病死率。如通过接种麻疹疫苗以降低麻疹的发生，杀灭钉螺以消灭血吸虫病，戒烟以预防肺癌发生，采取控制高血压、限酒、戒烟、合理膳食和积极的体育锻炼等综合措施以预防冠心病。除了预防、控制和消灭疾病，流行病学还在人群健康促进等方面发挥着重要作用。健康促进是人们改变生活方式，实现自身健康持续性改进的过程。健康促进已经成为众多国家应对健康问题的首选核心策略。在我国，开展的"爱国卫生运动"就是健康促进的典范。目前，对我国居民健康威胁较大的主要是心脑血管疾病、糖尿病和肿瘤等慢性病，给国家、社会和人民群众带来了沉重的负担，另外一些传染性疾病（如结核病、新型冠状病毒肺炎等）所造成的经济负担也不容忽视。针对这种现状就需要全社会参与健康促进，维护公众健康，助力健康中国建设，促进"健康中国2030"规划目标的实现。

第四节 流行病学的主要特征

流行病学作为医学的基础学科和科学方法学，具备以下特征。

一、群体的特征

群体的特征是流行病学的最基本特征。流行病学在人群中从宏观的角度考察疾病和健康状态的动态变化，发现群体中存在的主要健康问题，或发生某一健康问题的原因，从而提出有针对性的防控对策或措施。这也是流行病学区别于其他医学学科最显著的特征之一。

二、以分布为起点的特征

流行病学以研究分布为起点初步认识疾病与健康状况，它通过收集、整理并分析有关疾病与健康状

况在时间、地区和人群中的分布特点，描述其发生和发展的规律，为进一步研究提供依据。关于疾病分布的内容将在第十三章详细介绍。

三、对比的特征

对比的思想是流行病学研究方法的核心，贯穿于流行病学研究的始终，广泛地存在于观察法和实验法中。因为只有通过对比分析，才能发现差异，进而分析疾病发生的原因或线索，才能考察暴露因素或干预措施的效果。例如在开展吸烟与冠心病的队列研究中，通过对比吸烟组与不吸烟组的冠心病发病率的差异，得出吸烟与冠心病有因果关联的结论，进而对人群吸烟进行干预，降低冠心病的发病率。

四、概率论和数理统计学的特征

在进行流行病学研究时，常常采用一定的抽样方法从目标人群中选取有代表性的样本，并对其进行研究。在研究结果表达时，多使用发病率、患病率、死亡率、病死率、有效率等频率指标，用于说明人群中疾病的强度或频率大小。这些指标实际上是样本指标，由于抽样误差的影响，与总体概率不一定相同，因此需要根据概率论和数理统计学的原理和方法，对总体参数进行估计、假设检验，做出推断性结论。在流行病学的调查研究、分析和评价过程中利用概率论和数理统计学的原理和方法，以科学、高效地分析发生疾病或健康问题的原因，评价各项干预措施的效果等。

五、社会医学的特征

人群健康状况与环境有着密切的关系。疾病的发生不仅与机体的内环境有关，而且还会受到自然环境和社会环境的影响与制约。在研究疾病的病因和流行因素时，要全面考察研究对象的生物、心理和社会状况的影响。

六、预防为主的特征

流行病学作为公共卫生和预防医学的一门重要学科，始终坚持预防为主的方针，面向整个人群，针对疾病发生、发展的全过程，强调三级预防策略。使处于健康状态、亚健康状态、临床前期、临床期的人群，都能获得相应的三级预防保健，保护和促进整个人群健康。

> ⊕ **知识链接**
>
> ### 群医学
>
> 群医学（population medicine）是一门新兴的交叉学科，它一诞生就得到了许多国家学者的积极响应。2020年协和医学院成立了群医学及公共卫生学院，将群医学定义为：群医学是融合、运用当代医学及相关学科的知识和原理，基于现实可及的卫生资源条件，统筹个体卫生行为与群体卫生行动，指导公共卫生实践，实现人群整体与长远健康效益最大化的一门医学交叉学科。群医学融入了流行病学的原理与方法，因而具备了流行病学的一些特点，如群体观、预防为主，以人群健康为中心、大卫生观、大健康观等。同时群医学也融合了临床、基础、公共卫生学的其他学科等知识与原理，有助于弥合预防医学与临床医学的裂痕，促进"健康中国"目标的实现。

第五节　流行病学的发展简史及展望

一、流行病学的发展简史

流行病学是人类与疾病的长期斗争过程中逐渐形成和发展起来的。随着社会的发展、人类疾病谱的变化和医学模式的转变，流行病学在概念的内涵、研究内容、应用领域、研究方法等方面都有了长足的发展，已经成为现代医学研究中重要的科学方法。流行病学学科的发展主要包括三个时期，即学科形成前期、学科形成期和学科发展期。

（一）学科形成前期

学科形成前期是自人类有文明史以来至 18 世纪这一漫长的时期。此时真正的流行病学学科尚未形成，但一些与其密切相关的概念、描述的事件及采取的预防措施已经出现，这就构成流行病学学科的萌芽，故又称萌芽期。

我国《黄帝内经》记载"皇帝曰：余闻五疫之至，皆相染易，无问大小，病状相似。"这是关于传染病流行的描述。古希腊的医师希波克拉底（Hippocrates，元前 460 年～公元前 375 年）著有《空气、水和地点》一书，系统地阐述了环境与疾病发生的关系。在他的著作中用到了流行（epidemic）一词。几乎在同一时期，我国出现了"疫""时疫""疫疠"等关于疾病流行的记载，如公元 369 年在《史记》六国年表中记载"民大疫"，《说文解字》中的"疫者，民皆病也"。在意大利的威尼斯，15 世纪中叶开始有原始的海港检疫法规，要求外来的船只必须一律在港外停留检疫 40 天，称为"检疫"。在隋朝时期，我国就开设了"疠人坊"以隔离麻风患者，也是预防传染病的早期实践。以上这些都是流行病学学科形成的萌芽，为流行病学学科形成奠定了基础。

（二）学科形成期

流行病学学科形成是从 18 世纪中叶到 20 世纪 40 年代这一历史时期。这时西方开始工业革命，人们大量聚居于城市，为传染病的大范围流行创造了条件，使人类的健康和生命受到极大威胁，预防控制传染病成为当时医学的迫切任务，促成了流行病学学科的诞生。该时期有许多流行病学研究和应用的范例。如英国海军外科医生 James Lind 在 1747 年将 12 名患坏血病的海员分为 6 组，给予不同食物进行对比治疗，结果发现食物中添加橘子和柠檬的海员几乎完全康复，证实了海员患坏血病是由于长期缺乏新鲜水果和蔬菜摄入引起的，开创了流行病学实验性研究的先河。英国医生 Edward Jenner 在 1796 年发明了接种牛痘可以预防天花，使天花这一烈性传染病得到了有效的控制，为传染病的预防和控制开创了主动免疫的先河。英国著名内科医生 John Snow 在 1848～1854 年，针对伦敦霍乱的流行，创造性地绘制了病例分布的标点地图，发现伦敦宽街的霍乱死亡与居民供水范围一致，于是提出了"霍乱是经水传播"的推论，并通过干预成功地控制霍乱的流行，被称为流行病学现场调查、分析与控制的经典实例。1850 年国际上首次在英国伦敦成立流行病学学会，标志着流行病学学科的形成。

（三）学科发展期

学科发展期大约自 20 世纪 40 年代起至今，也有学者称其为现代流行病学时期。这一时期主要包括三个阶段。20 世纪 40 年代至 50 年代为第一阶段，此阶段创造了非传染性疾病病因学研究的方法。流行病学的研究内容扩大到对慢性非传染性疾病的研究。具有代表性的经典实例是英国医生 Doll 和 Hill 关于吸烟与肺癌关系的研究，证实了吸烟是肺癌的主要危险因素。在这一时期，流行病学的理论和方法都得到长足发展。20世纪60年代至80年代为第二阶段，是流行病学病因学研究和分析方法快速发展的时期，如混杂与偏倚的区分、匹配与分层分析、交互作用及病例对照研究设计的实用性发展等。20世纪90年代至今为第三阶段，是流行病学与其他学科交叉融合，不断形成新的分支学科，流行病学应用领域不断扩大的时期。

二、流行病学的展望

随着人们对健康的理解和追求的改变、经济的全球化、大数据时代的到来、网络信息技术及其他学科的发展，流行病学的发展充满了许多机遇，同时也面临着众多新的挑战。

（一）向宏观和微观深入发展

依据学科发展的社会学特性，流行病学家认识到无论疾病或健康都与复杂的社会环境和自然环境环境有关，即重视"宏观"流行病学的发展。随着分子生物学技术的发展、人类基因组计划的完成和后基因组时代的到来，流行病学家还注重从分子、基因等微观水平探讨疾病的生物学机制，解读疾病的发生、发展规律，也重视"微观"流行病学的发展。

（二）重视医学伦理学问题

流行病学研究主要以人群为研究对象，无论是实验性研究还是观察性研究都应重视伦理学问题。在实验性研究中的伦理问题较易引起重视，但在观察性研究中往往被忽视。应该引起注意的是在流行病学调查研究、监测活动等观察性研究中也会涉及个体的遗传信息，如果个人的这些信息暴露对个人、家庭和社会将带来不良影响。

（三）重视流行病学在循证实践中的作用

流行病学在科学研究中起到产生证据并进行科学评价的重要作用。在临床、护理、教育等循证实践中都必须基于当前最好的证据，结合服务对象的特点和研究者的技能，使有限的卫生资源得到最有效的利用，流行病学在循证实践过程中起到不可替代的作用。

（四）强化应对突发公共卫生事件的能力

目前，全球突发公共卫生事件不断涌现，已经严重地威胁到人类的健康和社会安全，造成沉重的社会经济负担。如2003年全球SARS疫情、2009年甲型H1N1流感疫情、2016年寨卡病毒疫情、2019年埃博拉疫情、2020年新冠肺炎疫情等，都需要国际社会广泛关注和协同应对。强化应用流行病学方法科学应对突发公共卫生事件的核心作用，目前尤显必要且紧迫，具有非常重要的社会意义。

（五）重视学科自身的发展

流行病学与诸多学科之间存在相互依存和交互影响的趋势，并从其他学科中汲取精华，将进一步推动其自身的发展。流行病学与相关学科相互渗透已经出现了很多新的学科，如药理流行病学、基因组流行病学、分子流行病学、遗传流行病学、临床流行病学、心血管流行病学、肿瘤流行病学、传染病流行病学、营养流行病学、环境流行病学、职业流行病学、生态流行病学、老年流行病学、灾害流行病学、健康流行病学、管理流行病学等。

答案解析

选择题

【A1 型题 】

1. 流行病学研究的对象是（　）

    A. 疾病　　　　　　B. 患者　　　　　　C. 人群　　　　　　D. 健康人　　　　　E. 亚临床患者

2. 流行病学研究的观察法与实验法的根本区别在于（　）

    A. 设立对照组　　　　　　　　　　　　　　B. 不设立对照组

    C. 是否施加干预因素　　　　　　　　　　　D. 盲法

    E. 统计学检验

3. 流行病学研究的主要用途是（　）

    A. 进行统计学检验

    B. 探讨病因与影响流行的因素及制定预防控制疾病的措施

    C. 研究疾病的发生概率

    D. 研究疾病的死亡情况

    E. 研究疾病的临床表现

4. 流行病学的特征不包括（　）

    A. 群体特征　　　　　　　　　　　　　　　B. 以分布为起点的特征

    C. 以治疗疾病为主的特征　　　　　　　　　D. 对比的特征

    E. 预防为主的特征

5. 关于流行病学，下列说法正确的是（　）

    A. 从个体的角度研究疾病和健康状况及其影响因素

    B. 仅研究传染病的流行特征和防治措施

    C. 只研究疾病的防治措施

    D. 研究人群中疾病与健康状况的分布及其影响因素

    E. 流行病学从分子水平认识疾病

6. 在流行病学研究方法中，为建立病因假设提供线索的方法是（　）

    A. 描述性研究　　　　　　B. 分析性研究　　　　　　C. 实验性研究

    D. 理论与方法的研究　　　E. 实验室研究

【A2 型题】

7. 某一研究者欲对某一社区居民开展高血压的调查研究，以了解引起该社区居民高血压的主要有关因素，应该考虑开展（　）

    A. 病例对照研究　　　　　B. 现况研究　　　　　　　C. 队列研究

    D. 临床试验　　　　　　　E. 现场试验

8. 某医师为了研究二甲双胍治疗 2 型糖尿病的效果，在经伦理委员会批准后，将研究对象随机分为两组，一组给予二甲双胍治疗，另一组应用当时的标准药物做对照。这种研究方法为（　）

    A. 病例对照研究　　　　　B. 现况研究　　　　　　　C. 队列研究

D. 临床试验　　　　　　　E. 现场试验

【A3 型题】

(9 ~ 10 题共同题干)

根据专门设计的调查所获得的资料，按照不同的地区、不同的时间和不同的人群特征分组，将疾病或健康状况的分布特点真实地描述出来，为进一步的流行病学的研究提供线索。

9. 该研究方法为（　　）

　　A. 诊断试验　　　　　　B. 现况调查　　　　　　C. 实验性研究

　　D. 队列研究　　　　　　E. 病例对照研究

10. 该方法属于（　　）

　　A. 描述性研究　　　　　B. 分析性研究　　　　　C. 实验性研究

　　D. 理论性研究　　　　　E. 临床试验

（赵秀荣）

书网融合……

本章小结　　　　　　　　微课　　　　　　　　题库

PPT

第十三章 疾病的分布

📖 学习目标 ┈┈

知识要求：

1. 掌握 疾病频率测量指标的概念和用途；散发、暴发、流行、大流行的定义；短期波动、周期性、季节性、长期趋势的定义和特点。

2. 熟悉 疾病的地区、时间和人群分布特征及其综合描述；主要疾病频率测量指标的计算；地方性的分类、横断面分析和出生队列分析的区别。

3. 了解 率和比的概念、移民流行病学的概念及其用途。

技能要求：

1. 能根据不同的资料选择合适的疾病频率测量指标对疾病进行三间分布描述。

2. 能正确判断疾病的流行强度。

3. 能根据疾病的三间分布特点提供病因线索。

素质要求：

通过疾病的分布的基本知识与方法的学习，培养科学严谨的工作作风和认真的学习态度，具备一定的逻辑思维能力和创新能力，增强为人群健康服务的责任感与使命感。

疾病的分布（distribution of disease）是指通过观察疾病在人群中的发生、发展和消退，描述疾病在不同地区（空间）、不同时间（时间）和不同人群（人间）中的频率分布现象；换言之，疾病分布是以疾病发生的频率为指标，描述疾病在不同地区、时间和人群的分布现象，又称疾病的三间分布。对疾病的分布特点进行研究，既是医学工作者研究疾病流行规律、探讨病因和提出防制保健对策的基础，也是树立大卫生观、群体观和概率论观的具体体现。

掌握疾病的分布规律具有重要意义。首先，通过揭示疾病的分布规律可以为制定疾病防治策略和措施提供科学依据。其次，疾病分布的描述是各种流行病学研究的基础，对影响疾病分布因素的描述性研究可以发现病因线索，为进一步的医学研究指明方向。

第一节 常用的疾病频率测量指标

⇨ 案例引导 ┈┈

案例： 2019 年在某社区开展糖尿病普查，该社区年初人口数为 9500 人，年末人口数为 10500 人，在年初该社区有 800 名糖尿病患者，在普查期间新诊断 200 名糖尿病患者，在这一年中有 35 人死于糖尿病。

讨论： 1. 2019 年该社区糖尿病的发病率是多少？

2. 2019 年该社区糖尿病的死亡率是多少？

3. 2019 年该社区糖尿病的病死率是多少？

4. 2019 年 1 月 1 日该社区糖尿病的患病率是多少？

一、率、比和构成比

(一) 率

率（rate）是指在单位时间内某一确定人群中某现象发生的频率或强度，是在一定条件下某现象实际发生例数与可能发生该现象的总例数之比。

$$率 = \frac{某现象实际发生的例数}{可能发生该现象的总例数} \times k \tag{13-1}$$

$k = 100\%$，$1000‰$，$10000/万$，$100000/10\,万$

(二) 比

比（ratio）也称相对比，两个数相除所得的值，说明两者的相对水平，常用倍数或百分数表示。

$$相对比 = \frac{甲指标}{乙指标}（或 \times 100\%） \tag{13-2}$$

注意：通常情况下，分子和分母是两个彼此分离的互相不重叠或包含的量，即分子不包含于分母，甚至分子分母可以代表不同总体，也就是二者是不同质的。

(三) 构成比

构成比（proportion）是表示同一事物内部各个组成部分所占总体的比重或分布，常以百分率表示，构成比分子和分母的单位相同，而且分子包含于分母之中。

$$构成比 = \frac{某事物内部某一部分的数量（个体数）}{同一事物内部的整体数量（个体数之和）} \times 100\% \tag{13-3}$$

二、发病指标

(一) 发病率

1. 定义　发病率（incidence rate）表示在一定期间（通常为 1 年）内特定人群中某病新发病例出现的频率。

$$发病率 = \frac{一定期间内某人群中某病新发病例数}{同时期该人群暴露人口数} \times k \tag{13-4}$$

式中，$k = 100\%$，$1000‰$，$10000/万$，$100000/10\,万$，一般以保留两位小数为宜。

2. 时间单位　计算发病率时可根据研究的病种及研究问题的特点来选择时间单位，一般多以年为时间单位。

3. 分子与分母的确定　发病率的分子是一定期间内的新发病例数。若在观察期间内一个人多次患病时，则应多次计为新发病例数，如流感、发热、腹泻等。对发病时间难确定的一些慢性疾病如恶性肿瘤、高血压、糖尿病等疾病，多在疾病早期并无明显症状，一般将初次诊断时间作为发病时间。分母中所确定的暴露人口是指可能会发生该病的人群，对那些不可能患该病的人，不应计入分母。如研究传染病的发病率时，对以前感染过传染病或因接种疫苗而获得免疫者，理论上不应包括在分母中。但在实际工作中，对于大数量的人群，准确的暴露人口往往不容易获得，因此，一般多使用年平均人口数代替暴露人口数作为分母。年平均人口数的表示有两种方法，可以用该年 7 月 1 日零时人口数代替，或年初人口数和年末人口数之和除以 2 来计算。

4. 注意问题　发病率可按人群不同特征，如年龄、性别、职业、民族等分别计算，此即发病专率（specific incidence rate）。不同特征人群疾病发病率往往不同，因此，计算发病率时，用发病专率比粗的发病率更能反映实际情况。除此之外，在不同资料的发病率进行对比时，应考虑年龄、性别等的构成不同，进行发病率的标准化处理。

5. 应用　发病率是描述疾病流行强度的指标，反映疾病对人群健康的影响程度。某种疾病发病率高，意味着该疾病对人群健康危害性大。发病率可用于描述疾病的分布，探讨发病因素，提出病因假说，评价防治措施的效果等。由于发病率的水平受致病因素、疾病诊断水平、诊断标准、防治措施、疾病报告与登记制度等因素的影响，因此在分析发病率的变化时，要综合考虑各方面因素的影响。

（二）罹患率

罹患率（attack rate）和发病率一样，也是人群新发病例发生频率的指标。通常多指在某一局限范围，短时间内的发病率。观察时间可以日、周、月为单位，也可以一个流行期为阶段，使用比较灵活。罹患率适用于描述局部地区疾病的暴发，如食物中毒、传染病及职业中毒等暴发流行情况。其优点是可以根据暴露程度精确地测量疾病发生频率。

$$罹患率 = \frac{观察期间某病新发病例数}{同期暴露人口数} \times k \qquad (13-5)$$

此率的计算应注意暴露人口的实质含义应是同期受该病威胁的人口数，故不应包括非易感者，如已经感染过该疾病或注射了疫苗并获得永久免疫力者。在探讨暴发或流行的病因时经常用到该指标。

（三）续发率

续发率（secondary attack rate，SAR）又称二代发病率，在第一个病例（原发病例）出现后，在该病最短与最长潜伏期之间受其传染而发生的病例称续发病例（也称二代病例）。续发率等于易感接触者中发病的人数（续发病例）占家庭或某集体成员中所有易感接触者总数的百分率。

$$续发率 = \frac{一个潜伏期内易感接触者中续发病例数}{易感接触者总数} \times 100\% \qquad (13-6)$$

续发率可用于分析传染病传染力的强弱、流行因素，包括不同条件对传染病传播的影响及评价卫生防疫措施的效果。

三、患病指标

（一）患病率　微课1

1. 定义　患病率（prevalence）是指某特定时间内总人口中，某病新旧病例所占比例，也称现患率或流行率。患病率可按观察时间的不同分为时点患病率（point prevalence）和期间患病率（period prevalence）两种，时点患病率更为常用。通常患病率时点在理论上是无长度的，但实际调查或检查时一般不超过1个月，而期间患病率的调查时间多超过1个月。

$$时点患病率 = \frac{某一时点一定人口中现患某病新旧病例数}{该时点人口数（被观察人口数）} \times k \qquad (13-7)$$

$$期间患病率 = \frac{某观察时间一定人口中现患某病的新旧病例数}{同期的平均人口数（被观察人口数）} \times k \qquad (13-8)$$

$k = 100\%$，$1000‰$，$10000/万$，$100000/10万$。

2. 患病率与发病率、病程的关系　在一个相当长的时间内，当某地某病的发病率和该病的病程都保持稳定时，患病率、发病率和病程三者的关系是：

$$患病率(P) = 发病率(I) \times 病程(D) \qquad (13-9)$$

3. 影响患病率的因素　患病率升高或降低主要取决于两个因素，即发病率和病程。

影响患病率升高的主要因素有：①新病例增加（即发病率增高）；②病例迁入；③健康者迁出；④病程延长；⑤未治愈者的寿命延长；⑥诊断水平提高；⑦报告率提高。

影响患病率降低的主要因素有：①新病例减少（发病率下降）；②病例迁出；③健康者迁入；④病程缩短；⑤病死率增高；⑥治愈率提高。

4. 应用 患病率通常用来表示病程较长的慢性病的发生或流行情况，反映某地区人群对某疾病的负担程度，可为医疗设施规划、医院床位周转估计、卫生人力的需要量估算、医疗质量的评估和医疗费用的投入等提供科学的依据。可以探索研究疾病的流行因素，评价慢性病的控制效果。

（二）感染率

感染率（infection rate）是指在调查时受检查的人群中某病的现有感染人数所占的比例，通常用百分率表示。

$$某病感染率 = \frac{受检者感染人数}{受检总人数} \times 100\% \qquad (13-10)$$

感染率常广泛应用于研究传染病或寄生虫病的感染情况和评价防治工作的效果，特别是对那些隐性感染、病原携带者及轻型和不典型病例的调查。

四、死亡与生存指标

（一）死亡率

1. 定义 死亡率（mortality rate）是指某人群在一定期间（一般为 1 年）内的死亡人数在该人群中所占比例。按其分子的构成情况，又分为粗死亡率和死亡专率（某病死亡率）。

死于所有原因的死亡率是一种未经过调整的率，也称粗死亡率（crude death rate），是指在一定期间内，某人群中总死亡人数在该人群中所占比例。观察时间常以年为单位。

$$死亡率 = \frac{某人群某年总死亡人数}{该人群同年平均人口数} \times k \qquad (13-11)$$

$k = 1000‰$，$10000/万$ 或 $100000/10$ 万。

在人口学研究中常用千分率，便于与出生率相比较。在疾病研究中，多采用十万分率，便于与其他地区和国际间对比。

2. 应用 死亡率反映一个人群总的死亡水平，是用于衡量某一时期，一个地区人群因病伤死亡危险性大小最常用的指标，是一个国家或地区文化、卫生水平的综合反映。死亡率可用于探讨病因和评价防治措施的效果。不同国家或地区、不同年代人口的年龄、性别等构成不同，粗死亡率不能直接比较，必须进行年龄或性别的调整，计算调整或标准化死亡率，以排除年龄或性别构成不同所造成的偏倚。

3. 死亡专率 死亡率还可根据不同人口学特征（如年龄、性别、职业等）分别计算，称为死亡专率。不同地区死亡率进行比较时，要考虑不同地区人口构成（如年龄分布）不同对比较结果的影响，需计算标化死亡率后方可进行比较。

$$某病死亡专率 = \frac{某年某病死亡人数}{同年平均人口数} \times k \qquad (13-12)$$

$k = 1000‰$，$10000/万$ 或 $100000/10$ 万。

疾病死亡专率是一项重要指标，对于某些病死率高的疾病，如肺癌、肝癌、胰腺癌、心肌梗死等流行病学研究很有用途，因为死亡率与发病率十分接近，死亡水平基本上可以代表其发病水平，而且死亡率准确性高于发病率，因此常用作病因探讨的指标。但对于非致死性疾病如普通感冒、关节炎等，进行死亡率分析的意义不大。

（二）病死率

病死率（fatality rate）表示一定时期内（一般为 1 年）患某病的全部患者中因该病而死亡的频率。

$$病死率 = \frac{一定期间因某病死亡人数}{同期患某病总人数} \times 100\% \qquad (13-13)$$

若某病的发病率和死亡率相对稳定，则病死率可用下式计算：

$$病死率 = \frac{该病死亡率}{该病发病率} \times 100\% \qquad (13-14)$$

该指标表示确诊疾病的死亡概率，它可表明疾病的严重程度，以衡量疾病对人生命威胁的程度。也可反映医疗水平和诊断能力，常用于急性传染病，较少用于慢性病。

（三）生存率

生存率（survival rate）是指在接受某种治疗的患者或患某病的人中，经若干年随访（通常为 1、3、5 年）后，尚存活的病例数占观察总例数的百分比。

$$n 年生存率 = \frac{随访满 n 年尚存活的病例数}{开始随访的病例数} \times 100\% \qquad (13-15)$$

该指标反映了疾病对生命的危害程度，可用于评价某些病程较长疾病的远期疗效。在某些慢性病如恶性肿瘤、心血管疾病等的研究中常常用到。应用该指标时，应确定随访开始日期和截止日期。开始日期一般为确诊日期、出院日期或手术日期，截止日期通常可为 1 年、3 年、5 年或 10 年，即可计算 1 年、3 年、5 年或 10 年的生存率。

第二节　疾病流行强度

疾病流行强度指在一定时期内，某种疾病在某地区某人群中，发病数量的变化以及各病例之间的联系程度，常用术语包括散发、暴发、流行和大流行。

一、散发

散发（sporadic）是指发病率呈历年的一般水平，各病例间在发病时间和地点上无明显联系的散在发生。确定散发时应与当地近 3 年该病的发病率进行比较，如果当年发病率未显著超过既往一般发病率，则称为散发。

疾病分布呈现散发常见于以下几种情况。

（1）病后免疫力持久的疾病，或因预防接种使人群维持一定免疫水平的疾病常呈散发，如麻疹。

（2）以隐性感染为主的疾病，如脊髓灰质炎、乙型脑炎等。

（3）传播机制不容易实现的传染病，如斑疹伤寒、炭疽等。

（4）长潜伏期的疾病，如麻风（潜伏期平均为 2～5 年，短者数月，长者超过 10 年）。

二、暴发

暴发（outbreak）是指在一个局部地区或集体单位中，短时间内突然发生很多症状相同的患者。如麻疹、手足口病、腮腺炎等容易在学校、托幼机构等暴发流行。传染病暴发时的患者多有相同的传染源或传播途径，大多数患者常同时出现在该病的最短和最长潜伏期之间。

三、流行

流行（epidemic）是指某地区某病的发病率显著超过该病历年发病率水平。流行出现时各病例之间呈现明显的时间和空间联系。如 2009 年 H1N1 型流感发生流行时，表现出明显的人传人关系以及地域间的播散特征。当某地出现某种疾病的流行时，提示当地可能存在促使发病率升高的因素。

四、大流行

大流行（pandemic）是指某疾病传播迅速，涉及地区广，人口比例大，在短时间内可跨越省界、国界，甚至洲界。如 2020 年全球新冠肺炎大流行，短短 2 个月的时间就波及 85 个国家和地区。流行性感冒、霍乱等传染病也曾发生过多次世界性大流行。随着全球经济的飞速发展，交通日益便捷，人群和物资流动的频率和速度是空前的，病原体和传染源的快速移动会使某种疾病短时间传遍全球，因而疾病世界性大流行的危险始终存在。

第三节　疾病分布的形式

⇒ 案例引导

案例：2006 年 6～8 月，我国四川省部分地区发生了人感染猪链球菌事件。此次疫情累计报告病例数 204 例，其中死亡 38 例。病例分布在资阳、内江、成都等地区，其中发病年龄最小 26 岁，最大 82 岁，平均 54 岁。50～60 岁年龄组发病最多，占 42%。分析 25 例死亡病例发现：潜伏期最短 6 小时，最长 8.7 日，中位数 1.5 日；病程最短 10 小时，最长 5 日，中位数 21.5 小时；诊断分型以休克型为主（69.6%），混合型次之（17.4%）。疫情于 6 月下旬开始，7 月 16 日起发病明显增多，7 月 22 日达到高峰，7 月 28 日开始下降，8 月 4 日以后，没有新发病例。截至 8 月 21 日，已连续 16 日无新发病例，已超过 1 个潜伏期，疫情已基本控制。

讨论：1. 我们应该如何描述此次疫情？可以采取哪些疾病分布的指标来描述？

2. 此次疫情的发病率、死亡率、病死率等指标应该如何计算？

3. 此次疫情属于何种流行强度？

疾病的分布既反映了疾病本身的生物学特性，又反映了疾病有关的各种内外环境因素的效应及其互相作用的特点。疾病分布是流行病学研究中的基本内容，是描述性研究的核心，也是分析性研究的基础，能够为制定疾病防治策略和措施提供依据。

一、疾病的时间分布 📱微课2

疾病的时间分布是指按照时间的变化对某种疾病进行描述。疾病频率随着时间的推移呈现动态变化。通过研究疾病的时间分布特征，可以了解疾病的流行规律，并能为疾病的研究提供病因线索，同时还可以根据疾病防治措施实施前后相应疾病频率的变化来评价其效果等。疾病的时间分布特征可从短期波动、季节性、周期性、长期变异等几个方面来描述。

（一）短期波动

短期波动（rapid fluctuation）又称时点流行，指在一集体单位或固定人群中，短时间内某病发病数突然增多的现象。含义与暴发相近，区别在于暴发常用于范围较小的人群，而短期波动常用于范围和数量较大的人群。多半是由同一致病因子或相同的传播途径所引起，如食物中毒、伤寒、痢疾等疾病的暴发和流行。自然灾害、环境污染等因素等也可导致疾病的短期波动。

食物中毒暴发常在数小时或数十小时内发生，多因共同食入某种食物所致，患者常集中发生在同一潜伏期内，流行曲线呈单峰型。图 13-1 系某单位集体食物中毒暴发的时间分布。

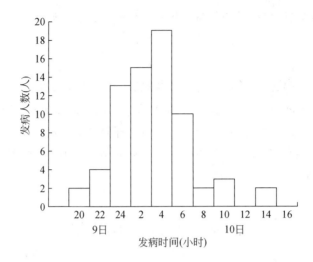

图 13 - 1　某单位食物中毒的时间分布

（二）季节性

疾病每年在一定季节内呈现发病率升高的现象称为季节性（seasonality）。季节性有以下三种表现形式。

1. 严格的季节性　指在一定地区内，某些虫媒传染病和一些自然疫源性疾病的发生常集中在一年中的少数几个月内，其余月份没有病例。如我国北方地区流行性乙型脑炎只在夏秋季发病，其他季节无病例出现，表现出严格的季节性。

图 13 - 2 呈现的是我国流行性乙型脑炎 1955 年的流行特点，是疾病流行严格季节性分布的典型案例。

2. 季节性升高　是指疾病一年四季均发生，但在一定季节发病率升高。如肠道传染病和呼吸道传染病全年均发病，但肠道传染病在夏秋季高发，而呼吸道传染病在冬春季多见。

3. 无季节性　指疾病的发生无明显季节性升高的现象，表现为一年四季均可发病。如乙型病毒性肝炎、结核、麻风等发病均无明显季节性。

此外，非传染性疾病也有季节性，图 13 - 3 显示北京地区急性心肌梗死主要出现在 11 ~ （次年）1 月和 3 ~ 4 月两个高峰。脑卒中一般在冬季多发、夏季低发，特别是出血性脑卒中更明显。

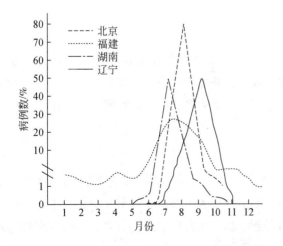

图 13 - 2　四省市流行性乙型脑炎季节分布（1955 年）

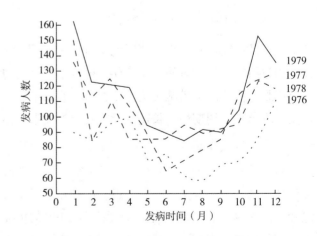

图 13 - 3　北京地区心肌梗死发患者数按月分布

影响疾病季节性分布的常见原因包括以下四方面。

（1）受气候因素的影响，病原体繁殖、媒介昆虫消长、动物传染源的活动等因季节而异。

（2）与野生动物分布、生活习性和家畜家禽生长繁殖等因素有关。

（3）受人们的生活方式、生产、劳动条件、营养、风俗习惯及医疗卫生水平变化的影响。

（4）与人群暴露机会及人群易感性有关。

（三）周期性

周期性（periodicity）是指疾病频率按照一定的时间间隔，有规律地起伏波动，每隔若干年出现一个流行高峰的现象。多见于呼吸道传染病，如流行性感冒、麻疹、百日咳、白喉等疾病。例如，黄热病6～10年流行一次（图13-4）。

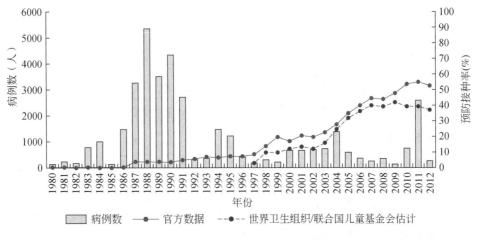

图13-4　全球1982-2012年黄热病报告发病患者数

疾病周期性常见的原因及其必备的条件如下。

（1）易感者的周期性积累　在人口密集的大中城市，当存在着传染源及足够数量的易感人群，特别是新生儿的积累提供了相应数量的易感者，而又无有效的预防措施时，疾病的流行便有可能发生。

（2）传播机制容易实现的疾病　如呼吸道传染病，人群受感染的机会较多，只要有足够数量的易感者，疾病可迅速传播。

（3）病后可形成稳固免疫力的疾病　流行后发病率可迅速下降，流行后人群免疫力持续时间越久，疾病流行周期的间隔时间越长。

（4）病原体变异　周期性的间隔还取决于病原体变异及变异的速度，变异速度越快，周期性越短。

（四）长期趋势

长期趋势（secular trend）也称长期变异（secular change），是指疾病的发病率、死亡率、临床表现、病原体种类及宿主等在一个较长时期的变化趋势。如麻疹过去以婴幼儿为高发人群，在广泛进行麻疹减毒活疫苗的接种后，其发病年龄向大年龄组推移；流行性脑脊髓膜炎过去在一些城市中一般每8～10年出现一次流行高峰，但在普遍实施预防接种以后，这种周期性特点基本消失。如图13-5所示，欧洲英国、芬兰、丹麦、爱尔兰、瑞典、挪威六国的男性肺癌死亡率近30年来呈现先上升后持续下降的趋势，而上述国家女性的肺癌死亡率近30年来则呈现持续上升趋势。

长期变异出现的原因大致可归为：①病因或致病因素的变化；②病原体抗原型别、致病力、毒力及机体免疫状况的改变，是传染病产生长期变异的主要原因；③医生诊断能力的提高、新的诊断技术方法的引进及普及应用；④疾病防治能力的提高、新的防治方法和手段的应用等；⑤登记报告及登记制度的完善、疾病的诊断标准、分类发生改变；⑥人口学资料的改变及人口老龄化等。

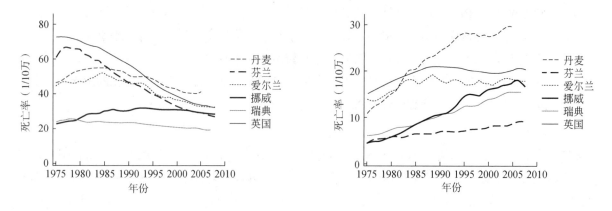

图 13 – 5　欧洲六国 1975 ～ 2010 年间男、女性肺癌死亡趋势

二、疾病的地区分布

多数疾病的分布都有一定的地区特征，这与一定地域的自然环境、社会环境等因素密切相关。所以，研究疾病的地区分布特征可了解疾病在当地的流行特点，有助于解释疾病的病因等。

（一）描述疾病地区分布的常用术语

1. 疾病的地方性（endemic）　由于自然环境或社会因素的影响，使一些疾病常在某一地区呈现发病率增高或只在该地区存在，这种现象称为疾病的地方性。疾病的地方性有以下三种类型。

（1）自然地方性　某些疾病受自然环境的影响只在某一特定地区存在的现象。包括两种情况：①该地区有适合于某种病原体生长发育的传播媒介生存的自然环境，使该病只在这一地区存在，如血吸虫病和丝虫病；②由于该地区的自然地理环境中缺乏或过多存在一些微量元素造成的，如地方性甲状腺肿、克山病、地方性氟中毒等。

（2）统计地方性　因为一些地区居民文化及卫生设施水平低，或存在一些特殊条件及风俗习惯，而使一些传染病长期存在，如伤寒、痢疾等。这些病的发病率只是在统计上经常高于其他地方，与当地自然条件无关，称为统计地方性疾病。

（3）自然疫源性　一些病原体依靠自然界的野生动物绵延繁殖，只在一定条件下才可传染给人，这种情况称自然疫源性，这些疾病称自然疫源性疾病，如森林脑炎、鼠疫、地方性斑疹伤寒等，这类疾病的流行地区称自然疫源地。

判断一种疾病属于地方性疾病的依据是：①该地区的各类居民发病率均高，且一般随年龄增长而上升；②其他地区居住的相似人群发病率均低，甚至不发病；③外来的健康人迁入该地区一段时间后，其发病率和当地居民一致；④迁出该地区后，发病率下降，患病症状减轻或自愈；⑤当地的易感动物也可发生类似的疾病。

2. 外来性或输入性　凡本国或本地区不存在或已消灭的传染病，从国外或其他地区传入时，称为外来性或输入性疾病。如 20 世纪 80 年代，在我国最初发生的艾滋病，是由国外传入我国的。

（二）疾病在国家间和国家内的分布

1. 国家间的分布　疾病在世界各地的分布均存在差别。有些疾病只发生在一定地区，如黄热病多发于南美洲和非洲，登革热则多发于热带、亚热带。

有些疾病遍布全世界，但其分布并不均衡，肿瘤发病在世界各地存在明显差别。比如，肝癌主要分布在东南亚、东南非，而欧美则少见。前列腺癌、皮肤癌在欧洲和北美多见。欧美各国脑卒中的死亡率高于日本，而心脏病的死亡率却居于末位。如肺癌年龄标化发病率在北美、西欧中部、南欧、北欧和东亚较高，而在中西非最低。

2. 国家内的分布 疾病在一个国家内不同地区之间的分布也存在明显差别。例如血吸虫病流行于我国长江以南地区；克山病在我国自东北向西南呈一宽带状分布；食管癌在我国北方多于南方；鼻咽癌多见于华南各省，以广东发病最高；而胃癌则高发于华北、东北和西北地区。

（三）疾病的城乡分布

许多疾病在地区分布亦表现出城乡差异。由于生活条件、卫生状况、人口密度、交通条件、工业水平、动植物的分布等各种因素不同，城乡之间在疾病的病种、死因顺位、发病率或死亡率等方面均表现出明显差异。

发展中国家大城市的特点是人口多、密度大、居住面积狭窄、交通拥挤，青壮年所占比例较多，出生率保持在一定水平，人口流动性较大，始终有一定数量的某些传染病的易感人群，因此可使某些传染病常年发生，而且一旦流行，传播迅速，并可形成暴发或流行，也常常出现周期性。

农村由于人口密度低，交通不便，与外界交往不频繁，人口流动性小，呼吸道传染病不易流行，但人群易感性也高，一旦有传染源传入，也可迅速蔓延，引起暴发。农村因卫生习惯、饮水条件差，肠道传染病、虫媒传染病及自然疫源性疾病如痢疾、疟疾、血吸虫病、流行性出血热、钩端螺旋体病等疾病较易流行。慢性病在城乡间的分布也有差异，如恶性肿瘤中肺癌、乳腺癌、大肠癌等一般城市多于农村，而食道癌、肝癌、宫颈癌等则农村多于城市。

三、疾病的人群分布

疾病的分布常常随人群的不同特征如年龄、性别、职业、种族、民族及婚姻状况等不同而有差异，也与人群的行为、生活方式及环境有关。研究疾病在不同人群中的分布特征，可为探索疾病病因、制定卫生决策与应对措施提供科学依据。

（一）年龄

1. 年龄分布的特征 年龄是人群分布中最重要的因素，几乎所有疾病和健康状况都与年龄有关。一般来说，慢性病有随着年龄增长而上升的趋势，如恶性肿瘤、心脑血管疾病等；而急性传染病有随着年龄的增长而下降的趋势，如麻疹、百日咳、腮腺炎等；某些特殊暴露因素所致的传染病以青壮年居多，如艾滋病、钩端螺旋体病、流行性出血热、血吸虫病等，主要是由于该年龄段的人群暴露于病原体的机会较多所致。但是不同的疾病在不同的年龄组的发病率高低可表现出很大的差异，表现如下。

（1）传染性疾病 易于传播且患病后能够获得稳固持久的免疫力的疾病如麻疹、水痘、流行性腮腺炎等，儿童发病较高，成年人较少；以隐性感染为主的传染病如流行性脑脊髓膜炎、脊髓灰质炎和流行性乙型脑炎等的年龄分布特点均以儿童发病率为高，成年人较少发病。

（2）非传染性疾病 各年龄组均可发病。肿瘤、心脑血管疾病等多表现为随年龄增加而增加的趋势，但白血病则表现为儿童期发病较高，然后下降再升高的趋势（图13-6）。

2. 年龄分布出现差异的原因

（1）不同人群免疫水平状况不同。

（2）不同人群生活方式、行为方式等不同，对致病因子的暴露机会不同。

（3）有效的预防接种可改变某些疾病固有的发病特征。

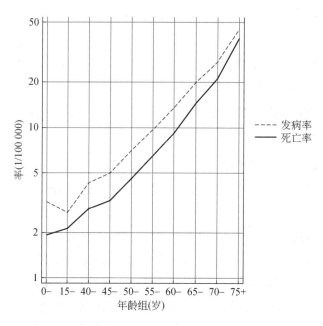

图 13-6　全球各年龄组白血病的发病和死亡趋势

3. 研究疾病年龄分布的目的

（1）根据年龄分布特征，可帮助发现重点保护对象及确定高危人群，为今后有针对性地开展防治工作提供依据。

（2）有助于分析疾病不同年龄分布的差异，以便深入探索致病因素，为病因研究提供线索。

（3）不同年龄分布的动态趋势有助于观察人群免疫状况的变化、确定预防接种对象和进行预防接种措施的实施，以保证预防接种的效果。

4. 疾病年龄分布的分析方法　研究疾病的年龄分布可用横断面分析法（cross sectional analysis）或出生队列分析（birth cohort analysis）。

（1）**横断面分析**　指在特定时间内，对某一特定人群疾病或其他健康状态的年龄分布特征与相关变量之间关系的研究。常用于描述潜伏期短的疾病的年龄分布特征，例如分析某种急性疾病不同年龄组的发病率、患病率和死亡率等。但该法用于恶性肿瘤、高血压及冠心病等慢性病年龄分布的研究存在不足，因为慢性病暴露时间距发病时间一般很长，而且不同时期致病因素的种类及其作用的强度可能会发生变化，所以这种分析方法不能正确显示致病因素与年龄的关系。

图 13-7 是 1914～1950 年某地男性肺癌年龄别死亡率的横断面分析。这种分析方法能说明同一时期不同年龄组死亡率的变化和不同年代各年龄组死亡率的变化，而不能说明不同年代出生者的不同年龄组的死亡趋势。

（2）**出生队列分析**　是指对同一年代出生的人群组在不同年龄阶段某病的发病率、死亡率进行的分析，以了解发病和死亡年龄变化的趋势和不同出生队列的暴露对发病或死亡的影响。图 13-7 中，ABCD 连线便是出生队列曲线。图 13-8 表示的也是这种曲线。出生队列分析不仅可以合理地解释年龄与肺癌死亡之间的关系，澄清横断面分析曲线中男性肺癌死亡率从 70 岁开始呈现下降趋势的假象，还可以表明出生年代越晚者暴露于致病因素的时间可能更早，暴露量可能更大。因此，出生队列分析有助于正确地分辨出年龄、时间因素和暴露经历三者对疾病的作用。该方法利用出生队列资料将疾病年龄分布和时间分布的特征结合起来描述，在评价疾病的长期变化趋势及提供病因线索等方面具有重要意义。

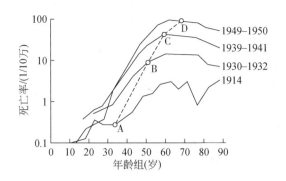

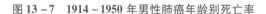

图 13-7　1914～1950 年男性肺癌年龄别死亡率

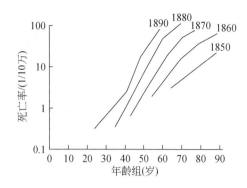

图 13-8　1850～1890 年间出生者男性肺癌年龄别死亡率

（二）性别

描述疾病在不同性别人群中的分布规律，一般是指比较男女间的发病率和死亡率，有时也可用性别比来表示。多数疾病的分布存在性别差异，这与暴露机会或生理解剖特点及内分泌代谢不同等因素有关。乳腺癌、地方性甲状腺肿、胆囊癌等疾病以女性发病为主，而肺癌、肝癌、食管癌等以男性发病为主，主要与男女性的生理解剖特点不同有关。因为不同年龄组的男女比例可能不同，所以须按不同年龄组分别进行比较或者标准化后再进行比较。

疾病分布出现性别差异的主要原因。

1. 暴露致病因素的机会不同　由于种种原因使得男女性对许多疾病的致病因素有不同的暴露机会，例如：血吸虫病、钩端螺旋体病、森林脑炎等皆可因机体接触病原体的机会不同而致男女两性发病率不同，因为男性暴露机会多于女性而表现为男性发病率高于女性。

恶性肿瘤死亡率除女性或男性特有的肿瘤，如乳腺癌、宫颈癌及前列腺癌外，其他男女均可患的恶性肿瘤一般是男性发病率高于女性。其中明显高的有肺癌、结直肠癌、胃癌、肝癌、食管癌、膀胱癌等（图 13-9），可能与男性在日常生活及职业工作中暴露致癌因子的机会高于女性有关。

2. 遗传特征、生理解剖特点及内分泌代谢等因素不同　不同疾病性别分布不同，往往与男女之间的遗传因素、内分泌因素、心理因素及生理解剖等因素不同有关，这些因素影响了人们对疾病的易感性，如胆囊炎、胆结石等女性发病率明显高于男性，可能与其生理解剖特点有关。地方性甲状腺肿女性发病多于男性，冠心病女性发病低于男性，可能与内分泌因素有关。

（三）职业

许多疾病的发生与职业因素有关。机体所处工作环境如职业性精神紧张程度、物理、化学因素等均可导致疾病分布的不同。如石棉、炼焦工人易患肺癌，制鞋、燃料工作者易患苯中毒；接触化学物品联苯胺的工人易患膀胱癌；镍矿工人易患肺癌；教师易患静脉曲张等。

（四）种族和民族

不同种族和民族的人群发生疾病的种类和频率均存在差异，这与不同种族人群的遗传背景、宗教信仰、地理环境、生活习惯、文化素质等多种因素有关。例如，亚洲人群原发性肝癌的发病率高于美国和西欧国家人群；马来西亚居住的三种民族中，马来人患淋巴瘤较多，印度人患口腔癌较多，而中国人以鼻咽癌和肝癌居多。

（五）婚姻与家庭

婚姻、家庭因素对人群的健康状况有一定的影响。国内外许多研究表明，对多数疾病的死亡率而言，离婚者的死亡率最高，单身和丧偶者次之，已婚者最低。研究证实，近亲婚配使先天畸形、遗传性

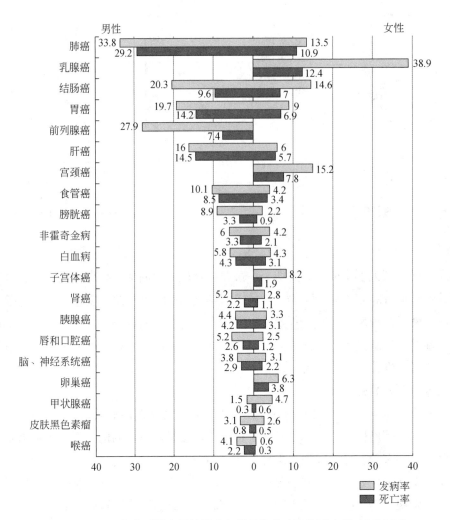

图 13-9 2008 年全球男女恶性肿瘤年龄标化发病率和死亡率 (1/10 万)

疾病等疾病的发生率增加；对于已婚妇女，婚后的性生活、怀孕、分娩、哺乳等均会对健康有明显影响，例如已婚妇女罹患宫颈癌的风险高于单身女性，未婚女性和高龄分娩者则易患乳腺癌。

家庭成员有着共同的遗传特性、生活习惯和生活上的密切接触。因此，一些传染病如结核病、细菌性痢疾及病毒性肝炎等很容易造成家庭成员间的传播。此外，由于生活习惯、遗传背景相似等因素，某些疾病呈现家庭聚集性现象，如糖尿病、高血压、肝癌等。

（六）行为生活方式

大多数疾病都与不良的行为生活方式有关，健康行为有益于促进健康，而吸烟、酗酒、吸毒、性乱、静坐生活方式等不良行为则可增加某些疾病发生的危险。据 WHO 报告，在发达国家和部分发展中国家，危害人类健康和生命的主要疾病如恶性肿瘤、冠心病、脑卒中、糖尿病等慢性非传染性疾病，60%～70% 是由社会因素和不健康的行为生活方式造成的。大量研究证实，吸烟是肺癌的主要病因。酗酒、吸毒、不洁性行为、缺乏体育锻炼等对人类健康的影响越来越明显。

四、疾病的时间、地区和人群分布的综合描述

前面分别叙述了疾病的时间、地区和人群分布的有关问题。但在实际流行病学研究中，对一个疾病的描述往往是综合进行的。只有综合描述，才能获得有关病因线索和丰富的流行因素信息，移民流行病学就是一个典型的例子。

移民流行病学（migrant epidemiology）是通过观察某种疾病在移民人群、移居国当地人群及原居住地人群的发病率或死亡率差异，从而探索疾病的发生与遗传和环境因素的关系。它是利用移民人群研究疾病的分布，从而找出疾病原因的一种研究方法。移民流行病学常用于肿瘤、慢性病及某些遗传病的病因研究。

移民流行病学研究常应用于以下原则，但是具体应用时，应考虑移民人群生活条件改变的程度及原居住国和移居国的医疗卫生水平。

1. 若某病发病率或死亡率的差别主要是由环境因素作用造成的，则该病在移民人群中的发病率或死亡率与原居住国（地区）人群不同，而接近移居国（地区）当地人群的发病率或死亡率。

2. 若该病发病率或死亡率的差别主要与遗传因素有关，则移民人群与原居住国（地区）人群的发病率或死亡率近似，而不同于移居国（地区）当地人群。

如日本为胃癌高发区，而美国为低发区。胃癌的移民流行病学研究结果显示，如以日本人胃癌死亡率为100%，则非美国出生的日本移民为55%，在美国出生的日本移民为48%，而美国白人为18%。日本移民胃癌死亡率高于美国白人，而低于原居住国日本人，说明环境因素对胃癌的发生影响较大。

中国是鼻咽癌的高发区。鼻咽癌的移民流行病学研究结果显示，在夏威夷非美国出生的华人鼻咽癌发病率为54/10万，在美国出生的华人为12.1/10万，而夏威夷本地居民仅为1.8/10万。中国人移居美国后，环境发生了变化，但鼻咽癌高发特征仍保留至下一代，提示遗传因素对中国人鼻咽癌的发生影响较大。

⊕ 知识链接

地理信息系统

地理信息系统（geographic information system，GIS）是以采集、存储、管理、分析描述和应用整个或部分地球表面（包括大气层在内）与空间地理分布有关的数据信息的计算机系统。GIS具有强大的数据库功能，可以便利和快速地收集、输入疾病及其危险因素的数据；可将各种疾病情况直观地展示出来，还可以叠加经济、社会等各种信息，分析疾病的时间、空间和人群分布情况。目前GIS已被广泛应用在如虫媒传染病、寄生虫病病因及危险因素分析等方面。近年来，GIS在慢性病流行病学研究领域中也得到了一定程度的应用，主要体现在研究慢性病如冠心病、脑卒中、肿瘤的空间分布特征、空间相关危险因素等。

目标检测

答案解析

选择题

【A1 型题】

1. 疾病分布是指（   ）

　　A. 民族分布、性别分布、职业分布　　　　B. 时间分布、地区分布、人群分布

　　C. 城乡分布、年龄分布、民族分布　　　　D. 民族分布、年龄分布、职业分布

　　E. 年龄分布、城乡分布、季节分布

2. 发病率指标来自（　　）

    A. 对住院患者的调查　　　　　　　　　　B. 对门诊患者的调查

    C. 对社区人群的调查　　　　　　　　　　D. 对所有患者的调查

    E. 对专科医院患者的调查

3. 患病率指标来自（　　）

    A. 现况调查资料　　　　　　　　　　　　B. 门诊病例资料

    C. 住院病例资料　　　　　　　　　　　　D. 专科医院病例资料

    E. 对所有患者的调查

4. 对暴发性肝炎评价临床抢救效果时最恰当的指标应是（　　）

    A. 死亡率　　　　B. 发病率　　　　C. 患病率　　　　D. 病死率　　　　E. 罹患率

5. 对于一种危害严重的疾病，采取针对病因的措施后，在评价其预防效果时最合适的指标是（　　）

    A. 死亡率　　　　B. 发病率　　　　C. 患病率　　　　D. 病死率　　　　E. 罹患率

6. 对儿童进行急性呼吸道感染检测，测量疾病的频率指标应选用（　　）

    A. 发病率　　　　B. 罹患率　　　　C. 患病率　　　　D. 期间患病率　　　　E. 时点患病率

7. 下列因素与患病率的变化无关的是（　　）

    A. 发病率的升高或下降　　　　　　　　　B. 病死率的升高或下降

    C. 人口总数自然增加或减少　　　　　　　D. 治疗水平的提高或降低

    E. 存活时间长短

8. 在比较不同地区发病率或死亡率时应注意使用（　　）

    A. 年龄别发病率、年龄别死亡率

    B. 性别发病率、性别死亡率

    C. 职业别发病率、职业别死亡率

    D. 民族别发病率、民族别死亡率

    E. 标化发病率、标化死亡率

9. 若要计算某年某地糖尿病的患病率，其分母应是（　　）

    A. 该地总人口数　　　　　　　　　　　　B. 该地年平均人口数

    C. 该地年平均就诊人数　　　　　　　　　D. 该地平均住院人数

    E. 该地参加体检人数

10. 满足"$P = I \times D$"（P为患病率，I为发病率，D为病程）的条件是（　　）

    A. 某地某病的病程在相当长的期间内保持稳定

    B. 某地某病的发病率在相当长的期间内保持稳定

    C. 某地某病的患病率在相当长的期间内保持稳定

    D. 某地某病的发病率和病程在相当长的期间内保持稳定

    E. 某地人口在相当长的期间内保持稳定

【A2 型题】

11. 2018 年某地一所学校共有 10000 人，在 2 天内有 210 人突然发生出现症状，经流行病学调查结果显示，此次疾病暴发为暴露于共同致病因子所致，可以测量的指标是（　　）

    A. 发病率　　　　　　　　　　　　　　　B. 时点患病率

    C. 续发率　　　　　　　　　　　　　　　D. 期间患病率

    E. 罹患率

12. 某村人口数为 60 万，对该村进行了一次高血压普查，共查出高血压病例 180 人，由此可得出（ ）

    A. 该村高血压发病率为 30/10 万
    B. 该村高血压罹患率为 30/10 万

    C. 该村高血压患病率为 30/10 万
    D. 该村高血压续发率为 30/10 万

    E. 该村高血压累积发病率为 30/10 万

13. 某市历年流脑发病率在 12/10 万 ~ 22/10 万之间，今年该市流脑的发病率为 18/10 万，那么该市流脑的流行强度为（ ）

    A. 流行   B. 暴发   C. 大流行   D. 散发   E. 周期性

【B 型题】

(14 ~ 18 题共用备选答案)

    A. 2015 年 6 月某市某幼儿园有 85 名幼儿发生食物中毒

    B. 夏秋季是我国北方地区流行性乙型脑炎的发病季节

    C. 在对易感儿童实施麻疹疫苗接种前，麻疹在人群中的流行规律为每隔一年流行一次

    D. 近年来，猩红热的发病率与死亡率均有明显下降

    E. 细菌性痢疾多见于夏秋季

14. 时间分布属于短期波动的是（ ）

15. 时间分布表现为严格季节性的是（ ）

16. 时间分布特点表现出季节性升高的是（ ）

17. 表现出周期性流行特征的是（ ）

18. 属于长期变异的是（ ）

（刘立亚）

书网融合……

本章小结   微课1   微课2   题库

第十四章　描述性研究

PPT

学习目标

知识要求：

1. 掌握　描述性研究的概念、种类、用途；现况研究的概念、特点、分类、目的及优缺点。

2. 熟悉　抽样调查的方法、现况调查资料的收集、整理和分析及结果的解释。

3. 了解　现况研究中样本含量的确定；常见偏倚及其防止。

技能要求：

1. 学会普查或抽样调查的研究设计。

2. 学会对研究获取的资料进行合理分析。

素质要求：

收集资料时具有尊重患者隐私和保护患者权利的素质。

⇨ 案例引导

案例： 1854 年秋季，伦敦宽街暴发霍乱，英国医师 John Snow 运用流行病学调查，分析了伦敦不同地区霍乱死亡人数，发现由两个不同的供水公司供水区霍乱死亡率相差悬殊，死亡率高的地区公司供应的水质不如另外的公司。霍乱死亡病例标点地图表明死亡患者均为宽街水井供水居民，并发现该水井被附近一下水道所污染。根据这些发现，Snow 提出霍乱病原存在于肠道，随粪便排出污染饮水，人喝被污染的水而被感染发病。

讨论：1. 这一调查属于何种类型的研究？

　　　2. 该研究的主要用途是什么？

第一节　概　述

描述性研究又称描述流行病学，是流行病学研究方法中最基本的类型，主要用来描述人群中疾病或健康状况及暴露因素的分布情况，目的是提出病因假设，为进一步调查研究提供线索，是分析性研究的基础；还可以用来确定高危人群，评价公共卫生措施的效果等。

一、概念

描述性研究（descriptive study）是指利用常规监测记录或通过专门调查获得的数据资料，按不同地区、不同时间及不同人群特征分组，描述人群中有关疾病或健康状态的分布状况。描述性研究资料可以来源于已有的常规记录资料，如死亡报告、出生登记、出生缺陷监测、药物不良反应监测和疾病监测记录等，也可以通过普查或抽样调查获得。

二、特点

描述性研究在探索暴露因素与疾病因果关系的过程中，能够提出病因假设，是疾病病因研究中最基础的步骤，其主要特点如下。

1. 以观察为主要研究手段，不对研究对象施加任何干预措施，仅通过观察、收集和分析相关数据，总结研究对象或事件的特点。

2. 描述性研究中，其暴露因素的分配不是随机的，由于研究开始时一般不设立对照组，暴露与结局的时序关系无法确定等原因，故对于暴露与结局关系的因果推断存在一定的局限，但可做一些初步的比较性分析，为后续研究提供线索。

三、类型

描述性研究有许多方法，常见的类型有现况研究、生态学研究、病例报告、疾病监测等。本章主要介绍流行病学描述性研究的基本方法——现况研究。

第二节　现况研究

一、概述

（一）概念

现况研究是研究特定时点（或时期）和特定范围内人群中的有关因素与疾病或健康状况的关系，以描述该疾病或健康状况的分布及与疾病分布有关的因素。从时间上说，资料的收集是在特定时间内进行的，即在某一时点或在短时间内完成，犹如时间维度的一个断面，故又称横断面研究（cross－sectional study）。从研究的分析指标来说，其所得的频率指标一般为特定时间与范围内该群体的患病频率，故也称患病率研究（prevalence study）。

（二）特点

1. 研究开始时一般不设有对照组　在其开始时，根据研究的目的来确定研究对象，然后调查研究对象在某一特定时点上的暴露（特征）和疾病的状态，而不是根据暴露状态或疾病状态先进行分组，然后再收集研究对象的资料。但是在资料处理与分析时，则可根据暴露（特征）的状态或是否患病的状态来分组比较。

2. 现况研究的特定时点或时期　现况研究关心的是某一特定时点上或时期内某一群体中暴露和疾病的状况及联系。对于特定时点来讲，并不强调必须是在某年某月的某一特定时间，对于该群体中的每一个个体，时点所指的具体时间可能不同。例如：在一个人群中调查高血压的患病情况，则对每个个体来说，特定时点是指测量血压、诊断是否为高血压的时间。

3. 现况研究在确定因果联系时受到限制　一般而言，现况研究所揭示的暴露与疾病之间的统计学联系，仅为建立因果联系提供线索，是分析性研究（病例对照研究和队列研究）的基础，而不能以此做因果推断，理由如下。其一，现况研究揭示的是某一时点或时期暴露与疾病的关系，而不能确定暴露与疾病的时间顺序关系。例如，现况研究发现直肠癌患者比非直肠癌患者的血清胆固醇水平要低，且有统计学上的显著意义，但仍很难解释是低血清胆固醇水平增加了患直肠癌的风险，还是直肠癌导致了低血清胆固醇水平。其二，在现况研究中，某种疾病病程短的患者将很难包括在一个时点或一个短时期的研究中，包括的是大量存活期长的患者，这种情况下，就很可能将影响存活的因素当作影响发病的因素。

4. 对研究对象固有的暴露因素可以做因果推断　对于性别、种族、血型等这类不会因是否患病而发生改变的因素，现况研究可以提供相对真实的暴露与疾病的时间先后顺序的联系，从而进行因果推断。

5. 用现在的暴露（特征）来替代或估计过去情况的条件　在现况研究结果解释时，常常会以研究对象目前的暴露状态或特征来替代或估计其过去的暴露状况，以便对研究结果做出专业上更有意义的推论，但需符合如下条件：①现在的暴露或暴露水平与过去的情况存在着良好的相关关系，或已证明变化不大；②已知研究因素暴露水平的变化趋势或规律，以此趋势或规律来估计过去的暴露水平；③回忆过去的暴露或暴露水平极不可靠，而现在的暴露资料可以用来估计过去的暴露情况。

6. 定期重复进行可以获得发病率资料　两次现况研究的现患率之差，除以两次现况研究之间的时间间隔，即是该时期的发病率。采用这种计算方法的要求是两次现况研究之间的时间间隔不能太长，该时间范围内发病率的变化不大，且疾病的病程稳定。

（三）用途

1. 掌握目标群体中疾病的患病率及其分布状态　例如，通过进行高血压全国抽样调查，可以了解我国高血压的总患病率以及高血压在各地区、城乡、年龄、性别中的分布情况。

2. 提供疾病致病因素的线索　通过描述疾病在不同暴露因素状态上的分布现象，来进行逻辑推理而提出该疾病可能的病因，为开展其他类型流行病学研究提供基线资料。例如，在伦敦宽街霍乱暴发时，斯诺将13个公共水泵和区域内所有死亡病例的具体位置标记在地图上，描述疾病在不同地区的发病情况，注意到布罗德街和坎布里格街交叉口的一处水泵，其周围聚集了大部分死亡病例。通过对比不同水泵供水范围内死亡率大小，最终确定布罗德街水泵是污染源头。

3. 确定高危人群　是疾病预防中一项极其重要的措施，特别是慢性病的预防与控制，确定高危人群是早发现、早诊断、早治疗的首要步骤。例如，为了预防与控制冠心病和脑卒中的发生，则需要将目标人群中具有这类疾病危险度较高的人鉴别出来。现有知识认为高血压是这类疾病的一个重要危险因素，应用现况研究可以发现目标人群中的高血压患者，并对此进行有效的血压控制和监测。

4. 用于疾病监测　在某一特定的人群中利用描述性研究方法长期进行疾病监测，可以对所监测疾病的分布规律和长期变化趋势有深刻的认识和了解。

5. 评价预防接种等防治措施的效果　在预防接种的实施过程中，在不同阶段重复开展现况调查，通过对不同阶段患病率差异的比较，对防治策略、措施的效果进行评价。

（四）类型

现况研究根据涉及研究对象的范围可分为普查和抽样调查。

1. 普查（census）　指在特定时点或时期、特定范围内的全部人群（总体）均为研究对象的调查。"特定时点"应该较短，有时甚至指某个时点，如时间太长，人群中某种疾病的患病率或健康状况会发生变化，影响普查质量。"特定范围"是指某个地区或某种特征的人群。例如，对某地全部儿童（≤14岁）的体格检查。

开展普查必备的条件如下：①所普查的疾病患病率较高，以便短时间内调查能得到足够的病例；②疾病的检验方法不很复杂，试验的敏感度和特异度较高；③要有足够的人力、物资和设备用于发现病例和及时治疗。普查的优点有：能够早发现、早诊断，并能寻找出全部病例，普及医学卫生知识；普查资料没有抽样误差，能较全面地描述疾病的分布与特征，为病因分析研究提供线索。但普查也存在一定的局限性，例如，工作量大而不易细致，诊断可能不够准确；如果仪器设备及人力等不足会影响检查的速度与精确性；不适用于患病率低、无简便易行诊断手段的疾病；普查的费用往往较大。

2. 抽样调查（sampling survey） 指通过随机抽样的方法，对特定时点、特定范围内人群的一个代表性样本的调查，以样本的统计量来估计总体参数所在范围，即通过对样本中的研究对象的调查研究，来推论其所在总体的情况。

与普查相比，抽样调查具有省时间、人力、物力和工作易于做细的优点。但是抽样调查的设计、实施与资料分析均比普查要复杂，重复或遗漏不易被发现，对于变异过大的研究对象和需要普查普治的疾病则不适合抽样调查，患病率太低的疾病也不适合抽样调查，如果抽样比大于75%，则不如进行普查。抽样调查的基本要求是能从样本获得的结果推论到整个群体（总体），为此，抽样必须保证随机化，且样本量要足够。

二、设计与实施

由于现况研究的规模一般都较大，涉及的工作人员和调查对象也很多，因此，有一个良好的设计方案是保证该研究成功实施的前提，也是该研究项目获得成功的保证。

（一）明确调查目的与类型

确定调查目的是现况研究的第一步，它对现况调查的各个步骤都有决定性的影响。应该根据研究所提出的问题，明确该次调查所要达到的目的，如是要描述某种疾病或健康状况的三间分布，还是要寻找疾病危险因素的线索，发现高危人群，或者是为了评价疾病防治措施的效果等。然后根据具体的研究目的来确定采取普查还是抽样调查。

确定调查目的需要做许多准备工作，包括文献的查阅、现场的实地考察、向专家咨询、自己实践经验的总结等。只有充分掌握背景资料，了解该问题现有的知识水平、国内外进展情况，才能阐明该研究的科学性、创新性和可行性，估计其社会效益和经济效益。

（二）确定研究对象

合适的研究对象同样是顺利开展现况研究的关键环节，研究对象的选择应注意其代表性和足够的数量。如果是普查，在设计时可以将研究对象规定为某个区域内的全部居民，也可以是其中的一部分，如该区域内≤14岁的儿童，也可以是某一时点上的流动人员，如某年、月、日在某医院就诊的人，也可以采用某些特殊群体作为研究对象，如采用煤矿工人来研究矽肺等。如果是抽样调查，则首先要明确该抽样研究的总体是什么，采用何种抽样方法及样本含量的确定。

（三）确定样本含量

一般来说，抽样调查较普查有很多优越性，所以，现况研究常采用抽样的方法。

抽样调查需要一定的样本含量，样本太小，不能达到统计学要求，太大，则造成不必要的浪费，增加系统误差。决定样本量大小的因素有多方面，但其主要是：①预期的现患率（P），如现患率高，样本含量可以小些，现患率低样本含量要大些；②对调查结果精确性的要求，精确性要求越高，即允许误差（δ）越小，所需样本就越大，反之则小；③显著性水平（α），α 越小，样本量越大，α 通常取 0.05 或 0.01。

1. 计量资料样本量大小的估计

$$n = \frac{Z_\alpha^2 \sigma^2}{\delta^2} \tag{14-1}$$

式中 n 为样本量大小，Z_α 为正态分布中自左至右的累积概率为 $\alpha/2$ 时的 Z 值（如 $Z_{0.05} = 1.960$，$Z_{0.01} = 2.576$），σ 表示标准差，δ 表示容许误差，即样本均数与总体均数之间的容许范围。

样本量的大小还可用下式估计：

$$n = \frac{t_\alpha^2 s^2}{\delta^2} \qquad (14-2)$$

式中 s 为样本标准差代替总体标准差 σ，以 t 分布中的 t_α 代替正态分布中的 Z_α，当样本含量 $n < 30$ 时，用公式（14-2）更合适。

例 14-1 欲调查某病患者血红蛋白含量，预定 $\alpha = 0.05$，则 $Z_\alpha = 1.960$，据以往类似的研究得知，$\sigma = 3.0\text{g}/100\text{ml}$，要求误差不超过 $0.4\text{g}/100\text{ml}$，则该调查样本大小为：

$$n = \frac{Z_\alpha^2 \sigma^2}{\delta^2} = \frac{1.96^2 \times 3.0^2}{0.4^2} \approx 216(\text{人})$$

2. 计数资料样本量大小的估计

$$n = \frac{t_\alpha^2 PQ}{\delta^2} \qquad (14-3)$$

式中 δ 为容许误差，即样本率与总体率之差，是调查设计者根据实际情况规定的。

P 为预期的某病现患率，$Q = 1 - P$，余同上。

例 14-2 某公司有员工 2 万余人，现需估计全体员工乙型肝炎表面抗原携带情况。已知该地区乙型肝炎表面抗原携带率约 10%。现采用抽样调查，要求允许误差为 0.1P，$\alpha = 0.05$，则该调查样本大小为：

$$P = 10\% = 0.1 \qquad Q = 1 - P = 0.9 \qquad \delta = 0.1P = 0.01 \qquad t_\alpha = 1.96 \approx 2$$

$$n = \frac{t_\alpha^2 PQ}{\delta^2} = \frac{4 \times 0.1 \times 0.9}{0.01^2} = 3600(\text{人})$$

（四）确定抽样方法 微课

抽样可分为非随机抽样和随机抽样。非随机抽样是指抽样时不遵循随机原则，而是按照研究人员的主观经验或其他条件来抽取样本的一种抽样方法，如典型调查等。随机抽样是指按照随机的原则，即保证总体中每一个对象都有已知的、非零的概率被选入作为研究对象，保证样本的代表性。

常用的抽样方法有单纯随机抽样、系统抽样、分层抽样、整群抽样和多级抽样。

1. 单纯随机抽样（simple random sampling） 也称简单随机抽样，是最简单、最基本的抽样方法。从总体 N 个对象中，利用抽签或其他随机方法（如随机数字）抽取 n 个对象构成一个样本。它的重要原则是总体中每个对象被抽到的概率相等。单纯随机抽样仅适用于数目不大的情况，不适于样本量很大的研究，总体数量大时，必须有所有人的名单、编号，抽样繁琐且抽到的个体分散，资料收集困难。由于这一缺陷，单纯随机抽样方法在大型流行病学调查中的应用受到了限制，但它是理解和实施其他抽样方法的基础。

2. 系统抽样（systematic sampling） 又称机械抽样，是按照一定顺序，机械地每隔若干单位抽取一个单位的抽样方法。具体方法如下：设总体单位数为 N，需要调查的样本数为 n，则抽样比例为 n/N，抽样间隔为 $K = N/n$。即以 K 个单位为一组，用单纯随机抽样的方法抽出第一组中一个单位，把它作为起点，之后每 K 个单位抽取一个单位进入样本。例如，拟从 1000 人口中抽取 100 人作为样本，则抽样间隔 $K = N/n = 1000/100 = 10$，从 1~10 号中按单纯随机抽样的方法抽取 5 号作为起点，以后抽取 15，25，35，…995 号组成样本。

系统抽样的优点是简便易行，适合在总体量比较大或者抽样量比较大的情况下进行。如果观察单位在总体中分布均匀，抽样误差与单纯随机抽样相似，抽样代表性较好。缺点是假如总体各单位的分布有周期性趋势，而抽取的间隔恰好是其周期，则抽取的样本可能产生偏性。

3. 分层抽样（stratified sampling）　先将总体按某种特征分为若干次级总体（层），然后再从每一层内进行单纯随机抽样，组成一个样本。分层变量应是导致总体内部变异的主要因素。例如，要调查某人群糖尿病的患病率，此种疾病在不同年龄阶段的患病率差别很大，就可以将年龄作为分层变量将人群分为若干层，然后按照事先计算的样本含量在每层中随机抽取所需的调查对象。该方法要求层间变异越大越好，层内个体变异越小越好。

分层是将一个内部变异很大的总体分成一些内部变异较小的层，并保证总体中每一层都有相应比例的个体被抽到，所以抽样误差较其他抽样方法小。但其抽样基础没有脱离单纯随机抽样或系统抽样，因而当总体较大时，该方法同样具有抽到的个体分散、资料难以收集的缺陷，也不适宜于大型流行病学研究。

4. 整群抽样（cluster sampling）　将总体分成若干群组，以群组为抽样单位进行随机抽样，被抽到的群组中全部个体均作为调查对象。例如，调查某市小学生龋齿患病率，该市有 20 所小学，共计 2 万学生，欲从中抽取 2000 名学生组成样本进行调查，只需随机抽取 2 所学校即可满足样本含量，抽到的学校的所有学生均进行牙齿检查。整群抽样易于组织、实施方便，可以节省人力、物力；如群间差异越小，抽取的群越多，则精密度越好。由于整群抽样误差较大，故样本量比其他方法要增加 1/2。

5. 多级抽样（multistage sampling）　就是综合运用上述抽样方法进行多次抽样，亦称多阶段抽样。在大型流行病学调查中，根据需要，每个阶段的抽样都可以采用上述四种方法中的任意一种。具体方法是先从总体中抽取范围较大的单元，称为一级抽样单位，再从每个抽得的一级单元中抽取范围较小的二级单元，依此类推，最后抽取其中范围更小的单元作为调查单位。例如：调查某县大骨节病的现患率，从全县 30 个乡中随机抽取 10 个乡，每个乡再随机抽取几个村，这就是二级抽样，或再从每个村随机抽取部分村民，这就是三级抽样。这里乡为初级抽样单位，村为二级抽样单位，村民就是三级抽样单位。多级抽样可以充分利用各种抽样方法的优势，克服各自的不足，并能节省人力、物力。但在抽样之前要掌握各级调查单位的人口资料及特点。

（五）资料的收集

现况研究中，收集资料的方法一经确定，就不应变更，在整个研究过程中必须前后一致，以避免研究资料的不同质性。资料收集过程中要注意，暴露（特征）的定义和疾病标准均要明确统一。所有参与检验或检测人员及调查人员都须经过培训，以统一调查和检测标准，避免测量偏倚的产生。

1. 确定拟收集资料的内容　现况研究最基本的内容是调查对象有无某种疾病或特征，并尽可能以分级或定量的方法进行调查。收集的有关资料一般包括个人的基本情况、职业、生活习惯及保健情况、环境资料及人口学资料等。

2. 资料的收集方法　现况调查方法有面访、电话访问、自填式问卷调查、体格检查和实验室检查等，调查中尽量采用客观、定量的方法收集资料，常用的方法如下。①利用现有的记录资料：如门诊病例登记、出院记录、传染病常规报告卡、疾病监测资料等。②访问：对于现有记录不能提供的信息，可以通过询问调查对象获得，可以采用面访、信函、电话访问等方式。③自填式问卷调查：是按照统一设计的问卷进行调查，由调查者向调查对象集中发放问卷，而由被调查者或知情人填答问卷，目前常用的网络调查多采用这种方式。④体格检查和实验室检查：主要用于收集有关调查对象疾病和健康状况的信息，如身高、体重、血压、血脂等，也可以收集一些暴露因素如生化指标、免疫指标、营养状况等。该方法常常与上面的方法结合进行。

3. 调查员培训　在资料收集前应对参加调查的人员按照标准的方法进行统一的培训，使其掌握调查的方法，保证收集资料的方法和标准一致性，这是保证资料收集准确性的重要环节。

（六）制定调查表

调查表又称问卷（questionnaire），是流行病学研究的主要工具，其设计好坏直接关系到调查的质量与水平，故需精心设计。要根据研究内容设计调查表格，一份好的调查表应该能充分体现研究的内容，并便于实施调查及资料的分析。

1. 调查表的种类 按是否要被调查者自己填答可以分为代填问卷和自填问卷两类。代填问卷是由调查者按照统一设计的问卷向被调查者当面提出问题，然后再由调查者根据被调查者的口头回答来填写。代填问卷多用于面访、电话访问中，故又称访问问卷。

自填问卷的调查者一般不与被调查者直接见面，而由被调查者按照统一设计的有一定结构的调查表自己填答问卷，然后再返回调查者手里，为一种间接的调查。自填问卷可通过调查员直接发放、报刊发行、邮局传递、网络传送等方式交到被调查者手中。

2. 调查表的基本结构及设计原则 一般来说，一份调查表通常包括：封面信、指导语、问题和答案、结尾部分。

（1）封面信 即一封致被调查者的短信，其作用在于向被调查者介绍和说明调查者的身份、调查目的等内容。封面信的篇幅虽短小，但在整个调查表中却起着重要的作用。一般而言，在封面信中需要说明以下内容：调查的主办单位或个人的身份；调查的内容和范围；调查的目的；调查对象的选取方法和调查结果保密的措施。除此，有的调查表通常还把填答的方法、要求、回收调查表的方式和时间等具体事项写进封面信中。在信的结尾处还要向被调查者表示感谢。封面信的文笔要简明、亲切、谦虚、诚恳，切忌啰嗦。

🌐 **知识链接**

社区居民卫生保健服务需求调查表

尊敬的居民：您好！

为了更好地为您提供社区卫生保健服务，改善社区卫生服务工作质量，请您协助填写下表。请您对所提供的服务做出您自己的评价，您不必有任何顾虑，因为本问卷的资料只是为保健服务人员提供参考，同时我们保证对您提供的资料予以保密。请您在备选答案上划√，或直接填写。谢谢您的合作！

×××社区卫生服务中心

××××年×月×日

（2）指导语 即用来指导被调查者如何正确填答，指导调查员如何正确完成问卷调查工作的一组陈述。指导语包括卷头指导语和卷中指导语。卷头指导语一般以"填表说明"的形式出现在封面信之后，正式调查问题之前，其作用是对填表的要求、方法、注意事项等做一个总的说明。卷中的指导语一般是针对某些较特殊的问题所做出的特定指示。如"可选多个答案""请按重要程度排列"等。

总之，问卷中每一个有可能使回答者不清楚、不明白、难以理解的地方，一切有可能成为回答者填答问卷障碍的地方，都需要给予某种指导，而对于编写指导语来说，最主要的标准就是要简明易懂。

（3）问题和答案 问题和答案是调查表的主体，可以说，被调查者的各种情况正是通过问题和答案来收集的。

问题一般包括两部分，第一部分是一般性项目或称识别项目，包括姓名、性别、年龄、出生年月、出生地、文化程度、民族、职业、工作单位、现住址等。另一部分即调查研究项目或叫研究变量，这是调查研究的实质部分，例如吸烟与肺癌关系研究中的吸烟量、吸烟开始年龄、吸烟年限等。

调查表中问题的形式主要分封闭式和开放式两种。封闭式即在问题后列出若干互斥的备选答案，供被调查者选定其中的一个。封闭式问题便于回答者填写问卷，资料便于统计处理和定量分析，但限制了回答的范围和方式，也难以发现回答者的偏误。开放式问题即不为回答者提供具体的答案，而是由回答者自由回答的问题。问题回答不受限制，获得的资料丰富生动。但它要求回答者有较高的知识水平和文字表达能力，这就大大限制了调查的范围和对象，回答者需花费较多的时间和精力，且资料难于处理和定量分析。有时也可将两种方式结合起来提问，封闭式问题放在前，开放式问题放在问卷的结尾部分。

问题设计时要注意以下问题：①问题应具体、明确，不能是抽象、笼统的问题，如"您对社区卫生服务中心印象如何？"这个问题让应答者不知从哪方面回答；②避免复合性或双重含义问题，如"您父母吸烟吗？"这个问题中其实包含了两个问题，应答者难以回答；③问题措词要准确，不要使用模棱两可、含混不清或容易产生歧义的词或概念，如"您是否经常吸烟？"；问题尽量做到通俗易懂，避免应用专业术语或冷僻的词汇，如"您是否感到心悸？"，有些人不知何为"心悸"，故无法作出正确的回答；④避免带有倾向性和诱导性的问题，如"你吸烟吧？"有诱导之嫌；⑤问题按性质或类别排列，把同类性质的问题安排在一起；按逻辑顺序和心理反应排列，由浅入深，先一般后隐私，不要直接提出敏感性或具有威胁性的问题，例如直接询问"你是否吸过毒？"，则应答者如实回答的可能性很小；⑥必须围绕调查课题和研究假设选择最必要的问题，与本次调查有关的项目一项也不能缺，而与本次调查无关的项目一项也不应有；⑦问题要尽量简短，一般以应答者能在30分钟内完成为宜。问题太长，容易引起应答者的厌烦情绪，从而影响填答的质量和回收率。

答案是封闭式问题中非常重要的一半。如何列举答案，不仅关系到回答者是否能够回答，是否容易回答，还关系到所收集资料的价值大小。因此，设计答案时应注意以下几个方面的问题。①答案的设计应符合实际情况，要根据研究的需要来确定变量的测量层次。②首先要保证答案的穷尽性和互斥性。所谓穷尽性是答案包括了所有可能的情况，不能有遗漏；例如询问"你爱吃酸还是爱吃辣？"，如果供选择的答案只有"爱吃酸"和"爱吃辣"两项，则漏了"酸辣都爱吃"和"酸辣都不爱吃"两种答案。所谓的互斥性，是指答案相互之间不能相互重叠或相互包含。③答案只能按一个标准分类；程度式答案应按一定的顺序排列，前后须对称，注意等级答案的明确性。④当答案太多时，除了选择几个主要的答案列出外，然后再加上"其他"，以便回答时能将其他未列出的答案归于其中。

问题和答案确定后对其进行编码，所谓编码就是赋予每一个问题及其答案一个数字作为它的代码，便于计算机处理，常在每项数据后留出编码用方框，以便于编码输入。

（4）结尾部分　包括调查者的姓名、调查开始时间和结束时间、调查完成情况、被调查者的地址或单位（可以是编号）、审核员的姓名和审核意见等。

调查表具体的格式，内容的繁简、提问和回答的方式应服从于调查的目的，并适应于整理和分析资料的要求。所以，研究人员应依据本次调查的目的，根据自己的实践，汲取他人的经验并结合调查现场的实际情况拟定调查表。

一般说，一个完善的调查表并不是一次就可以拟就的。如有可能，最好做几次包括设计人员参加的预调查，须几经试用和修改方可完善。

（七）资料的整理与分析

1. 资料的整理　现况调查结束后首先应对原始资料进行逐项检查与核对，以提高原始资料的准确性和完整性，同时应填补缺漏、删去重复、纠正错误等，以免影响调查质量。接下来按照研究需要来整理原始资料，如组的划分、整理表的拟订，以便进一步分析计算。

2. 资料分析

（1）常用分析指标　①率的计算：现况调查中常用的率是患病率。分析时要考虑到混杂因子的存在，如比较不同地区某疾病的患病率，直接比较会导致错误结论，常可采用率的标准化方法（标化率）。除患病率外，现况调查中还常用到感染率、病原携带率、抗体阳性率、某因素的流行率（如吸烟率）等指标。此外还可能用到一些比、构成比等指标，如性别比、年龄构成等。在计算出上述的各种率以后，还要计算率的标准误，以估计率的抽样误差。②其他常用指标：根据调查获得的定量数据，如年龄、身高、体重、肺活量等，可计算这些变量的均数与标准差等指标。

（2）分析方法　①描述分布：将资料按不同的人口学特征和时间、地区、某种生活习惯等加以整理，并计算疾病患病率等指标，以观察疾病在不同的人群、时间、地区上的分布特征。②相关分析：描述一个变量随另一个变量的变化而发生线性变化的关系，适用于双变量正态分布资料或等级资料，如体重与肺活量之间的相关关系。③单因素对比分析：可按是否暴露于研究因素（或是否患病）进行分组，作有对照组的比较分析。④多因素分析：在单因素分析的基础上，可进一步用多因素分析（多元线性回归、logistic 回归等）的方法进行分析。

3. 结果的解释　现况调查的结果解释一般应先说明样本的代表性、应答率等情况，然后估计分析调查中有无偏倚及其来源、大小、方向和调整方法，最后归纳疾病分布情况及提供病因线索。

现况调查若为了查明疾病分布，可根据"三间"分布的特征，结合有关因素进行解释；若是利用现况调查来提供病因线索，则在了解事件分布特征的基础上，还要依赖各种推理方法，根据资料分析阶段所做的分组比较、相关分析及多因素分析的结果提出可能的病因线索。

要注意：现况调查一般只能为进一步的分析流行病学研究（如队列研究及病例对照研究等）提供病因线索，不能做因果联系分析。

三、现况研究的优点与局限性

（一）优点

现况研究中常开展的是抽样调查。首先，抽样调查的样本一般来自人群，即从一个目标群体中，随机地选择一个代表性的样本来进行暴露与患病状况的描述研究，故其研究结果有较强的推广意义，以样本估计总体的可信度高。其次，现况研究是在资料收集完成之后，在资料分析阶段可以将研究对象按是否患病或是否暴露进行分组比较，即有来自同一群体自然形成的同期对照组，使结果具有可比性。最后，现况研究往往采用问卷调查或实验室检测等手段收集研究资料，故一次调查可同时观察多种因素，建立多种病因假设，其在疾病病因探索过程中，为不可或缺的基础工作之一。

（二）局限性

现况研究中对特定时点即某一时间横断面和特定范围的规定，收集的信息通常只能反映当时个体的疾病与暴露状况，难以确定先因后果的时相关系。而且现况研究调查得到的是某一时点是否患病的情况，故不能获得发病率资料，除非在一个稳定的群体中，连续进行同样的现况调查。另外，如果在一次现况研究进行过程中，研究对象中一些人正处在所研究疾病的潜伏期或者临床前期，则极有可能会被误定为正常人，使研究结果发生偏倚，低估该研究群体的患病水平。

答案解析

目标检测

一、选择题

【A1 型题】

1. 流行病学描述性研究不包括（　　）

　　A. 病例报告　　　B. 疾病监测　　　C. 队列研究　　　D. 现况调查　　　E. 生态学研究

2. 当对疾病的情况了解不多的时候，开展的流行病学研究是（　　）

　　A. 实验性研究　　　　　　B. 描述性研究　　　　　　C. 分析性研究

　　D. 比较性研究　　　　　　E. 调查研究

3. 抽样误差最小的抽样方法是（　　）

　　A. 简单随机抽样　　　　　B. 系统抽样　　　　　　　C. 分层抽样

　　D. 整群抽样　　　　　　　E. 双盲法抽样

4. 现况调查可以获得（　　）

　　A. 发病率　　　B. 患病率　　　C. 相对危险度　　　D. 特异危险度　　　E. 比值比

5. 下面属于现况研究特点的是（　　）

　　A. 不需特设对照组　　　　　　　　B. 随访观察

　　C. 随机分组　　　　　　　　　　　D. 人为施加干预措施

　　E. 可确定因果关联

【A2 型题】

6. 在某公司召开的一次大型会议上，会议代表中发生了原因不明的上呼吸道疾病。为确定该病的罹患率，对居住在 6 个宾馆的代表进行调查以了解发病情况。由于调查全部代表难以实施，故采用了随机抽样的方法进行调查，获得了较真实的资料，这是因为此次调查（　　）

　　A. 识别出全部病例

　　B. 可以消除抽样误差

　　C. 使每个代表都有同样的机会被进行抽样调查

　　D. 可以避免因选择住宿时代表带来的各种偏倚

　　E. 随机抽样的数据比调查全部住宿代表的数据易于处理

7. 欲在三个省份中进行糖尿病患病情况的调查，宜采用（　　）

　　A. 多级抽样　　　B. 系统抽样　　　C. 整群抽样　　　D. 分层抽样　　　E. 单纯随机抽样

【A3 型题】

（8 ~ 10 题共用题干）

　　某项研究在甲城市所有 20 所小学的约 2 万名小学生中进行近视患病率的调查，该研究以学校为单位，随机抽取 4 所小学，将抽到的学校的全部学生均作为研究对象进行调查，结果显示，近视患病率为 15%。而另一项在乙城市中进行的研究表明，小学生近视的患病率为 14%。比较两个城市小学生做眼保健操的情况发现，乙城市小学普遍在课间设有眼保健操时间，并有老师监督，甲城市则无此措施。

　　8. 在甲城市中进行的研究所选用的抽样方法为（　　）

　　　A. 多级抽样　　　B. 系统抽样　　　C. 分层抽样　　　D. 整群抽样　　　E. 单纯随机抽样

9. 下列对该抽样方法的描述，错误的是（　　）

A. 该方法便于组织　　　　　　　　　　B. 该方法抽样误差较小

C. 该方法容易控制调查质量　　　　　　D. 该方法容易被调查对象接受

E. 该方法节约人力、物力和财力

10. 下列关于该项研究的说法，正确的是（　　）

A. 眼保健操措施的实施与小学生近视患病情况有关

B. 眼保健操措施的实施与小学生近视患病情况无关

C. 甲城市小学生近视患病率高于乙城市小学生近视患病率

D. 甲城市小学生近视患病率与乙城市小学生近视患病率差异无显著性

E. 尚不能说明甲城市和乙城市小学生近视患病率是否存在差异

（高金霞）

书网融合……

本章小结　　　　　　　微课　　　　　　　题库

第十五章 分析性研究

PPT

学习目标

知识要求：

1. 掌握 病例对照研究和队列研究的概念、特点；研究对象的选择、资料分析。

2. 熟悉 病例对照研究与队列研究的种类、用途、优点及局限性。

3. 了解 病例对照研究与队列研究中研究因素的选择；资料的收集及样本含量的估计。

技能要求：

1. 能够根据文献资料，判断其属于病例对照研究还是队列研究。

2. 能够针对实际问题，选择正确的研究方法（病例对照研究或队列研究）。

3. 能够根据所给资料，判断计算何种关联强度指标。

素质要求：

通过学习分析性研究的基本知识与设计实施的内容，培养科研思维、批判性思维、创新精神、严谨求实的科研道德与职业素养，增强为人群健康服务的医学职业责任感。

分析性研究（analytical study）又称分析流行病学，是在选择的人群中进一步观察可疑的病因与疾病（或健康状况）之间有无关联的一类研究方法。主要包括病例对照研究和队列研究。前者是按患病与否将研究对象分组，了解两组研究因素的暴露情况有无差别；后者是按暴露与否将研究对象分组，前瞻性地观察记录两组人群的发病情况有无差别。两种方法都可以检验病因假设，估计暴露因素与疾病的联系强度，在流行病学病因学研究中起着重要作用。

⇒ 案例引导

案例： 20 世纪，针对全球众多国家肺癌的发病率和死亡率升高的现状，英国医师 Doll 和 Hill 应用分析性研究的方法验证了吸烟和肺癌的关系，堪称流行病学研究中的典范。1948～1952 年，Doll 和 Hill 选择伦敦 20 家医院确诊的肺癌病例作为病例组，选择在年龄、性别及入院时间等方面具有可比性的其他疾病患者作为对照组，调查两组人群过去的吸烟情况，证实了吸烟与肺癌有关的结论。1951～1976 年，Doll 和 Hill 选择居住在英国的注册医师为研究对象，随访 20 余年，观察记录他们肺癌发生的情况，结果发现吸烟者发生肺癌的危险性高于不吸烟者，并有明显的剂量效应关系，验证了吸烟是肺癌的病因。

讨论： 1. 案例应用了哪些流行病学方法？

  2. 两种方法有何区别与联系？

第一节　病例对照研究

病例对照研究是分析流行病学中最常用的研究方法之一，也是识别罕见疾病相关因素唯一可行的研究手段，在病因研究中发挥着越来越重要的作用。近年来随着统计学、计算机科学的发展和应用及其他学科的相互渗透，极大地丰富了病例对照研究的内涵，在经典的病例对照研究基础上衍生出若干新的类型，克服了经典病例对照研究方法本身的局限性，使其更加完善和成熟，并得到了广泛的应用。

一、概述

（一）概念

病例对照研究是将研究对象按是否患病分为病例组和对照组，分别追溯各组人群过去研究因素的暴露情况，并进行比较，以推测暴露因素与研究的疾病之间有无关联及关联强度大小的一种观察性研究方法。如果病例组与对照组的暴露比例或暴露程度进行比较，差异有统计学意义，则可以认为该暴露因素与疾病有关联，反之则无关联（图 15 – 1）。

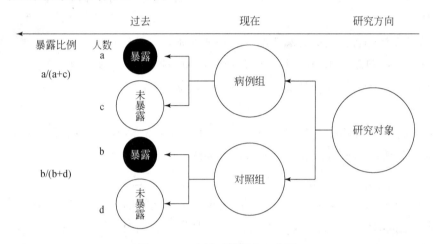

图 15 – 1　病例对照研究示意图

例如，应用病例对照研究推断吸烟和肺癌之间的联系，可以选择一组诊断明确的肺癌患者作为病例组，一组具有可比性的健康人或患其他疾病的人作为对照组，分别调查他们过去的吸烟情况，如果经统计学分析肺癌病例组过去吸烟的比例高于对照组，则提示吸烟与肺癌的发生有关系。由于暴露与疾病之间的联系可能受到众多未知因素的影响，若病例对照研究难以得出暴露与疾病之间有无因果联系的结论，则不能得出吸烟是肺癌病因的结论。

暴露（exposure）是指研究对象具备的某些特征或曾接触过的某些因素。它可以是机体内的，也可以是机体外的；可以是致病因子，也可以是保护性因素，是一个具有广泛涵义的概念。主要包括：①研究对象所具备一般特征，如年龄、性别、民族、种族、职业等；②研究对象的内部特征，如遗传、代谢、内分泌等；③研究对象的行为习惯、嗜好等，如吸烟、饮酒、静坐生活方式、体育锻炼等；④外环境有害因素的暴露，如空气中 SO_2 的暴露、洪涝自然灾害等。

（二）特点

病例对照研究是从现在是否患有某种疾病（"结果"）出发，收集研究对象过去的暴露情况（"原因"），在时间顺序上属回顾性的，即是从"果"推求"因"，因此又称为回顾性研究（retrospective study）。根据上述基本原理可归纳出病例对照研究的以下特点。

1. 属于观察性研究　病例对照研究是客观地收集研究对象的暴露情况，不施加任何干预因素，属于观察性研究。

2. 设立对照　在病例对照研究中为了排除非研究因素的干扰，比较病例和对照组暴露因素的差异，研究设计时要设立具有可比性的对照组。

3. 由果推因 病例对照研究开始时结果（患病或未患病等）已经存在，回顾性的追溯可能与疾病有关的因素，从而判断所研究疾病（果）与过去的暴露因素（因）有无关联，不能证实二者间的因果关系。

4. 可以确定一种疾病与多种因素的关联 病例对照研究按有无疾病分组，调查两组人群过去有关的研究因素情况，可以根据研究的需要设定多个研究因素，因而可以观察一种疾病和多种因素之间的关联。

（三）用途

1. 提出病因假设 病例对照研究可以广泛地收集疾病发生的相关因素，进行筛选分析，提出病因假设。特别是对病因不明的疾病进行可疑因素的广泛探讨是病例对照研究的优势。但需注意，在没有任何病因线索的情况下，一般不首先开展病例对照研究，而是应用描述性研究提出病因假设。

2. 初步检验病因假设 在已经具备病因假设的基础上，可进一步开展病例对照研究检验病因假设。这是病例对照研究的最常见用途。如在发现吸烟与肺癌有关的基础上，深入调查吸烟量、吸烟年限、吸烟方式、戒烟史等有关吸烟情况，并在对比组间进行比较分析，以验证吸烟与肺癌有无关联。

3. 评价防治措施的效果 为了评价某种防治措施的效果，可以按研究对象目前结局的情况分组，结局较差的一组作为病例组，结局较好的一组作为对照组，追溯两组人群过去应用该措施的比例并进行比较，若差异有统计学意义，且对照组应用该措施比例高于病例组时，则提示该防治措施是有效果的。

（四）类型

1. 非匹配病例对照研究 在病例对照研究设计所规定的病例和对照人群中，分别抽取一定数量的研究对象，仅要求对照数量等于或多于病例数量，此外没有其他任何限制与规定，这种方法称为非匹配病例对照研究。

2. 匹配病例对照研究 匹配（matching）又称配比，是以对研究结果有干扰作用的因素作为匹配因素，使所选择的对照在该匹配因素上与病例保持一致，以排除其影响的一种限制方法。例如年龄构成不同对研究结果有影响时，可以将年龄作为匹配因素，使病例和对照在年龄方面保持均衡可比，在资料分析比较时，就能够排除由于年龄构成的差别对研究结果真实性的影响，达到提高研究效率的目的。匹配分为频数匹配与个体匹配。

（1）频数匹配（frequency matching） 又称成组匹配（category matching），病例和对照在进行匹配时是以组为单位，要求匹配因素在病例组与对照组所占的比例基本相同。如匹配因素是年龄，要求病例组和对照组在年龄构成上一致。如性别是匹配因素时，在病例组中男、女各半，则对照组中也应相同。1 组病例可以匹配 1 组对照，称为 1 : 1 的成组匹配；也可以 1 组病例匹配多组对照，如 1 : 2、1 : 3、……1 : R，但 R 一般不超过 4。

（2）个体匹配（individual matching） 以个体为单位，使病例和对照在匹配因素方面相同或接近。1 个病例可以匹配 1 个对照，称为 1 : 1 的个体匹配，即配对（pair matching）；如果对照易得而病例罕见时，也可以 1 个病例匹配多个对照，如 1 : 2、1 : 3、……1 : R。但由于超过 1 : 4 个体匹配时研究效率增加缓慢，且工作量增加太多，故不建议采用。病例与对照中匹配因素匹配到什么程度取决于因素的性质和实际需要。如果为定性指标可以完全匹配，如病例和对照均为男性或均为女性。如果为定量指标一般要求在一定范围内匹配，例如年龄匹配时，要求对照在病例年龄 ±2 岁、±3 岁或 ±5 岁等范围内匹配。如要求对照与病例的年龄之差在 ±5 岁范围内，则一个 40 岁的病例，其对照的年龄应当在 35~45 岁之间。

在病例对照研究中，采用匹配的目的主要有：①提高研究效率；②控制混杂因素，所有匹配的因素必须是已知的混杂因素，或有充分的理由怀疑其为混杂因素，否则不应匹配。当对某个因素进行匹配后，致使该因素在病例和对照中的构成一致，将不能再分析该因素与疾病的关系，也不能充分分析该因素与其他因素间的交互作用。在研究过程中，如果把不必要的因素列入匹配因素，试图使病例与对照尽可能保持一致，就可能徒然丢失信息，增加研究工作难度，结果反而会降低研究工作的效率，这种情况称为匹配过头（over-matching），应当注意避免。

为防止出现匹配过头，有两种情况应注意避免使用匹配。①疾病因果链上的中间变量不应匹配。例如，在研究吸烟与冠心病的病例对照研究中，吸烟对血脂有影响，而血脂与冠心病有因果关系，如果按血脂水平将病例和对照进行匹配，则吸烟与冠心病的关联可能被掩盖甚至消失。②只与研究病因有关而与疾病无关的因素也不应进行匹配。例如，避孕药的使用与宗教信仰有关，但宗教信仰与所研究的疾病并无关系，因此不应将宗教信仰作为匹配因素进行匹配。

⊕ **知识链接**

巢式病例对照研究

巢式病例对照研究（nested case-control study）是将队列研究与病例对照研究相结合的一种设计类型。其研究开始时设计成队列研究，根据研究目的首先确定某一个人群作为研究队列，收集队列中每个对象的有关信息和生物标本等，随访一段预定的时间后，将该队列在随访期内发生的，所要研究的疾病的全部新发病例作为病例组，选择队列内未发生该病并在年龄、性别等具有可比性的作为对照组，然后分别对病例组和对照组的相关资料及生物标本进行检查、化验、核对，最后按病例对照研究的分析方法进行数据分析，推断出暴露因素与疾病是否有关联的结论。该研究方法兼有队列研究和病例对照研究的优点，提高了研究效率。

二、研究设计与实施

开展病例对照研究时，首先要进行科学设计，主要包括研究目的、研究类型、研究对象、研究因素、样本含量、资料收集与分析方法、质量控制、组织实施计划以及经费预算等内容。

（一）确定研究目的与类型

进行病例对照研究首先根据疾病发生的特点、以往研究的结果或工作中需要解决的实际问题，查阅研究文献，提出明确的研究目的。

研究类型的选择可以考虑以下几方面：①如果研究目的是广泛探索疾病的危险因素时，可以采用不匹配或频数匹配的病例对照研究方法；②如果所研究的疾病是罕见病，或所能得到的符合规定的病例数很少时，可以选择个体匹配方法；③如果要以较小的病例样本量获得较高的检验效率，可选择1∶R的个体匹配方法；④如果对照与病例在某些重要因素或特征方面（如病例的年龄、性别构成）较特殊，随机抽取的对照组很难与病例组均衡可比时，可以选择个体匹配。

（二）研究对象的选择

病例对照研究的研究对象包括病例和对照两类，在整个研究中要注意病例和对照的代表性及可比性。

1. 病例的选择 在选择病例时应考虑以下几方面。

（1）病例的代表性 病例对照研究中的病例应患有所研究疾病。所选择的病例要在病情、病型、人口学特征（如年龄、性别、民族等）、所处社会环境、生活环境等主要特征方面足以代表病例的总体。

（2）明确的诊断标准 病例对照研究是以是否患有所研究的疾病作为分组标准，因此必须具备明确的诊断标准。疾病的诊断标准尽可能按国际及国内统一标准执行，以便与他人的研究结果比较。对于无明确诊断标准的疾病，可依据假阳性率及假阴性率的高低，由专家委员会研究制定。所有病例都应符合诊断标准。此外，为了控制非研究因素对结果的干扰，可对研究对象的某些特征（如性别、年龄、民族等）作出规定或限制。

（3）病例的类型　病例一般包括新发病例、现患病例和死亡病例三种类型。新发病例由于患病的时间较短，对有关暴露的信息回忆比较准确，提供的信息较其他类型全面真实，应作为研究对象的首选。但收集新发病例花费时间长、费用大。现患病例是过去发生病例中的幸存者，收集需要时间较短，但因患病时间较长对暴露史的回忆易发生偏倚，而且容易掺入疾病迁延及存活因素的影响，使信息的准确性和真实性下降。选择死亡病例进行研究费用低、花费时间短，但暴露信息需要询问病例的亲属或他人，或通过查阅历史资料和记录获得，准确性较差。

（4）病例的来源　主要有两方面。①来源于医院：病例来源于某一所或多所医院在一定时间内确诊的全部病例或其随机样本，称为以医院为基础的病例对照研究（hospital – based case – control study）。来源于医院的病例优点是方便可行，节省费用，研究对象合作性好，信息较完整、准确，对于罕见病有时是唯一可行的方法。但从医院选择的病例作为研究对象需考虑其代表性的问题。②来源于社区人群：病例是在某地区内，通过普查、疾病监测或利用居民健康档案等获得的全部病例或其随机样本，称为以社区为基础的病例对照研究（community – based case – control study）。从社区人群中选择病例最大优点是真实性较强，但不易得到，工作量和工作难度均较大。

2. 对照的选择　对照是与病例应用相同诊断技术判定的未患所研究疾病的人。与病例的选择相比，对照的选择更复杂、更困难，是关系到病例对照研究成败与否的关键之一。

在选择对照时应考虑以下几方面。

（1）代表性　对照是产生病例的源人群中全体未患该病者的一个随机样本。选择对照时，首先确定病例来源的源人群，再从该人群的全体未患该病者中随机抽取。如对某社区 40 岁以上女性冠心病危险因素的研究，对照应为该社区人群中同龄女性非冠心病患者的随机样本。

（2）病例与对照的可比性　对照与病例除了研究因素以外，其他因素应均衡可比。如年龄、性别、民族及外环境有关因素等不作为研究因素时，可以采用匹配、限制等方法增加与病例的可比性。

（3）病因不应相同　病例与对照配合时，还应注意对照不应与所研究疾病的病因相同，否则会削弱或掩盖因素与疾病的关联。例如，在研究吸烟与肺癌的关系时，不能选择慢性支气管炎患者作为对照，因为吸烟与慢性支气管炎也有关。如果选其为对照，对照组中会有较高的吸烟暴露率，即使吸烟与肺癌有关，也可能会得出吸烟在对比组间没有差别的错误结论。

（4）对照的来源　应与病例相同，可以根据实际需要进行选择。①以医院为基础的病例对照研究，对照来源于与病例同一或多个医疗机构中其他疾病的患者；②以社区为基础的病例对照研究，对照来源于社区人群中非该病病例或健康人；③邻居对照，病例的邻居或同一住宅区内的健康人或非该病患者作对照，有助于控制社会经济地位的混杂作用；④病例的配偶、同胞、亲戚、同学或同事等作对照，可以排除某些环境或遗传因素对结果的影响。如同胞对照有助于控制早期环境影响和遗传因素的混杂作用，配偶对照则可控制某些环境因素对结果的干扰。

不同来源的对照各有其优缺点。在实际选择时，可以选择多重对照，比如同时选择社区人群和医院患者作对照，以弥补各自的不足。

（三）研究因素的确定

研究因素可以是社会经济地位、生活方式、易感基因等，最终需要根据研究目的确定。实际开展病例对照研究前可以通过描述性研究、临床观察、基础医学研究或其他学科领域研究所提供的线索帮助选择研究因素。研究因素的定义必须明确，尽可能采用国际或国内统一的标准，便于交流和比较，其测量尽可能选择客观定量或半定量的指标，避免测量误差的影响。如吸烟的定义为每天吸烟至少一支且持续半年以上者，否则为不吸烟，在此基础上调查吸烟量及吸烟年限等定量指标。

（四）样本含量的估计

1. 影响样本含量的因素 病例对照研究中影响样本含量大小的因素主要有：①研究因素在对照组中的估计暴露率（p_0）；②暴露因素与疾病关联强度的估计值，即比值比（OR 值）；③假设检验的检验水准，即 I 型错误的概率（α）；④检验的把握度（$1-\beta$），β 为 II 型错误的概率。

2. 估计方法 样本含量的估计方法主要有公式法、查表法、利用软件估计法等。本节仅介绍公式法，不同匹配方式样本含量估计公式不同。

（1）非匹配病例对照研究分类变量资料样本含量的估计

$$n = \frac{\left(Z_\alpha \sqrt{2\,\bar{p}\,\bar{q}} + Z_\beta \sqrt{p_1 q_1 + p_0 q_0} \right)^2}{(p_1 - p_0)^2} \tag{15-1}$$

n 为病例组或对照组的例数；α 为假设检验 I 型错误的概率；β 为假设检验 II 型错误的概率；Z_α 和 Z_β 分别为标准正态分布曲线下 α 和 β 概率水平对应的正态分布界值；p_0 和 p_1 分别为对照组和病例组的估计暴露率；$q_0 = 1 - p_0$；$q_1 = 1 - p_1$。

如果已知 OR 值时，可以用 p_0 估计 p_1 大小：

$$p_1 = \frac{OR \times p_0}{1 + p_0 \times (OR - 1)} \tag{15-2}$$

例 15-1 拟进行一项关于吸烟与肺癌关系的病例对照研究，已知人群吸烟率为 25%，预期期吸烟者发生肺癌的 OR 值为 2.0，请估计样本含量 n 的大小？

由题意可以知：$p_0 = 25\%$，设 $\alpha = 0.05$，$\beta = 0.1$，由公式（15-2）计算：

$$p_1 = \frac{2.0 \times 0.25}{1 + 0.25 \times (2.0 - 1)} = 0.4$$

$$\bar{p} = \frac{(0.25 + 0.4)}{2} = 0.325$$

$$\bar{q} = 1 - 0.325 = 0.675$$

由公式（15-1）计算样本含量 n：

$$n = \frac{\left(1.96 \sqrt{2 \times 0.325 \times 0.675} + 1.282 \sqrt{0.4 \times 0.6 + 0.25 \times 0.75} \right)^2}{(0.4 - 0.25)^2} = 95$$

即每组各需要调查 95 人。

（2）匹配病例对照研究分类变量资料样本含量的估计

$$m = \frac{\left[Z_\alpha/2 + Z_\beta \sqrt{p(1-p)} \right]^2}{(p - 0.5)^2} \tag{15-3}$$

$$p = OR/(1 + OR) \approx RR/(1 + RR) \tag{15-4}$$

$$M \approx m/(p_0 q_1 + p_1 q_0) \tag{15-5}$$

m 为不一致的对子数，M 为总的对子数，p_1、p_0 分别为目标人群中病例组和对照组的估计暴露率，p_1 也可以按公式（15-2）估计，余与非匹配病例对照研究相同。

（五）资料收集

病例对照研究中收集的信息包括研究因素（暴露因素）、其他可疑的因素以及可能的混杂因素等。

病例与对照的资料来源及收集方法应一致。收集方法主要包括面对面访问、电话询问、信访、查阅已有的记录、现场观察及环境和人体生物学材料的检测等。在收集资料时，应注意病例和对照要统一调查方式和调查表，采用相同的态度等，以避免出现信息偏倚，保证结果和推论的真实性。

三、资料分析

对病例对照研究所收集到的资料进行整理和全面核查等前期工作后，就可以建立数据库，录入数据，进入统计分析阶段。

（一）统计描述

统计描述包括两方面：一是描述研究对象一般特征，以说明其代表哪类特征的人群；二是说明本研究的比较组间非研究因素是否均衡可比。

1. 描述研究对象的一般特征　对病例组和对照组的一般特征描述，如性别、年龄、职业、居住地、疾病临床类型等特征情况，一般以均数或构成比表示。

2. 均衡性检验　比较病例组和对照组的某些基本特征（如年龄、性别等）是否相似或齐同，目的是检验病例组与对照组的可比性。如果某些因素在两组中分布的差异没有统计学意义，则可以认为该因素在两组间是均衡可比的。对于在两组中分布差异确有统计学意义的因素，在分析时应考虑到它对研究结果的影响，并采用相应的方法予以控制。

（二）统计推断

病例对照研究资料分析的核心内容是比较病例组和对照组中暴露因素的差别有无统计学意义，估计暴露与疾病关联的强度。

下面以 1∶1 成组病例对照研究和 1∶1 个体匹配的病例对照研究为例，说明病例对照研究统计推断的基本思路。

1. 成组病例对照研究资料的分析　包括非匹配与频数匹配的病例对照研究。

（1）列出资料整理表

表 15 –1　1∶1 成组病例对照研究资料整理表

暴露史	病例	对照	合计
有	a	b	$a + b = n_1$
无	c	d	$c + d = n_2$
合计	$a + c = m_1$	$b + d = m_2$	$a + b + c + d = n$

（2）暴露与疾病的关联性分析　可以应用 χ^2 检验推断病例组与对照组暴露率的差异有无统计学意义，$n \geq 40$ 且所有格子的理论数 $T \geq 5$ 时，应用 χ^2 检验专用公式（15 –6）；当 $n \geq 40$ 但有 $1 \leq T < 5$ 时应用 χ^2 检验的校正公式（15 –7）（n 为总例数，T 为格子的理论数）。

$$\chi^2 = \frac{(ad - bc)^2 \times n}{(a + b)(c + d)(a + c)(b + d)} \tag{15 –6}$$

$$\chi^2 = \frac{(\,|ad - bc| - n/2\,)^2 \times n}{(a + b)(a + c)(b + d)(c + d)} \tag{15 –7}$$

若差异有统计学意义，说明该暴露因素与疾病有关联。

（3）估计暴露与疾病的关联强度　病例对照研究暴露与疾病的关联强度指标是比值比（OR），又称优势比、交叉乘积之比。　🅔微课

OR 是指病例组中某因素暴露的比值与对照组该因素暴露的比值之比，见公式（15 – 10）。

$$病例组的暴露比值 = \frac{a/(a+c)}{c/(a+c)} = a/c \tag{15 – 8}$$

$$对照组的暴露比值 = \frac{b/(b+d)}{d/(b+d)} = b/d \tag{15 – 9}$$

$$OR = \frac{a/c}{b/d} = \frac{ad}{bc} \tag{15 – 10}$$

OR 值的含义是指暴露者发生疾病的危险性为非暴露者的多少倍。$OR > 1$ 说明疾病的危险性因暴露增加而增加，暴露与疾病之间为 "正" 关联，该因素是疾病的危险因素；$OR < 1$ 说明疾病的危险性因暴露增加而减少，暴露与疾病之间为 "负" 关联，该因素是疾病的保护性因素；$OR = 1$ 说明疾病的危险性与暴露无关，暴露与疾病之间无关联。

（4）估计 OR 值的置信区间（confidence interval） 由于病例对照研究多为抽样调查，每次研究所得的 OR 值都是对该人群总体的一个点值估计，由于抽样误差的影响，该指标不一定真实，因此需要按一定的概率估计总体 OR 所在的范围，即 OR 值的区间估计。

Miettinen 法估计 OR 的置信区间计算公式为：

$$OR_L, OR_U = OR^{(1 \pm Z_\alpha / \sqrt{\chi^2})} \tag{15 – 11}$$

Z_α 为标准正态分布曲线下 α 概率水平对应的正态分布界值，计算 OR 值的95% 置信区间时，$Z_{0.05} = 1.96$，公式为：

$$95\% \ OR_L, OR_U = OR^{(1 \pm 1.96 / \sqrt{\chi^2})} \tag{15 – 12}$$

当 OR 值95% 置信区间不包括1 时，说明暴露因素与疾病有关联。$OR > 1$，说明暴露因素是研究疾病的危险因素，$OR < 1$ 时，说明其为保护因素。如果95% 置信区间包括1，说明暴露因素与研究疾病无关联。

例 15 – 2 1950 年 Doll 和 Hill 开展吸烟与肺癌关系的病例对照研究，获得数据如表15 – 2。进行数据分析如下。

（1）列出资料整理表

表 15 – 2 吸烟与肺癌成组病例对照研究资料整理表

吸烟史	肺癌病例组	对照组	合计
有	688	650	1338
无	21	59	80
合计	709	709	1418

（2）暴露与疾病的关联性分析 应用表 15 – 2 数据，带入公式（15 – 6）：

$$\chi^2 = \frac{(688 \times 59 - 650 \times 21)^2 \times 1418}{(688 + 650)(21 + 59)(688 + 21)(650 + 59)} = 19.13$$

自由度 $v = 1$，$P < 0.001$，说明肺癌病例组与对照组吸烟率差异有统计学意义，吸烟与肺癌存在统计学关联。

（3）估计暴露与疾病的关联强度的 OR 值 将数据带入公式（15 – 10）。

$$OR = \frac{ad}{bc} = \frac{688 \times 59}{650 \times 21} = 2.97$$

说明吸烟者发生肺癌的危险性为不吸烟者的 2.97 倍，提示吸烟与肺癌呈正关联，吸烟是肺癌的危险因素。

（4）估计 OR 值的95%置信区间　数据代入公式（15 – 12）计算得：

$$OR_L, OR_U = 2.97^{(1\pm 1.96/\sqrt{19.13})}$$

$$OR_L = 1.82, \quad OR_U = 4.85$$

OR 值的95%的可信区间为 $1.82 \sim 4.85$，不包括1，且大于1，提示该项研究 $OR = 2.97$ 不是抽样误差引起的，可以认为吸烟是肺癌的危险因素。

2. 1∶1 个体匹配病例对照研究资料的分析

（1）列出资料整理表　根据每一个病例与其对应对照构成的对子暴露的情况，将资料整理为表 15 – 3。

表 15 – 3　1∶1 个体匹配病例对照研究资料整理表

对照	病例		对子数
	有暴露史	无暴露史	
有暴露史	a	b	$a + b$
无暴露史	c	d	$c + d$
合计	$a + c$	$b + d$	$a + b + c + d = n$

（2）暴露与疾病的关联性分析　可以应用 χ^2 检验暴露与疾病的联系，如 $b + c \geq 40$ 时，选用公式（15 – 13）：

$$\chi^2 = \frac{(b - c)^2}{(b + c)} \tag{15 – 13}$$

当 $b + c < 40$ 时应用校正公式（15 – 14）：

$$\chi^2 = \frac{(|b - c| - 1)^2}{b + c} \tag{15 – 14}$$

若差异有统计学意义，说明该暴露因素与疾病有关联。

（3）估计 OR 值　其公式为（15 – 15），OR 值意义同成组比较的资料。

$$OR = \frac{c}{b} \quad (b \neq 0) \tag{15 – 15}$$

（4）估计 OR 值的95%置信区间　计算公式及意义同成组比较的资料。

四、优点与局限性

（一）优点

1. 病例对照研究是在病例发生后进行，有足够的可供研究的病例，适合罕见病、病因未明疾病的研究。

2. 需要研究对象数量较少，节省人力、物力、时间，易于组织实施。

3. 可以同时研究多种因素与一种疾病的关系，特别适合于探讨疾病病因的研究。

4. 不仅可以应用于疾病病因的探讨，也可用于疾病的诊断、治疗、预后等方面的研究。

（二）局限性

1. 不适于人群中暴露率很低的因素的研究，因为暴露率越低，需要的样本量越大。

2. 病例对照研究开始时疾病已经发生，需要回顾性地收集资料，混杂因素众多，使结果的真实性受到影响。

3. 研究开始时疾病（结果）已经存在，回顾性的调查研究因素（原因），难以确定因果关系。

4. 不能计算发病率等疾病频率的指标，也不能计算和分析相对危险度。

第二节　队列研究

队列研究与病例对照研究同属于分析性研究，其验证病因假设的能力较病例对照研究强，在流行病学病因研究中被广泛应用。队列研究又称前瞻性研究（prospective study）、随访研究（follow–up study）、发生率研究（incidence study）等。它是通过随访观察不同暴露人群的疾病等结局情况，来探讨该暴露因素与所观察结局的关系，从而达到检验病因假设的目的。

一、概述

（一）概念

队列研究是一种前瞻性的观察性研究方法，它是将研究人群按是否暴露于某可疑因素或暴露程度的不同分成不同的亚组，追踪观察各组结局（如疾病）发生的情况，并比较其差异，从而判断暴露因素与观察结局之间有无因果关联及关联程度大小（图 15 – 2）。

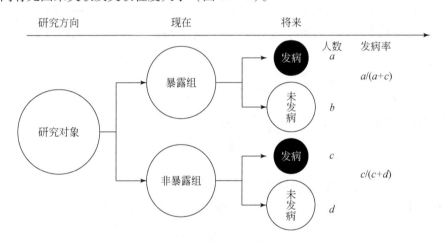

图 15 – 2　队列研究示意图

队列（cohort）原意是指古罗马军团中的一个分队，流行病学借用过来表示一个具有某种共同特征的研究人群。队列研究的研究对象按暴露有无分为暴露组（队列）和非暴露组（队列）。具有某种共同暴露或特征的一组人群称为暴露组，如某时期内都吸烟的一组人群。不具有该种共同暴露或特征的一组人群称为非暴露组，如某时期内都不吸烟的一组人群。无论暴露组还是非暴露组，都必须是在队列研究开始时，可能出现研究的结局，但尚未出现研究结局者。

根据研究对象进出队列的情况不同，队列可分为固定队列（fixed cohort）和动态队列（dynamic cohort），固定队列是指从随访开始到结束几乎没有新的成员进入，研究对象也很少或几乎没有因为研究结局以外的事件退出，在整个观察期内队列成员保持相对稳定不变。动态队列是指在整个观察期内，原有的队列成员可以不断退出，新的观察对象随时加入，在整个观察期内队列成员不稳定。

（二）特点

根据队列研究的原理，可以归纳出队列研究的主要特点。

1. 属于观察法　队列研究的暴露因素是在研究之前就已经客观存在或自然形成的，不是人为给予或随机分配的，这是队列研究有别于实验性研究的一个重要特点。

2. 设立对照组　队列研究对象是按暴露有无或暴露水平的不同进行分组，以非暴露组或低暴露组作为对照组与暴露组进行比较。

3. 是由"因"及"果"的前瞻性研究　队列研究开始时，疾病等结局尚未发生，根据研究对象客观暴露情况进行分组，然后前瞻性地随访获得有关疾病等结局信息，探讨暴露因素与疾病等结局的关系，是从"因"到"果"的前瞻性研究。

4. 能够确定暴露与结局的因果关系　在队列研究中，由于设计者能够掌握研究对象的暴露和随访结局发生的情况，并能据此准确地计算出结局发病率（或死亡率）等，估计暴露和发生某结局的关联强度，因此能够确定暴露与结局的因果关系。

（三）用途

1. 检验病因假设　由于队列研究是由"因"及"果"的研究，能证实暴露与疾病的因果关系，检验病因假设的能力较强，可以检验一种暴露与一种疾病之间的关联（如吸烟与肺癌），也可以同时检验一种暴露与多种疾病之间的关联，如可以同时检验吸烟与肺癌、冠心病、食管癌等多种疾病的关联。

2. 研究疾病自然史　队列研究开始时，研究对象不患所研究的疾病，通过前瞻性随访观察，可以观察到人群中不同个体暴露于某因素后，疾病逐步发生、发展，直至出现各种结局的全过程（即疾病自然史），包括亚临床阶段的变化与表现，同时也可以观察到各种自然和社会因素对疾病进程的影响。这些信息对于疾病的诊断治疗至关重要。

3. 评价自发干预行为的效果　在人群中的某些自发行为（如戒烟、蔬菜摄入等）的效果可以通过队列研究随访观察来评价。如自发戒烟可降低吸烟者发生肺癌的危险，大量摄入蔬菜可预防结肠癌的发生等。

（四）类型

队列研究依据研究对象进入队列及观察终止时间不同，分为前瞻性队列研究、历史性队列研究和双向队列研究（图15-3）。

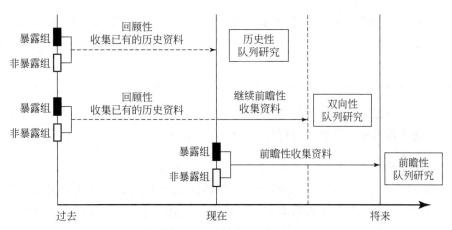

图 15-3　三种类型队列研究示意图

1. 前瞻性队列研究（prospective cohort study）　也称即时性或同时性队列研究，是队列研究的基本形式。研究对象是根据研究开始时的暴露状况进行分组，此时研究的结局尚未出现，需要随访观察一段时间才能得到。该方法是从现在开始至将来某时间结束，其性质是前瞻性的。前瞻性队列研究中由于研究者可以直接跟踪随访获取关于暴露与结局的第一手资料，因而信息可靠，产生偏倚机会少。但需要样本量大、观察时间长、费用高，因而可行性受限。

2. 历史性队列研究（historical cohort study）　也称回顾性队列研究（retrospective cohort study），研究开始时有关暴露因素和研究结局的信息已经存在，依据研究对象既往的暴露因素信息进行分组，研究对象是在过去某时点进入队列至现在出现研究结局，性质上依然是由"因"及"果"的前瞻性研究，可以确定因果关系。在具备详细、准确历史资料的条件下开展历史性队列研究，具有省时、省力、出结果快的优点。但由于资料积累未受到研究者的控制，所以资料内容未必符合研究的要求。

3. 双向性队列研究（ambispective cohort study） 也称混合性队列研究，是在历史性队列研究获得近期结局的基础上，继续观察一段时间获得远期结局。它是将历史性队列研究和前瞻性队列研究结合起来的一种设计模式，因此具备上述两类方法的优点，在一定程度上弥补了各自的不足。

二、研究设计与实施

（一）确定研究因素

队列研究中的研究因素也称暴露因素，通常是在描述性研究和病例对照研究的基础上确定的。一次队列研究只能研究一种暴露因素。在设计时要考虑暴露因素的选择、定义和测量，一般可以通过查阅文献或请教有关专家，并结合研究的客观情况来确定。暴露因素的收集可以从定量和定性两个角度考虑，若为定量数据应有明确的度量单位，如果不易获得准确的定量数据，可按不同暴露水平分等级收集。还应考虑暴露的时间和暴露的方式，以估计累积暴露剂量。队列研究实施后，暴露因素定义不应更改。其测量方法要敏感、精确、简单、可靠。例如 Doll 和 Hill 在吸烟与肺癌关系的队列研究中，按当时的标准将吸烟定义为平均每日吸烟一支以上、时间持续一年以上者为吸烟，并按吸烟量的多少，将吸烟划分成不同的等级，以进一步分析剂量效应关系。

（二）确定研究结局

研究结局也称结局变量（outcome variable），是指观察人群中将出现的预期结果事件。结局是研究个体的观察终点，即对出现研究结局的对象将不再继续随访观察，没有出现研究结局的对象需要随访至观察期终止。

研究结局包括发病、死亡、生理生化指标的改变、健康状况和生命质量的变化情况等。既有定量（如血糖、血脂等），也有定性（如发病、死亡）。各种研究结局的确定，要有明确统一的标准，在研究过程中应严格执行。

开展一次队列研究可以同时收集多种结局的信息，因此能够研究一种暴露因素和多种结局的关系。但收集的结局越多，比较组间需要均衡的因素就越多，工作量也越大。因此，设计队列研究时，需要根据研究的条件选择适当数量的结局变量进行研究。

（三）研究对象的选择

研究对象来源于研究现场，应考虑现场要有足够数量的符合研究条件的研究对象，并有代表性。由于队列研究随访时间较长，还需要取得当地领导的重视，群众的配合，具备医疗条件好，交通便利、人口流动性小等条件，以保证随访顺利进行和所获得资料真实可靠。

队列研究的研究对象包括暴露组和非暴露组（即对照组）。暴露组和对照组人群都必须是在研究开始时没有出现研究结局（如疾病），但在随访中有可能出现该结局的人群。根据研究目的和研究条件的不同，暴露组和对照组人群的选择方法有所不同。

1. 暴露组的选择 队列研究要求暴露组的研究对象应暴露于研究因素。根据研究的需要可分为暴露水平不同的亚组。通常有以下四种选择。

（1）职业人群 在研究某种可疑的职业暴露因素与疾病或健康状况的关系时，需选择相关职业人群作为暴露组。如欲研究联苯胺致膀胱癌的作用，可以选择染料厂工人作为暴露组。另外，由于职业人群有关暴露与结局（疾病等）信息的记录往往较为全面、真实和可靠，可以开展历史性队列研究分析职业暴露因素与结局的关系，此时也常选择职业人群作为暴露组。

（2）特殊暴露人群 在研究某些罕见的暴露因素的影响时，特殊暴露人群是唯一选择。如选择接受放射治疗的人群作为暴露组，研究放射线暴露与白血病的关系，这种特殊暴露的效应研究也常常采用历史性队列研究。

（3）一般人群 当所研究的暴露因素在一般人群中暴露率比较高，如生活嗜好、饮食习惯、遗传特征等，可以选择一般人群作为暴露组。暴露组可以是某行政区域或地理区域的全部人口，也可以是随机样本。如美国 Framingham 地区的心脏病研究就是在该地区的一般人群中选择暴露组，前瞻性地观察年龄、性别、家族史、血脂水平、体力活动、吸烟等因素在冠心病发生发展中的作用。

（4）有组织的人群 在医学会、工会、机关、学校、部队和医疗保险单位等有组织的团体中选择暴露组，有利于有效地随访收集资料。如 Doll 和 Hill 开展吸烟与肺癌关系的队列研究就选择了居住在英国的注册医师这一便于随访的团体。

2. 对照组的选择 队列研究设立对照组目的是为了与暴露组进行比较，以便更好地分析暴露的作用。因此选择对照组人群时，除未暴露于所研究的因素外，其他可能干扰研究结果的各种因素或特征（如年龄、性别、民族、种族、职业、文化程度等）都应尽可能与暴露组相同，以保证对照组与暴露组的可比性。对照人群的选择常用以下四种形式。

（1）内对照 当研究人群内部包括暴露和非暴露两种人群时，选择其中暴露于所研究因素者作为暴露组，非暴露者作为对照组，这种对照称为内对照。内对照和暴露组来自同一人群总体，可比性好。如 Doll 与 Hill 关于吸烟与肺癌关系的研究和 Framingham 地区开展的心脏病研究都是采用的内对照。如果研究的暴露是连续性的定量变量时，可按暴露水平分成若干等级，如果高水平暴露可增加疾病危险性，则以最低暴露水平的人群为对照组进行比较。如血压值、血糖值、吸烟量等均可以这样做。

（2）外对照 当选择职业人群或特殊暴露人群作为暴露组时，在该人群内部往往没有非暴露者，常需在该人群之外寻找对照组，这种对照称为外对照。如研究放射线暴露与白血病的关系时，暴露组从接受放射线治疗的人群中选择，对照组则从不接受放射线的其他患病人群中选择。由于外对照与暴露组不是来自同一人群，需要注意两组间的可比性问题。

（3）总人口对照 是以该地区全人群现有的发病或死亡统计资料与暴露组进行比较，这种对照称为总人口对照。其优点是对照组资料容易获得，可以节省研究经费和时间，但是资料比较粗糙，两组在人口构成等方面可比性差。在实际应用时，并不是直接比较暴露组和总人口的发病率或死亡率的差别，常采用标准化方法进行分析。

（4）多重对照 是从上述的对照形式中选择两组或两组以上对照，以减少只用一种对照所带来的偏倚，增强结果的可靠性。但要注意暴露组与不同对照组间的可比性，多重对照的设立会增加研究的工作量。

（四）估计样本含量

队列研究在设计阶段需估计样本含量的大小，其大小主要取决于对照人群（或一般人群）的估计结局发生率（p_0）、暴露人群的估计结局发生率（p_1）、统计学要求的检验水准（α）和把握度（$1-\beta$）四个因素。其中暴露组与对照组人群结局发生率大小可通过查阅相关文献或预调查获得，两组结局发生率之差越小，所需样本量越大；α 和 β 值由研究者根据实际情况来确定，α 和 β 值越小，则所需样本量越大。计算公式如下：

$$n = \frac{\left(Z_\alpha \sqrt{2\,\bar{p}\,\bar{q}} + Z_\beta \sqrt{p_1 q_1 + p_0 q_0}\right)^2}{(p_1 - p_0)^2} \qquad (15-16)$$

n 为暴露组或非暴露组的人数，p_0 和 p_1 为估计观察结局在暴露组和对照组的发生率，若已知相对危

险度 RR 值，则 $p_1 = RR \times p_0$，α 为假设检验中 I 型错误的概率，β 为假设检验中 II 型错误的概率，Z_α 和 Z_β 分别为标准正态分布曲线下 α 和 β 概率水平对应的正态分布界值。

队列研究通常需要对研究对象进行追踪观察相当长一段时间，研究对象的失访几乎难以避免，因此在样本量估计时，为防止在研究的最后阶段因失访导致样本量不足的影响，假设失访率为 10%，按公式计算出来的样本量再加 10% 作为实际样本量。

样本含量估计的方法除了公式法外，还可以选用查表法、统计学软件推算法等。

例 15 - 3 某研究者欲探讨孕妇暴露于某种药物与新生儿先天性心脏病的关系。估计非暴露孕妇的新生儿先天性心脏病发病率为 0.7%，估计该药物暴露的相对危险度为 2.5。求开展该队列研究所需的样本大小。

已知 $p_0 = 0.7\%$，$RR = 2.5$，设 $\alpha = 0.05$（双侧），$\beta = 0.10$

则 $Z_\alpha = 1.96$，$Z_\beta = 1.282$，$q_0 = 1 - 0.7\% = 99.3\%$，

$p_1 = 2.5 \times 0.7\% = 1.75\%$，$q_1 = 1 - 1.75\% = 98.25\%$

$\bar{p} = (0.7\% + 1.75\%)/2 = 1.23\%$，$\bar{q} = 1 - 1.23\% = 98.77\%$

代入公式（15 - 16）得：

$$n = \frac{(1.96 \sqrt{2 \times 1.23\% \times 98.77\%} + 1.282 \sqrt{1.75\% \times 98.25\% + 0.7\% \times 99.3\%})^2}{(1.75\% - 0.7\%)^2} = 2310$$

即暴露组和非暴露组各需调查 2310 人。

为了避免队列研究中由于失访造成的影响，计算的样本含量可以扩大 10%，即各组选调查人数为 $2310 + 2310 \times 10\% = 2541$ 人。

（五）资料收集与随访

1. 资料收集 确定研究对象之后，在研究开始时需要收集每个研究对象详细的资料。除了主要暴露因素要明确外，还应确定需要收集的其他相关因素，如关于研究对象的一般特征（年龄、性别、职业、文化、婚姻状况等）和各种可疑的混杂因素（吸烟、饮酒、家族史等），以便于对研究结果进一步分析，排除可能存在的偏倚对研究结果的干扰。

获取基线资料的方式一般有四种方式：①查阅医院、单位及个人健康档案或医疗保险记录；②询问研究对象及其亲属、朋友等；③对研究对象进行体格检查和实验室检查；④对现场环境进行调查与检测。

2. 随访 对研究对象进行随访是队列研究中一项十分艰巨和重要的工作，随访的对象、内容、方法、时间、随访者等都直接关系到研究工作的质量，因此，应事先计划、严格实施。

随访内容作为变量设计成调查问卷在随访过程中应用，主要包括暴露因素、基线资料、混杂因素、研究结局等信息。随访方法包括对研究对象的直接面对面访问、电话询问、自填问卷、定期体检、环境与疾病的监测，查阅常规记录等方式。对所有被选定的研究对象，都需应用相同的方法，统一调查问卷同等地进行随访。

队列研究观察终止时间是指整个研究工作截止的时间，也是预期可以获得研究结局的时间。观察终止时间决定了观察期的长短，应该以暴露因素作用于人体至发生疾病结局的潜伏期或潜隐期决定。在此原则的基础上尽量缩短观察期，以节约人力、物力，减少失访。

三、资料分析

随访结束后，对所收集到资料的完整性和正确性进行审核、修正，合格后录入数据库。在此基础上，对数据资料进行统计分析。

（一）统计描述

首先描述暴露组和非暴露组研究对象的性别、年龄、民族、职业、居住地区、出生地等，分析并比较两组间的可比性。此外，还应对两组随访时间、结局发生情况及失访情况进行描述。根据资料的性质不同，可以选择构成比、率、均数等进行描述。

（二）资料整理模式

根据队列研究的原理将资料整理成表 15 – 4。

表 15 – 4　队列研究资料的整理表

发病率	病例	非病例	合计
暴露组	a	b	$a + b = n_1$
非暴露组	c	d	$c + d = n_0$
合计	$a + c = m_1$	$b + d = m_0$	$a + b + c + d = t$

（三）常用指标

1. 累积发病率（cumulative incidence，CI）　当研究人群为固定队列时，可以计算研究疾病的累积发病率，即以整个观察期内的发病例数除以观察开始时的人口数。计算公式为：

$$累积发病率 = \frac{观察期间发病例数}{观察开始时的人口数} \qquad (15 – 17)$$

2. 发病密度（incidence density，ID）　当队列研究人群为动态队列时，一般观察时间比较长，观察对象进入研究的时间先后不一，在观察期内也可能发生迁移或死于非研究的疾病等原因退出，均可造成每个研究对象的观察时间长短不同，此时可以用观察人时做分母计算发病频率，称为发病密度。

$$发病密度 = \frac{观察期间发病例数}{观察人时数} \qquad (15 – 18)$$

计算人时的时间单位依据观察期不同而定，可以是年、月、周等。观察人时数是观察人数与观察时间的乘积。如 10 人年，可以是 1 个人观察 10 年，也可以是 10 个人观察 1 年。

3. 标化比　当队列研究结局事件发生率较低、暴露组观察人数较少时，无论观察时间长短，都不适宜直接计算率。此时可以将全人口的发病（或死亡）率作为标准，计算出该观察人群的理论发病（或死亡）人数，然后计算暴露组观察人群中实际发病（或死亡）人数与理论发病（或死亡）人数之比，即标化发病（或死亡）比（standardized morbidity/mortality ratio，SMR）。SMR 为相对比，表示实际发病（或死亡）是理论发病（或死亡）数的多少倍。

（四）显著性检验

队列研究中暴露组与对照组发病率（或死亡率）的比较需进行统计学显著性检验。当研究样本量较大，p 和 $1-p$ 都不太小，如 np 和 $n(1-p)$ 均大于 5 时，样本率的频数分布近似正态分布，此时可进行 Z 检验法来检验暴露组与对照组之间率的差异，也可以进行 χ^2 检验。如果样本量较小，率比较低时，可用直接概率法、二项分布检验或 Poisson 分布检验。

（五）关联强度的估计

当暴露组与非暴露组发病率或死亡率的差异有统计学意义时，可以进一步估计暴露与疾病之间的联系强度。常用的联系强度指标如下。

1. 相对危险度（relative risk，RR）　相对危险度也称率比（rate ratio）或危险度比（risk ratio），是暴露组与非暴露组的发病率（或死亡率）之比。

$$RR = \frac{I_e}{I_0} \qquad (15 - 19)$$

I_e 为暴露组的发病率，I_0 为非暴露组的发病率。RR 表示暴露组发病或死亡危险是非暴露组的多少倍。$RR = 1$ 表示两组的发病率或死亡率相等，即暴露与疾病无关联；$RR > 1$ 表示暴露组的发病率或死亡率高于非暴露组，暴露增加发病或死亡的危险性，即该因素是疾病的危险因素。RR 值越大，暴露因素与疾病关联强度越大。$RR < 1$ 表示暴露组的发病率或死亡率低于非暴露组，暴露可减少发病或死亡的危险性，即该因素是保护因素，RR 越小暴露因素与疾病关联强度越大。

上述由样本资料计算的 RR 值是对总体 RR 的一个点估计值，由于抽样误差的影响并不准确，因此考虑抽样误差的影响，需按一定概率给总体 RR 值估计一个范围，即置信区间，通常选用 95% 置信区间。当 RR 值不等于 1，但其 95% 置信区间包含了 1 时，说明暴露因素与疾病无关联。估计相对危险度可信区间的方法很多，其中应用 Miettinen 法估计的公式为：

$$RR_L, RR_U = RR^{(1 \pm Z_\alpha / \sqrt{\chi^2})} \qquad (15 - 20)$$

Z_α 为标准正态分布曲线下 α 概率水平对应的正态分布界值，计算 RR 的 95% 置信区间时，$Z_\alpha = 1.96$。

2. 归因危险度（attributable risk，AR） 归因危险度又称特异危险度或超额危险度（excess risk）。AR 是暴露组发病（或死亡）率与对照组发病（或死亡）率的差值，故又称率差（rate difference）。AR 说明由于暴露因素的存在，使暴露组人群比对照组人群发病（或死亡）率增加或减少的多少，表示发病（或死亡）危险归因于暴露因素的程度。

$$AR = I_e - I_0 \qquad (15 - 21)$$

在表 15 -5 中列出了吸烟与肺癌及心血管病的队列研究数据，计算 RR 和 AR 值，并说明其含义。

表 15 -5 吸烟与肺癌及心血管疾病的 RR 与 AR 比较

疾病	吸烟者死亡率（1/10 万人年）	非吸烟者死亡率（1/10 万人年）	RR	AR（1/10 万人年）
肺癌	48.33	4.49	10.8	43.84
心血管疾病	294.67	169.54	1.7	125.13

由表 15 -5 可知，吸烟者死于肺癌的危险性是不吸烟者的为 10.8 倍，而吸烟者死于心血管病的危险性仅为不吸烟者的 1.7 倍。但是，如果人群不吸烟，心血管病死亡率就可以减少 125.13/10 万人年，而肺癌死亡率可以减少 43.84/10 万人年，由此可见 RR 值具有病因学意义，而 AR 值更具有预防和公共卫生学意义。

3. 归因危险度百分比（attributable risk percent，ARP，AR%） 又称病因分值（etiologic fraction，EF），是指暴露人群中归因于暴露的那部分发病或死亡占全部发病或死亡的百分比。$AR\%$ 主要与 RR 的高低有关。计算公式为：

$$AR\% = \frac{I_e - I_0}{I_e} \times 100\% \qquad (15 - 22)$$

$AR\%$ 还可用 RR 值来计算，公式为：

$$AR\% = \frac{RR - 1}{RR} \times 100\% \qquad (15 - 23)$$

4. 人群归因危险度（population attributable risk，PAR） 是人群中某病的发病（或死亡）率与非暴露组的发病（或死亡）率的差值，表示总人群因暴露所致的发病（或死亡）率的大小，计算公式为：

$$PAR = I_t - I_0 \qquad (15 - 24)$$

I_t为全人群的发病（或死亡）率，I_0为非暴露组的发病（死亡）率。

5. 人群归因危险度百分比（population attributable risk percent，PARP，PAR%） 又称人群病因分值（population etiologic fraction，PEF）。PAR%是指总人群因暴露所致的某病发病（或死亡）率占总人群该病全部发病或死亡的百分比。计算公式为：

$$PAR\% = \frac{I_t - I_0}{I_t} \times 100\% \tag{15-25}$$

PAR%还可用RR值和估计的人群暴露率来计算，公式为：

$$PAR\% = \frac{p_e(RR-1)}{p_e(RR-1)+1} \times 100\% \tag{15-26}$$

p_e为总人群对某因素的暴露率。

上述关联强度指标中，RR、AR和AR%是通过比较暴露组与对照组来说明暴露的致病作用大小；而PAR和PAR%则说明暴露对一个具体人群的危害程度，以及消除该暴露因素后该人群中的发病（或死亡）率可能降低的程度。PAR和PAR%既与RR和AR有关，又与人群中暴露率的大小有关。

四、优点与局限性

（一）优点

1. 关于暴露及结局资料都是由研究者亲自观察获得，数据可靠。
2. 队列研究是由"因"到"果"的研究，符合因果关系判定的时间顺序，一般可证实因果联系。
3. 可以计算暴露组和非暴露组的发病率（或死亡率），能直接估计暴露与疾病的关联强度。
4. 一次调查可以观察到多种结局，能够分析一种暴露因素与多种结局的关系。

（二）局限性

1. 不宜对发病率低的疾病进行研究，否则需要的研究对象数量太大，一般难以达到。
2. 研究耗费的人力、物力、财力和时间较多。
3. 由于随访观察时间较长，易发生失访。
4. 研究设计要求较高，实施起来较为复杂。
5. 在随访过程中，人群中未知变量的引入或已知变量变化等都会影响研究结局，使分析复杂化。

目标检测

答案解析

单项选择题

【A1 型题】

1. 病例对照研究中，首选病例类型为（ ）

    A. 新发病例   B. 现患病例   C. 死亡病例   D. 幸存病例   E. 重症病例

2. 病例对照研究的特点不包括（ ）

    A. 按是否患有所研究的疾病分组   B. 估计疾病的患病率

    C. 不施加干预措施   D. "果"及"因"的研究

    E. 研究费用相对较低

3. 在病例对照研究中，调查对象是（　　）

　　A. 病例和对照均是未确诊患某病的人

　　B. 病例组是怀疑患某病的病例，对照组是未患某病的人

　　C. 病例组是确诊患某病的病例，对照组也是患某病的人

　　D. 病例组是确诊患某病的病例，对照组是未患某病的人

　　E. 病例组是确诊患某病的病例，对照组是怀疑患某病的人

4. 在病例对照研究中，病例组某危险因素暴露史的比例明显高于对照组，则可认为（　　）

　　A. 该病与暴露没有联系　　　　　　　　　　B. 暴露与该病有因果联系

　　C. 暴露是该研究疾病的病因　　　　　　　　D. 该病是由该暴露因素引起的

　　E. 该病与暴露存在关联

5. 队列研究的最大优点在于（　　）

　　A. 对较多的人群进行较长时间的随访

　　B. 发生选择偏倚的可能性比病例对照研究少

　　C. 较直接地确定病因与疾病的因果关系

　　D. 对混杂因素的作用易于控制

　　E. 研究结果常能代表全人群

6. 前瞻性队列研究的特点不包括（　　）

　　A. 能直接估计因素与发病联系和相关程度，可计算发病率

　　B. 暴露人年的计算繁重

　　C. 结果可靠，多用于罕见病

　　D. 前瞻性调查每次只能调查一个或一组因素

　　E. 可调查一个因素与许多疾病的关系

7. 与病例对照研究比较，前瞻性队列研究的最明显的优点是（　　）

　　A. 用于探讨疾病的发病因素

　　B. 疾病与病因的时间顺序关系明确，利于判断因果联系

　　C. 适用于罕见病的研究

　　D. 设立对照组

　　E. 随机分组

【A2 型题】

8. 在一次病例对照研究中，病例和对照各 500 名，400 名病例和 100 名对照具有暴露因素，则相对危险度的估计值为（　　）

　　A. 1　　　　　　　B. 4　　　　　　　C. 2　　　　　　　D. 8　　　　　　　E. 16

9. 为探讨胎儿神经管畸形的原因，研究者选择了 100 名确诊为神经管畸形的新生儿，同时选择 100 名同期同医院确诊无神经管畸形的新生儿，然后调查产妇孕前孕期的各种暴露情况和家族史，这种研究方法是（　　）

　　A. 临床试验　　　　　　　　B. 队列研究　　　　　　　　C. 现况调查

　　D. 病例对照研究　　　　　　E. 历史性队列研究

10. 一项肺癌与吸烟关系的前瞻性队列研究中，发现男性吸烟者的膀胱癌发病率为 200/10 万，不吸烟者为 20/10 万，其相对危险度为（　　）

　　A. 10.0　　　　B. 180/10 万　　　　C. 90%　　　　D. 0.09　　　　E. 不能计算

11. 为验证乙肝病毒感染为肝癌发生的病因，将研究对象分为 HBsAg 阳性者组和 HBsAg 阴性者组，随访观察，记录两组肝癌的发生情况。该研究属于（　　）

  A. 现况研究　　　　　　　　B. 病例对照研究　　　　　　C. 队列研究

  D. 临床试验　　　　　　　　E. 现场试验

【A3 型题】

(12 ~ 14 题共用题干)

  某研究者对 100 名肝癌患者和 100 名不患肝癌的人进行比较发现，肝癌患者中有较高比例的 HBsAg 感染率，进行假设检验有统计学意义（$P < 0.05$）。

12. 该研究为（　　）

  A. 现况研究　　　　　　　　B. 病例对照研究　　　　　　C. 队列研究

  D. 临床试验　　　　　　　　E. 现场试验

13. 该研究可以得出的结论是（　　）

  A. 说明 HBsAg 感染与肝癌有因果关系

  B. 说明 HBsAg 感染与肝癌有无因果关系

  C. 说明 HBsAg 感染与肝癌发生有关系

  D. 说明 HBsAg 感染是导致肝癌发生的原因

  E. 不能得出任何结论

14. 该研究的特点是（　　）

  A. 随机分组　　　　　　　　　　　　B. 设置对照组

  C. 须人为施加干预措施　　　　　　　D. 可计算发病率

  E. 前瞻性研究

(15 ~ 16 题共同题干)

  某研究者对幽门螺杆菌与十二指肠溃疡关系进行研究。选取幽门螺杆菌感染者 324 例和 133 例非感染者作为研究对象，随访 10 年，发现幽门螺杆菌感染者中有 11% 发生十二指肠溃疡，而非感染者仅有 0.8% 发生十二指肠溃疡，对随访数据进行分析有统计学意义（$P < 0.05$）。

15. 该研究是（　　）

  A. 现况研究　　　　　　　　B. 病例对照研究　　　　　　C. 队列研究

  D. 临床试验　　　　　　　　E. 现场试验

16. 该研究方法的特点是（　　）

  A. 是由果及因的研究　　　　　　　B. 研究对象为患有该病的病例

  C. 研究可以获得患病率指标　　　　D. 该研究是按暴露与否将研究对象分组

  E. 需要随机分组

(赵秀荣)

书网融合……

  本章小结　　　　　　微课　　　　　　题库

第十六章　实验性研究

PPT

➡ 案例引导

　　案例：几百年前的欧洲，长期在海上航行的水手，经常遭受坏血病的折磨，患者常常牙龈出血、皮肤淤血和渗血，最后痛苦地死去，这种疾病被称为"海上瘟疫"。一个患了坏血病濒死的海员为防"传染"，被放逐到一个荒岛上，饿极了就靠野草充饥，渐渐恢复，被过路船只救起。英国海军军医 James Lind 由此得到启示，通过实验将 12 个坏血病患者分成 6 组，每组除共同的膳食外，另对各组分别加入柑橘、柠檬、苹果汁、芳香硫酸、醋、海水等。他发现服用柑橘、柠檬的两组获得最快最好的疗效，证明维生素 C 对坏血病有防治效果。

　　讨论：1. 本研究属于何种研究类型？

　　　　　2. 与其他设计类型有何不同之处？

第一节　概　述

一、定义

　　流行病学实验性研究（experimental study）也称实验流行病学或流行病学实验，是研究者根据研究目的，按照预先确定的研究方案将研究对象随机分为实验组与对照组，由研究者有控制地给予实验组人群实验措施或称干预措施，对照组不施加该干预措施（或给予安慰剂），随访并比较两组（或多组）人群的疾病或健康结局，从而判断该措施是否有效及效果大小。这里所谓的"干预措施"，是指人为给予或去除某种因素，例如欲考核某种疫苗对某病的预防效果，让实验组接种该种疫苗，对照组不接种，最后，比较两组发病情况，据此对该疫苗的预防效果进行评价。例如欲验证某一病因假设，可对实验组去除这一因素，对照组不去除，随访后观察比较两组的结局。若有差异，则认为该因素可能是病因。

二、基本特征 📱微课

1. 前瞻性观察 实验性研究必须是干预在前，效应在后。给予干预措施后，直接跟踪研究对象，这些对象虽不一定从同一天开始，但必须从一个确定的起点开始跟踪，通过前瞻性随访获得研究结果。

2. 施加干预措施 流行病学实验必须施加一种或多种干预处理，这是与观察性研究最本质的区别，作为处理因素可以是预防或治疗某种疾病的疫苗、药物或方法措施等。

3. 随机分组 研究对象必须是来自一个总体的抽样人群，根据研究需要划分为两个或多个比较组。无论需要几个比较组，都要严格遵循随机分配原则，使每位研究对象都有同等机会被分配到实验组或对照组。随机分组的目的是使所有与结局有关的特征，包括已知的和未知的，在比较组间皆均衡可比。只有这样，才能实现求异法的基本要求，证实实验措施与结局之间的因果关联。

4. 具有均衡可比的对照组 要求在开始实验时，两组在有关各方面必须相当近似或可比，这样实验结果的组间差别才能归之于干预处理的效应。

根据上述特征可以看出，流行病学实验研究方法有其独到之处。如描述流行病学和分析流行病学是用观察法进行研究，研究对象可以随机抽样，但不能随机分组。与描述性研究相比，实验性研究还有一个明显特征是能够检验假设；与分析性研究相比，虽然两者都可以用来检验假设，但实验性研究在检验效应能力上比任何分析性研究都强得多，其往往可以作为一系列假设检验的最终手段而得出较肯定的结论。

三、用途

实验流行病学是流行病学研究的高级阶段，无论在预防医学研究中，还是在临床医学研究中都可以解决很多问题。主要用途如下。

1. 验证病因假设 通过干预试验减少危险因素的暴露水平，可以验证危险因素或疾病流行因素的致病作用。目前，已经越来越广泛地被用于恶性肿瘤、心脑血管疾病、地方病、职业病、意外死亡等非传染性疾病和原因不明疾病的病因研究中。

2. 评价疾病防治效果 实验性研究可用于评价预防措施的效果，如疫苗接种预防传染病，饮食调节、戒烟限酒、适量运动等综合措施预防心血管疾病的效果；也可用于评价治疗措施的效果，如某种新药、手术措施等治疗某种疾病的效果。此外，在外伤或慢性病康复过程中还可以评价某种康复措施的效果。

四、优点与局限性

1. 优点

（1）研究者根据实验目的，预先制定实验设计，能够对选择的研究对象、干预因素和结果的分析判断进行标准化。

（2）由于研究对象是来自同一总体的随机抽样样本，且按照随机化的方法，将研究对象分为实验组和对照组，做到了各组具有相似的基本特征，并且实验是在严格控制或基本控制的条件下进行的，提高了结果的可比性，减少了误差。

（3）实验为前瞻性研究，在整个试验过程中，通过随访将每个研究对象的反应和结局自始至终观察到底，实验组和对照组同步进行比较，最终能得出肯定的结论。

（4）有助于了解疾病的自然史，并且可以获得一种干预与多种结局的关系。

2. 局限性

（1）整个实验设计和实施条件要求高、控制严、难度较大，在实际工作中有时难以做到。

（2）研究费时间、费人力、花费高。

（3）受干预措施适用范围的约束，所选择的研究对象代表性不够，以致会不同程度地影响实验结果推论到总体。

（4）研究人群数量较大，实验计划实施要求严格，随访时间长，因此依从性不易做得很好，影响实验效应的评价。

（5）由于长期的随访，导致因为死亡、退出、搬迁等造成的失访难以避免。

（6）由于实验组接受某种干预措施或对照组不接受某种干预措施，存在一定程度的风险，因而有时会涉及医德问题。

五、主要类型

实验性研究根据研究目的和研究对象不同分为临床试验、现场试验和社区试验三种类型。本章主要介绍流行病学实验性研究的基本方法——临床试验。

第二节　临床试验

一、概述

临床试验是医学研究的方法之一，属于实验性研究的范畴。临床试验（clinical trial）是指以患者为研究对象，对比观察干预措施效应的前瞻性研究。通常意义的临床试验是指随机对照试验（randomized controlled trial，RCT），该方法是将临床患者随机分为试验组和对照组，试验组给予某种临床干预措施，对照组不给予该措施，通过比较各组效应的差别判断临床干预措施效果的一种前瞻性研究。RCT 分组随机、各组观察条件一致，研究结果的可靠性良好，是目前公认的科学性较强的方法。

临床试验主要是帮助临床医生确定有效的治疗措施，它可以是对一种药物、外科手术或治疗措施的效果进行评价，也可以对一组完整的治疗方案或综合的治疗措施进行评价。

除了要遵循"随机、对照、盲法"的基本原则外，还要考虑到伦理、失访、依从性、主观感觉等对研究结果的影响。

二、研究设计与实施

（一）明确研究目的

在临床设计中首先应明确研究目的，本次实验要解决什么问题？是考核新的诊断、治疗方法，还是评价一种或几种新药的疗效？目的不同，采取的措施、研究对象均不相同。通常一次临床试验只解决一个问题，若目的不明确，想解决的问题很多，往往适得其反。此外，明确研究目的也是落实其他设计内容的核心和依据。

（二）确定研究对象

根据研究目的选择的研究人群即研究对象，既包括试验组，也包括对照组。临床试验的研究对象通常来自一所医疗单位的某病病例。有时，一所医院难以在短时间内收集到足够的样本，需要多个医疗单位共同收集病例并进行观察，这种方式称为多中心临床试验。选择研究对象应制订严格的纳入和排除标准，这些标准应以书面形式明确规定，并严格执行。还要注意研究对象的代表性，即研究对象的年龄、性别、病情、病变部位、病变的范围等。一般选择研究对象需要遵循以下原则。

1. 对干预措施有效的人群　即可能发生所研究的结局的人，例如对某疫苗的预防效果进行评价，应选择对该病易感的人群为研究对象，防止将患者或非易感者选入。

2. 预期发病率较高的人群　出于对所需样本量大小的考虑，如评价疫苗的预防效果，应在疾病高发区人群中接种。

3. 干预对其无害的人群　如新药在临床试验时，老人、儿童、孕妇均应除外，因这些人易发生不良反应。

4. 能将试验坚持到底的人群　例如癌症、严重肝肾疾病患者可能在研究尚未结束前就死亡或因病重而被迫停止试验，不应列为研究对象。

5. 依从性好的人群　依从性是研究对象对干预措施的执行、服从的态度，包括服药、接受检查、回答问题等。临床试验特别要求研究对象能服从试验设计安排，并坚持合作到底，即依从性好。若研究对象不能遵守试验规则，或中途退出试验，将会给试验结果带来偏倚。

（三）对照的设立

在研究干预措施的效果时，直接观察到的往往是多种因素的效应交织在一起的综合作用，而合理的对照能成功地将措施的真实效应客观、充分地识别出来，使研究者得以做出正确评价。

1. 设立对照的必要性　一般来说，设立对照可以最大可能地避免下列因素或现象对临床试验研究结果的影响。

（1）不能预知的结局（unpredicable outcome）　有一些人类生物学个体因素可能会从不同的方向影响结局效应，这些因素除了年龄、性别、种族等一般人口特征外，还包括机体的免疫状态、遗传因素、精神心理状态等。由于个体自身因素差异的客观存在，往往导致同一种疾病在不同个体中发生、发展和结局的自然史不一致。不同的研究对象对干预措施的反应可能也不同，如接受药物预防某病的一组人群其效果好，可能与该组人群自身免疫水平高有关。

（2）向均数回归（regression to the mean）　在临床实践中，有些极端的临床症状或体征有向均数回归的现象。例如血压水平处于特别高的患者中有 5% 的人，即使不治疗，过一段时间再测量血压时，也可能会降低一些。

（3）霍桑效应（Hawthorne effect）　是指人们因为成了研究中特别感兴趣和受关注的目标而改变其行为的一种倾向，这种行为的改变与受试对象所接受的干预措施的特异性作用无关，而是一种心理、生理效应。一般会对疗效产生正向效应的影响。

（4）安慰剂效应（placebo effect）　是指某些疾病的患者由于依赖医药而表现的一种正向心理效应，这种心理效应甚至可以影响到生理效应。尤其当以主观症状改善作为疗效评价指标时，其"效应"中可能就包含安慰剂效应，这需要合适的对照组来比较以得出科学、客观的评价。

除此之外，还有各种各样的潜在的未知因素可能影响所研究的措施的效应。

2. 设立对照的主要方式

（1）标准对照（standard control）　也称阳性对照或有效对照，是临床试验中最常用的对照形式，即以现行最有效或临床上最常用的药物或治疗方法为对照，用以判断新药或新疗法是否优于现行的药物或疗法。由于不存在伦理学问题，使用最为广泛。但应用时要注意，不能用对症药物或保健食品做对照，也不能为了提高试验药物或疗法的效果而选用疗效低的药物或疗法做对照。

（2）安慰剂对照（placebo control）　也称阴性对照，药物常具有特异和非特异效应，为了排除非特异性效应的干扰，常用安慰剂做对照。安慰剂是指没有任何药理作用的物质，通常用乳糖、淀粉、生理盐水等成分制成，不加任何有效成分，但外形、颜色、大小、味道与试验药物极为相似，仅凭肉眼不能区分。在所研究的疾病尚无有效的防治药物或使用安慰剂后对研究对象的病情无影响时才使用。有研究表明，安慰剂或多或少都会对疾病产生一定效应。试验组的效应减去安慰剂组的效应才是试验措施特异性效应。

（3）自身对照（self control）　试验中研究对象不分组，在同一研究对象中进行试验和对照。例如，研究某高血压药物的疗效，可以将高血压患者用药前的血压作为对照。自身对照简单易行，使用广泛，但实验总是将处理前作为对照，故严格地说，它不是随机分配而成的，有一定局限性。若实验前后某些环境因素或自身因素发生了改变，并且会影响实验结果，这种对照就难以说明任何问题。因此，在实验中常需单独设立一个对照组，比较实验组与对照组处理前后的效应差值。

（4）交叉对照（cross–over control）　这是一种特殊的对照方式，即按随机方法将研究对象分为甲、乙两组，第一阶段甲组为实验组，乙组为对照组，一个疗程结束后，间隔一段时间以消除药物的滞留影响，第二阶段两组对换试验，甲组为对照组，乙组为实验组，最后分析和比较疗效。这样既能自身前、后对比，又可消除试验顺序带来的影响。此种对照两阶段间隔时间因疾病的症状或药物残留的时间长短不同，且第一阶段试验的干预措施一定不能对第二阶段的干预效应有影响。

（5）互相对照（mutual control）　如果同时研究几种药物或治疗方法时，可以不设专门的对照，分析结果时，各组之间互为对照，从中选出疗效最好的药物或疗法。

（四）确定样本大小

从符合研究对象标准的人群中随机抽取的部分研究对象组成样本，亦称研究人群。样本中研究对象的数量即样本量。样本量过小，会降低研究结果的可靠性与精确性；样本量过大，不但会造成人力、物力和时间的浪费，也会给实验研究的质量控制带来困难。因此，在设计时，就应估计出一个适量的样本。所谓"适量"，是指有一定的把握得出正确研究结论时所需要的最小样本。

1. 影响样本量大小的主要因素　①计数资料以治愈率、有效率、缓解率、生存率、病死率等为分析指标时，频率指标（P）越低，所需样本量越大。②检验水准 α：α 为 I 型错误的概率，α 水平由研究者自行确定，通常将 α 定为 0.05，有时也可定为 0.01。要求的检验水准越高，所需样本量就越大。③"把握度" $1-\beta$：β 为 II 型错误出现的概率，β 水平由研究者自行确定，一般常将 β 定为 0.20、0.10 或 0.05。把握度要求越高，则所需样本量就越大。④单/双侧检验：单侧检验比双侧检验所需样本量小。⑤研究对象分组数量：分组数量越多，则所需样本量越大。

2. 计算公式　根据上述条件，可以查表获得样本量，也可以由公式计算。由于资料的性质不同，样本量的计算公式也不同。

（1）计量资料

$$N = \frac{2(Z_\alpha + Z_\beta)^2 \sigma^2}{d^2} \tag{16-1}$$

式中 N 为每组所需的样本量，σ 为估计的标准差，d 为两均数的差值，Z_α 为 α 水平下的正态分布界值，Z_β 为 β 水平下的正态分布界值。

例 16–1　研究某种新药降低高脂血症患者的胆固醇，规定实验组比对照组血清胆固醇平均降低 0.60mmol/L 以上才有意义。若胆固醇值的标准差为 0.85mmol/L，α 取单侧 0.05，β 取 0.10，每组各需多少例患者？

已知：$d=0.6$，$\sigma=0.85$，单侧 $Z_{0.05}=1.645$，$Z_{0.1}=1.282$ 代入公式（16–1）得：

$N=34.38$，即每组各需患者 35 例，两组共需 70 例。

（2）计数资料

$$N = \frac{[Z_\alpha \sqrt{2P(1-P)} + Z_\beta \sqrt{P_c(1-P_c) + P_e(1-P_e)}]^2}{(P_c - P_e)^2} \qquad (16-2)$$

式中 P_c 为对照组结局事件发生率，P_e 为实验组结局事件发生率（估计值），$P = (Pc + Pe)/2$，N、Z_α、Z_β 意义同前。

例 16-2　拟研究某种新型儿童牙膏防龋齿的效果，已知使用普通牙膏的儿童龋齿发生率约为 40%，要求新型牙膏能使龋齿发生率降至 20%，若 $\alpha = 0.05$，$\beta = 0.10$，问普通牙膏和新型牙膏两组各需要多少例儿童？

已知：$P_c = 0.4$，$P_e = 0.2$，$P = (0.4 + 0.2)/2 = 0.3$，单侧 $Z_{0.05} = 1.645$，$Z_{0.1} = 1.282$，代入公式（16-2）得：$N = 88.1$，故每组各需 89 例儿童，两组共需 178 例。

（五）随机化分组

随机化分组是指将样本中的研究对象随机分配到实验组与对照组，这是实验研究必须遵循的重要原则之一。随机化分组是控制或消除选择偏倚和混杂偏倚的手段之一，通过随机化分组可以使每个研究对象有同等的机会进入实验组或对照组，因而可以减少已知或未知的非研究因素对两组结果的影响，提高了可比性。所谓两组具有可比性是指：①两组的基本条件可比，如性别、年龄、民族、职业、病情轻重、病例程长短等；②两组对所研究疾病的易感性可比；③两组发生或感染研究疾病的机会相等；④两组对某药物或治疗方法的敏感性相同。

分组时，一般要求两组的例数相等或相近。常用的随机化分组方式如下。

1. 简单随机分组（simple randomization）　将研究对象以个体为单位，采用掷硬币（事先指定正、反面各代表哪一组）、抽签、随机数字表等手段进行简单随机分组。随机数字表是最常用的方法，其用法是：事先随机规定进入各组的数字，例如奇数进入实验组（甲组）、偶数进入对照组（乙组），然后以随机数字表的任一行、任一列为起点，第一位就诊患者对应起点数字，之后的就诊患者依次向后对应随机数字表上的数字。对应到奇数的病例进入甲组，对应到偶数的病例进乙组，直至分组完毕，如表 16-1 所示。随机数字表虽然使用方便，但小样本时易出现各组研究对象数量不等的情况，原因在于表中任意一段随机数字都可能奇数与偶数出现的频率不等。如果组间样本量差异较大时有必要再次经随机化原则调整。

表 16-1　随机数字表法进行简单随机分组

编号	1	2	3	4	5	6	7	8	9	10	……
随机数	38	30	92	29	03	06	23	81	39	38	
分组	乙	乙	乙	甲	甲	乙	甲	甲	甲	乙	

2. 区组随机化分组（block randomization）　当研究对象人数较少，而影响试验结果的因素又较多，简单随机化不易使两组具有较好的可比性时，可以采用区组随机化法进行分组。其基本方法是将条件（如年龄、性别、病情）相近的一组受试对象作为一个区组，每一区组内的研究对象等于处理组数或处理组的倍数，且数量相等，然后应用简单随机分组方法将每个区组内的研究对象随机分配到各处理组中去。该法的优点是在分组过程中，任何时刻实验组与对照组病例数保持相对一致，并可根据实验要求设计不同的区组。

3. 分层随机分组（stratified randomization）　这种方法是首先根据研究目的，按照研究对象的特征，选定某些可能影响研究结果的因素（如年龄、性别、病情、病程等）将研究对象分层，然后对每层内的研究对象再采用单纯随机分组的方法分到实验组与对照组中去。分层的目的是为了提高主要混杂变量在两组分布的均衡性，但应该注意的是，只有对研究因素有影响的那些非研究因素才需列为分层因素。此法优点是可增加组间均衡性，所用样本量小，实验效率高；缺点是分层不可太多，分层越多选择可比性的研究对象越难，需要的样本量越大。

（六）应用盲法

在临床试验中，若研究对象知道自己是处于实验组还是对照组，或者观察者知道研究对象的分组情况，则会由于主观因素的影响而造成偏倚。为了控制这种偏倚可以采用盲法（blind method）。盲法分为单盲、双盲和三盲。

1. 单盲（single blind） 是指研究对象不知道自己所在分组和所接受的处理，但观察者和资料收集分析者知道。单盲方法简便，容易进行，观察者知道研究对象分组情况，可以更好地观察研究对象，能及时处理研究对象发生的意外问题，对研究对象的健康和安全有利。单盲法可以减少来自研究对象的偏倚，但不能避免观察者主观因素引起的偏倚。

2. 双盲（double blind） 是指研究对象和观察者都不知道分组情况，也不知道研究对象接受的处理措施。此法最大限度的避免研究对象和观察者的主观因素所带来的偏倚，但实施起来有一定难度，且一旦出现意外，较难及时处理。

3. 三盲（triple blind） 是指研究对象、观察者和资料分析者均不知道分组情况和接受的处理措施。理论上讲，这种方法可以完全消除各方面主观因素给研究带来的信息偏倚，但实际实施起来很困难。

三、资料的收集与分析

临床试验资料的收集与分析是整个实验研究过程中的重要阶段之一。首先，将观察收集到的数据进行清理、核对，并进行适当地归纳、整理，然后对资料进行分析处理，得出结论。

（一）资料收集时需注意的问题

1. 排除（exclusion） 在随机分配前，先对研究对象进行筛查，凡对干预措施有禁忌、以后可能无法追踪或失访、拒绝参加实验等种种不符合标准的研究对象，应予以排除。经过排除后，虽可减少偏倚，也不致影响随机分组和样本量，但可能使研究结果的外推受到限制，且被排除的研究对象越多，结果推广的范围就越小。

2. 退出（withdrawal） 退出是指研究对象进入实验组或对照组之后，在实验过程中，由于种种原因而退出实验。退出不仅会使原定的样本量不足，而降低实验研究的效能，而且由于实验组与对照组的研究对象退出的数量往往不等，由此造成的偏倚将使研究的效能进一步降低。退出的常见原因如下。

（1）**不合格（ineligibility）** 是指在研究对象入选时未发现问题，但实验开始后，发现一些研究对象由于种种原因不符合标准，于是退出。

（2）**不依从（noncompliance）** 是指研究对象在实验过程中，不遵守规定的实验要求。如果实验组的成员不遵守干预规程，相当于退出实验组；对照组的成员不遵守对照规程，而擅自接受干预规程，相当于加入实验组。

（3）**失访（loss of follow up）** 是指在实验过程中，研究对象可能迁走或因与本病无关的其他原因死亡等。在资料分析时，应考虑两组失访率的差异，若失访率不同，则资料分析结果可能产生偏倚，即使两组失访率相同，但失访原因或失访者的特征不同，则两组预后也可能不同。

（二）资料的整理与分析

1. 资料整理表 见表 16-2。

表 16 – 2　实验性研究资料整理表

	结局事件		合计
	+	−	
干预组	a	b	$a+b=n_1$
对照组	c	d	$c+d=n_2$
合计	$a+c=m_1$	$b+d=m_2$	$a+b+c+d=n$

2. 资料的分析

（1）描述性分析　主要是描述研究对象的一般特征，进行两组间的均衡性检验。

评价试验效果的主要指标，要根据实验目的来选择，常用指标如下。

1）评价治疗措施效果的主要指标

$$有效率 = \frac{治疗有效例数}{治疗的总例数} \times 100\%$$

$$治愈率 = \frac{治愈人数}{治疗人数} \times 100\%$$

$$N\,年生存率 = \frac{N\,年存活的病例数}{随访满\,N\,年的病例数} \times 100\%$$

这是直接法计算生存率的公式。当随访时间较长，研究对象开始进入随访的时间不一致，研究对象失访时，为了充分利用资料，可用寿命表法进行分析。

2）评价预防措施效果的主要指标

$$保护率 = \frac{对照组发病率 - 实验组发病率}{对照组发病率} \times 100\%$$

$$效果指数 = \frac{对照组发病率}{实验组发病率}$$

此外，治疗措施效果的考核还可用病死率、病程长短、病情轻重及病后携带病原状态、后遗症发生率、复发率等指标评价；预防措施效果考核可用抗体阳转率、抗体滴度几何平均数、病情轻重变化等指标评价；考核病因预防可用疾病发病率、感染率等指标评价。

（2）推断性分析　进行推断性分析时，不同的设计方案和不同性质的资料要用不同的统计方法。计量资料常用的检验方法包括 t 检验、Z 检验及方差分析、非参数检验；计数资料常用的检验方法包括 χ^2 检验、非参数检验。

（3）多因素分析　任何治疗效果的产生，除了治疗措施本身的效力之外，还与患者的生理及病理状态及诸多环境因素有关，如年龄、营养状态、病情、药量、疗程、并发症等。为明确治疗措施和其他因素对疾病的影响，应在单因素分析的基础上，选择具有显著意义的有关变量做多因素分析，进一步评价疗效。

四、注意事项

1. 研究中的伦理学问题　临床试验研究是以人作为研究对象的，因此，在实验中必须注意伦理道德，防止有意无意地发生不道德行为，避免给研究对象增加痛苦或对其健康造成损害。

在将新药、新疗法、新疫苗用于人群实验之前，应先进行动物实验，以初步验证实验方法是否合理、效果如何，特别是有无危害性（如有毒、致畸、致癌、致突变）等。研究必须具有科学依据，要有严格的设计和充分的准备，以保证获得有科学价值的结果。在一般情况下，研究者应将实验目的、方法、预期效果以及可能的危险告知研究对象及其家属，征得他们的同意，并签订《患者知情同意书》。

设立对照时，必须以不损害对照组成员的身心健康为前提。为了试验的目的而撤除已经存在的有效干预措施是不符合伦理的。如果预防或干预措施被证实有效，则应当对安慰剂或空白对照组参与者给予"善后"处理，即给予同样有效的预防或干预措施。

2. 研究对象的依从性问题 临床依从性是指患者执行医嘱的程度。完全执行医嘱的，为依从性好；反之为不依从或依从性不好。在临床试验中，良好的依从性是保证获得有价值的科学结论的重要条件之一。解决依从性问题的主要方法是加强宣传教育，提高患者对试验的目的和意义的正确认识，使患者在理解的基础上给予合作；干预措施力求简单易行、有效、无严重不良反应，时间不要拖太长；此外，提高医疗技术水平，改善医疗服务质量，取得社会和家庭的支持，也有利于提高患者的依从性。

3. 预实验 在进行正式实验之前，先在少量的人群中做的一种小规模的实验，称为预实验。进行预实验的目的，是为了检验实验设计的方案是否合理、可行，以发现存在的问题，便于及时修正和完善，从而尽可能地保证正式实验能如期、顺利地完成。但须注意的是，预实验与正式实验除了规模不同外，其余主、客观条件均应一致，否则，就失去预实验的意义了。

目标检测

答案解析

一、选择题

【A1 型题】

1. 流行病学的实验性研究不包括（ ）

    A. 临床试验　　　　　　　　B. 干预试验　　　　　　　　C. 人群现场试验

    D. 病例对照研究　　　　　　E. 社区试验

2. 流行病学研究中可以随机分组的是（ ）

    A. 现场试验　　　　　　　　B. 队列研究　　　　　　　　C. 横断面研究

    D. 病例对照研究　　　　　　E. 个案调查

3. 临床试验中的试验对象为（ ）

    A. 男女人数必须相同　　　　　　　　B. 非典型症状的患者

    C. 非患病的人群　　　　　　　　　　D. 患者中有代表性的样本

    E. 严重型患者

4. 属于临床试验常用到的率为（ ）

    A. 患病率　　　B. 发病密度　　　C. 罹患率　　　D. 有效率　　　E. 发病率

5. 关于临床试验中的对照组，正确的说法为（ ）

    A. 是人群中的非患欲研究疾病者

    B. 是患欲研究疾病者，但在处理上不同于实验组

    C. 不具有某种暴露因素的人

    D. 与患欲研究疾病者同时入院的其他患者

    E. 所欲研究疾病的轻型患者

【A2 型题】

6. 脊髓灰质炎活疫苗现场试验结果表明：接种疫苗组儿童脊髓灰质炎的发病率是 16/10 万，接受安慰剂组儿童的发病率是 57/10 万，因此该疫苗的效果指数是（ ）

A. 72% B. 3.6 C. 72 D. 0.28 E. 41

7. 选择200名5岁儿童进行免疫接种预防试验，在2年的观察期间90%的接种者未患所研究的疾病。下列观点正确的是（ ）

  A. 该疫苗有效，因为有90%的儿童未患此疾病

  B. 该疫苗无效，因为有10%的儿童患了此疾病

  C. 不能下结论，因为未设对照组

  D. 不能下结论，因为未进行统计学检验

  E. 不能下结论，因为观察对象不够多

【A3型题】

（8～10题共用题干）

  为考核口服痢疾杆菌疫苗预防细菌性痢疾的效果，将1000名研究对象随机分为疫苗组和对照组，两组分别500人。以血清抗体的阳转和细菌性痢疾发病率的下降为结局变量指标，随访观察2年。研究结果表明，疫苗组的痢疾杆菌抗体阳转者450人，对照组的抗体阳转者50人；疫苗组发生细菌性痢疾者15人，对照组发生细菌性痢疾者60人。

8. 该研究中，主要结局变量是（ ）

  A. 细菌性痢疾发病率   B. 抗体阳转率

  C. 服苗率   D. 随访率

  E. 细菌性痢疾发病率和抗体阳转率

9. 该研究中次要结局变量是（ ）

  A. 细菌性痢疾发病率   B. 抗体阳转率

  C. 服苗率   D. 随访率

  E. 细菌性痢疾发病率和抗体阳转率

10. 该研究中疫苗对细菌性痢疾的保护率是（ ）

  A. 89% B. 0.3% C. 1.2% D. 90% E. 75%

（高金霞）

书网融合……

  本章小结   微课   题库

第十七章　偏倚与病因推断

PPT

📖 学习目标

知识要求：

1. 掌握　偏倚的概念、分类及其控制；流行病学的病因概念、病因研究方法及病因的推断标准。

2. 熟悉　选择偏倚、信息偏倚的种类；病因模型的分类；Mill 准则；疾病与暴露因果关联的形式。

3. 了解　误差、真实性、内部真实性及外部真实性的概念；偏倚大小的计算；病因的分类；假设演绎法的推理过程。

技能要求：

1. 能识别各类偏倚，并对不同研究方法中易发生的各类偏倚进行有效的控制。

2. 能应用流行病学研究方法结合具体资料进行病因推断。

素质要求：

通过学习偏倚及其控制、病因推断的基本方法及因果关联的推断标准，培养科学严谨与实事求是的职业素养，具有创新精神和探讨病因、防治疾病、促进健康的医者责任担当。

　　进行流行病学研究时，不论采用何种研究方法，有许多因素可影响其真实性，使研究结果与真实情况存在偏差，有时相去甚远。造成这种偏差的原因，归纳起来有两个方面：一是随机误差（random error），二是系统误差（systematic error）即偏倚。因此，研究者应尽可能地采取措施减少这两类误差的发生，减少随机误差以提高研究的精确性（precision），减少或避免偏倚以提高研究的真实性。偏倚的种类很多，一般将其分为三类，即选择偏倚、信息偏倚和混杂偏倚。

第一节　偏　倚

⇒ 案例引导

　　案例：2018 年 1~12 月，某研究者在某市某口腔医院门诊进行了一项关于"吸烟与口腔黏膜白斑病之间关系的配比病例对照研究。对照选自该口腔医院门诊的非口腔黏膜白斑病就诊者，如补牙、洁牙、牙周炎等患者。病例和对照的配比条件：同性别，年龄相差在 2 岁以内的该市居民，并且近 10 年来一直居住在该市。结果：病例与对照均吸烟者共 40 对；均不吸烟者 30 对；病例吸烟而对照不吸烟者共 20 对；病例不吸烟而对照吸烟者共 10 对。结果表明：吸烟与口腔黏膜白斑病之间有关联（$OR=3.3$）。

　　讨论：1. 你认为这个结论正确吗？为什么？

　　　　　2. 如何控制此类偏倚？

一、误差与真实性

(一) 误差

误差 (error) 是指在进行流行病学研究时，由于多种因素导致的研究结果与真实情况存在的偏差，分为系统误差和随机误差两类。系统误差即偏倚，有固定方向与大小，主要来自研究设计、研究对象选择、测量和统计分析的方法学缺陷。随机误差无固定方向与大小，一般呈正态分布。来自抽样随机变异和测量随机变异。研究中的随机误差大小用信度或可靠性 (reliability) 亦称精确性来反映，信度越高则随机误差越小，反之则随机误差越大。

(二) 真实性

真实性 (validity) 又称效度，指研究收集的数据、分析结果和所得结论与客观实际的符合程度，包括内部真实性和外部真实性两方面。内部真实性 (internal validity) 是指研究结果与实际研究对象真实情况的符合程度，它回答一个研究本身是否真实或有效。影响内部真实性的因素有研究环境条件和研究对象范围 (类型的多少) 等因素。外部真实性 (external validity) 是指研究结果与推论对象真实情况的符合程度，它回答一个研究能否推广应用到研究对象以外的人群。外部真实性受研究人群与其他人群的特征差异、研究对象类型等因素的影响。没有内部真实性的结果必定没有外部真实性，具有内部真实性的结果也未必都有外部真实性。增加研究对象的同质性 (限制类型如年龄、职业、体质特征或疾病分型等)，可改善内部真实性。增加研究对象的异质性，可改善外部真实性。在研究中经常将只有内部真实性而无外部真实性的结果任意推广到靶人群以外的其他人群，导致张冠李戴、南辕北辙、贻误时机。在实际研究中需综合考虑研究对象的同质性和异质性问题。例如美国退伍军人高血压治疗临床试验，研究对象是 143 例 30~73 岁男性退役军人，平均舒张压 115~129mmHg，均无高血压并发症。研究设计严谨，采用随机分组、双盲观察收集资料，研究对象始终配合良好，统计学处理正确。研究结果发现采用氢氯噻嗪与利血平联合用药能明显降低所选对象的心、脑、肾等并发症。该研究全程采取措施防止了偏倚发生，因而公认其结论内部真实性较高。但是，该结论对于女性人群或非退伍军人是否适合？对于舒张压不在 115~129mmHg 范围内或已有高血压并发症的患者是否也适合呢？显然，该研究是无法回答这些问题的。

二、偏倚

偏倚 (bias) 是指在流行病学研究的设计、实施、资料分析等各环节中存在的各种对暴露因素与疾病关系的错误估计，它系统地歪曲了暴露因素与疾病间的真实联系。偏倚是由于设计者、操作者的人为因素，在选择观察对象、收集资料、处理数据、分析资料或解释结果时产生的各种系统误差。

偏倚可存在于各种流行病学研究类型中，如现况研究、病例对照研究、队列研究和实验流行病学研究等，可发生在研究的各个阶段，加大样本量并不能使之减少。只有深入研究，才能了解、认识各类偏倚，以便在研究过程中尽量加以避免或控制，才能保证研究结果的真实性。偏倚种类很多，一般根据产生原因可分为三大类：选择偏倚、信息偏倚和混杂偏倚。

(一) 选择偏倚

1. 定义　选择偏倚 (selection bias) 是指在流行病学研究中，当按一定的条件选择研究对象时，未做到随机抽样或无应答等导致研究样本代表性差，这时从所纳入的研究对象中获得的有关暴露因素与疾病的联系系统地偏离了该因素与疾病之间的真实联系，从而可能导致结论错误。常见于横断面调查、病例对照研究和历史性队列研究。选择偏倚主要发生于研究设计阶段，也可能发生于实施或数据分析阶段。

2. 产生的原因　研究设计阶段导致选择偏倚最直接、最常见的原因是选择研究对象的方法有问题，即非随机抽样，如采用典型抽样、方便抽样或以志愿者为研究对象等。原则上，凡是以非概率抽样的样本得到的结果，均不能进行统计学推断。如果抽样框架不明确或不恰当，即使（表面上看）采用了随机抽样方法，也不能获得有代表性的样本，如以住院患者为对象导致的偏倚、健康工人效应等。此外，研究对象的纳入或排除标准不当，也可能导致人为的样本偏性。

实施或数据分析阶段未能严格按照既定抽样方案选择研究对象，或者因为研究对象不合作，或在前瞻性研究中出现失访，从而导致最终纳入分析的研究对象只是所选样本的一部分，有可能对样本代表性或组间可比性产生影响。

3. 常见的选择偏倚

（1）入院率偏倚（admission rate bias）　最早由 J. Berkson 于 1946 年提出，也称伯克森偏倚（Berkson bias）。指当利用医院就诊或者住院患者作为研究对象进行研究时，因为各种疾病的入院率不同而导致研究结果与实际情况的系统误差。影响入院率的因素较多，如患者所患疾病的严重程度、患者的经济状况以及就诊是否方便、医院的技术特长等。患者对医院有选择性，同时医院对患者也有选择性，有些病情较轻的患者或慢性病患者，只需自己在家里服药调理，不一定都到医院去看病。当利用医院患者作为研究对象时，容易产生入院率偏倚。

例如，在一般人群中随机抽样调查呼吸道疾病与骨和运动器官疾病的关系，同时调查过敏及代谢性疾病与疲乏的关系，其 OR 值分别为 1.06 和 1.89。但是对人群中曾住院 6 个月以上者单独分析则发现 OR 值分别为 4.06 和 0.37。也就是说，前者的 OR 值因某种因素的影响而虚假地升高了（1.06 ~ 4.06），而后者的 OR 值虚假地降低了（1.89 ~ 0.37）。之所以发生这一现象，是由于呼吸道疾病伴有骨和运动器官疾病患者的入院机会较高，故 OR 值被提高；反之，有过敏及代谢性疾病伴疲乏的患者入院机会较少，故 OR 值被降低。这就是因为不同患者入院机会的不同而使选择的研究对象有偏倚，导致结果出现偏差。

（2）现患病例 – 新发病例偏倚（prevalence – incidence bias）　最早由 Jerzy Neyman 于 1955 年提出，也称奈曼偏倚（Neyman bias）。是指以现患病例为对象进行研究与以新发病例为对象进行研究时相比，因研究对象的特征差异所致的系统误差。比如病例对照研究和现况研究中的病例多是研究时的现患病例，不包括死亡病例及轻型或不典型病例。这与队列研究中，研究对象多为临床观察到的新发病例相比，其病情、病型、病程和预后等都不尽相同。因而所获结果也会有差异，由此而导致的偏倚就是现患病例 – 新发病例偏倚。此类偏倚还可能出现在下述情况，当某种疾病出现后，可能的病因或影响因素随即发生了改变。在病例对照研究中和现况调查研究中不能正确显示这种因果联系。在队列研究中，由于是客观地观察和记录了暴露于危险因素的频率和程度，所以能够代表观察期间的情况。例如大量饮用咖啡与心肌梗死（MI）关系的病例对照研究，病例组为医院 MI 患者，对照组为医院非 MI 患者，结果是大量饮用咖啡与 MI 无关。调查对象为存活者，只是一般饮用咖啡或减少饮用量，入院前死亡患者多是大量饮用咖啡者，从而出现了偏倚。

（3）检出症候偏倚（detection signal bias）　又称揭露伪装偏倚（unmasking bias），指某因素与某病在病因学上虽无关联，但由于该因素的存在而引起该疾病症状或体征的出现，从而使患者及早就医，接受多种检查，导致该人群较高的检出率，以至得出该因素与该疾病相关联的错误结论。在对肿瘤、动脉硬化、结石等采用病例对照研究进行病因学研究时容易发生。例如，有研究者进行口服雌激素与子宫内膜癌病例对照研究时发现，病例组口服雌激素比例明显高于对照组，结论为子宫内膜癌的发生与口服雌激素暴露有关。但其后发现该结论是由检出症候偏倚所致，因为口服雌激素可以刺激子宫内膜生长，导致子宫出血，因而频繁就医，接受各种检查，从而使得子宫内膜癌病例被早期发现。而未服用雌激素者，极少有子宫出血症状，就诊机会相对减少，子宫内膜癌病例不易早期得到诊断。这就会使得病例组暴露比例增高，从而导致了雌激素与子宫内膜癌之间的虚假联系。

（4）无应答偏倚（non-response bias）与失访偏倚（withdraw bias）　无应答者是指研究对象中那些没有按照研究设计对被调查的内容予以应答者。某个特定样本中的无应答者的患病状况、暴露情况与应答者可能不同而产生的偏倚称为无应答偏倚。造成无应答的原因是多方面的，如身体健康状况、对健康的关心程度、对调查内容是否感兴趣、调查内容是否敏感、受教育程度、外出未遇以及调查员的调查方式、方法等均可影响研究对象的应答率。如调查吸烟在男女人群中的比例。人群调查表回收后，男性应答率在90%以上；而女性应答率仅为50%，且多数女性吸烟者未回答，结果会低估女性吸烟率。一般要求应答率应达到90%（至少80%）以上，否则很可能导致偏倚。如果无应答率较高，则应进一步分析无应答者与应答者在年龄、性别、职业基本特征上是否有差异，以及病情轻重、干预措施等是否有不同，从而来评估无应答对研究结果的影响大小。

失访是无应答的另一种表现形式，是指在随访性研究中，研究对象由于迁移、意外死亡或拒绝合作，未能按照计划完成随访，从而导致最终不知道研究对象的结局，只发生在前瞻性研究（如队列研究、干预研究）中，包括失访或退出，主动失访常与暴露因素或结果有关。研究中应了解退出的原因，使其减少到最小程度，处理时可做校正或评价。

（5）志愿者偏倚（volunteer bias）　当以志愿者为研究对象，或者由研究对象自身来决定是否接受研究措施或接受哪种措施，就有可能导致错误的结果。一般来说志愿者参加研究，入选研究对象，而非志愿者常落选，由于两者在生活行为习惯及对疾病健康的态度不同而相互间均不具备代表性从而引起偏倚。志愿者偏倚常发生在队列研究和临床试验等前瞻性研究中。例如，体育锻炼与冠心病队列研究，实验组选志愿者，对照组用非志愿者，结论是体育锻炼减少冠心病发生。志愿参加研究者更关心自己的健康，注意饮食及营养、禁烟酒、坚持体育锻炼，所以导致偏倚发生。

（6）易感性偏倚（susceptibility bias）　有些因素可能直接或间接地影响观察人群或对照人群对所研究疾病的易感性，导致某因素与某疾病间的虚假联系，由此而产生的偏倚称为易感性偏倚。所谓健康工人效应（healthy worker effect）就是易感性偏倚的典型例子。例如，在美国进行的一项研究低剂量核辐射与全死因死亡关系的队列研究中，暴露组选择的是在美国伊利诺伊州北部核电站工作的工人，对照组选择的是性别、年龄和种族与核电站工人一致的伊利诺伊州北部的普通居民。因为进入核电站工作需要符合一定的健康标准，经过严格的体检筛选，因此核电站的工人比一般人群健康状况更好，具有比一般人群更低的死亡率，因此这项研究低估了暴露于低剂量核辐射与死亡之间的真实关系。又如化学物质接触与白血病发生的队列研究，实验组为接触苯的工人，对照组为普通工人，结果是两组发生白血病比例相似，结论为接触苯与白血病发生无关。之所以发生这种错误结论，是由于进入实验组的工人是留下来不易患白血患者群，患病工人早已转出，比对照组的易感性低所造成的。

（7）时间效应偏倚（time effect bias）　对肿瘤、冠心病等慢性疾病的研究中，将处于发病早期及缺乏早期检测手段未检出的病例划入对照所导致的系统误差称为时间效应偏倚。许多慢性病，自接触有效暴露到出现临床症状，期间经过漫长过程。在此期间，他们实际是有暴露史但未出现症状，也未能用现有手段发现异常的患者，这类患者常被错误地归入健康对照内。

（8）排除偏倚（exclusive bias）　在研究对象的确定过程中，没有按照对等的原则与标准，而从观察组或对照组中排除某些研究对象，这样会导致因素与疾病（疗效等）之间的联系被错误估计，称为排除偏倚。例如，在一项关于阿斯匹林与心肌梗死关系的病例对照研究中，病例组与对照组均不包含患慢性关节炎者与胃溃疡患者，因为前者倾向于服用此药，后者则相反。若这两种患者在两组中分布不均衡，就可能导致阿斯匹林与心肌梗死联系的错误估计。再如，在利血平与乳腺癌关系的研究中，若病例组含高血压患者，而对照组没有，即使利血平与乳腺癌无关，结果也会得出两者之间存在统计学上的联系，因为高血压者增加了利血平的暴露率。

（9）错误分类偏倚（misclassification bias）　由于疾病的诊断标准不明确或诊断方法不完善，结果错误地将病例判断为非病例而归入对照组，将非病例判断为病例而归入病例组，从而产生错误分类偏倚，影响结果的真实性。例如，在人格障碍的病例对照研究中，确定病例采用了筛查量表和诊断量表两种工具，而确定对照由于条件限制仅采用了筛查量表一种工具，结果对照组中就可能存在漏诊的假阴性病例，从而将病例归入对照组。

2. 选择偏倚的控制

（1）控制选择偏倚的基本方法　①研究者对整个研究过程可能出现的各种选择偏倚应有充分的了解、掌握。即在选择研究对象、研究方法等过程中是否存在产生选择偏倚的原因？是什么原因？在设计时应周密考虑，并采取针对性措施在相应的环节降低其产生的可能性，以减少或避免其产生。②严格掌握研究对象的纳入与排除标准：采用或制定明确、统一与公认的诊断标准，尽可能选择各级医院的早期患者作为研究对象。③采取措施提高应答率：在队列研究和干预试验的实施过程中，应动态地掌握整个队列的变迁，定期随访、记录队列中有关暴露与疾病的变化，做好研究的宣传和解释工作。建立健全随访管理制度，随访要有专人负责，对失访者要及时采取措施以保证随访。调查手段要简便易行，对调查内容中的敏感问题采取适当的处理技巧。采取各种措施尽量取得研究对象的合作，以获得尽可能高的应答率，减少失访与退出。④采用多种对照：可以对选择偏倚做出估计，减少选择偏倚对研究结果的影响。

（2）在流行病学研究方法中控制　①在横断面调查时，采用随机抽样，并保证一定的样本含量，以增强样本的代表性，必要时可采用分层随机抽样的方法，尽量提高应答率。②在病例对照研究中，最好用人群中全部新发病例或新发病例的随机样本；对照应能代表产生病例的人群。倘若难以做到，则在多个医院选择病例，同时选择医院与社区对照，并尽可能选用新病例，不用死亡病例和老弱对象。③在队列研究中，尽量减少失访和失访率。④在流行病学现场试验中，随机抽样选择研究对象，并进行随机分组。⑤在诊断、疗效与预后研究中，尽可能扩大选择病例的范围，如多中心临床研究，并包括主要特征的各类患者。

（3）资料分析阶段的处理　在资料分析阶段，对研究参与者与无应答者或失访人群的基本特征进行统计学比较，从而估计无应答偏倚或失访偏倚对结果的影响程度。此外，可以通过率的标准化、分层分析或多因素分析对选择偏倚加以调整。

（二）信息偏倚

1. 定义　信息偏倚（information bias）又称测量偏倚（measurement bias）或观察偏倚（observation bias），指由于测量、诊断、询问或抄录过程中收集资料不当，使观察对象的某些特征被错误分类而产生的系统误差。信息偏倚主要发生在资料收集阶段，亦可发生于研究设计与资料整理分析阶段。

由于流行病学的暴露或疾病多为分类测量，所以信息偏倚有时又可称为错误分类偏倚。如果暴露或疾病的错误分类同研究分组无关，即在各比较组间不存在差异，称为无差异性错分（nondifferential misclassification）；它在大多数情况下模糊了研究组间的差异，一般使研究效应的估计值偏低（趋近于无效值或无关联）。如果暴露或疾病的错误分类同研究分组有关，即在各比较组间存在差异，称为差异性错分（differential misclassification）；由于错误分类在组间存在差异的偏向可能不同，所以它造成高估或低估研究效应值。

2. 信息偏倚产生的原因

（1）资料收集方法不正确　如仪器、试剂等存在问题，调查表设计不当，或操作时未严格遵循规范要求。

（2）信息收集方法不一致　如不同组间采用不同的资料收集方法或由不同的调查人员来收集信息。

（3）主观因素的影响　可能来源于研究对象，如故意隐瞒或夸大事实；也可能来源于资料收集人员，如有意或无意间有倾向性地针对不同的对象收集某些信息。

3. 常见信息偏倚

（1）回忆偏倚（recall bias）　是指研究对象在回忆以往发生的事情或经历时，由于在准确性和完整性上的差异所致的系统误差。在病例对照研究中最常见。回忆偏倚的产生原因如下。

1）所调查事件或因素发生频率太低，未给研究对象留下深刻印象而被遗忘。

2）所需回忆事件时间久远，研究对象对其已记忆不清。例如关于自然流产史回忆准确性研究发现，对前10年发生的自然流产，82%回忆准确。前20年发生的自然流产，仅73%能回忆完整。

3）研究对象对所调查的内容或事件关心程度不同，而致回忆的认真程度不一。例如，Slewart等（1956）在关于幼儿白血病病因学的病例对照研究中发现，多数患儿母亲于本次怀孕期间和孕前接受X线照射的比例大于对照组，以腹部和骨盆接受X线检查尤为明显，认为幼儿白血病与母亲孕期接受X线照射有关。有学者认为，两组妇女孕期X线照射史不同也有可能由于回忆偏差所致。因为，由于幼儿患病或死亡给病例组母亲在心理上带来创伤，使他们能够比较认真地回忆孕期各方面的情况，甚至家属也帮助回忆；而对照组母亲无此创伤，可能不会认真回忆，使暴露率较病例组低，从而夸大了X线照射与幼儿白血病之间的联系。有学者比较了孕妇接受X线照射的医院记录与其回忆结果，发现两者一致率仅73%。

（2）报告偏倚（reporting bias）　是指研究对象有意地夸大或缩小某些信息而导致的偏倚，亦称说谎偏倚。若涉及劳保、福利等，对一些问题的调查如职业危害，研究对象可能会夸大某些暴露信息；另一方面，对从业人员进行健康调查时，某些人为了继续从事该职业可能故意缩小某些患病信息。例如，调查性乱史或青少年吸烟史等，就可能会有相当部分的被调查者没有如实地报告实际情况。

（3）诊断怀疑偏倚（diagnostic suspicion bias）　研究者若事先知道研究对象的某种暴露或预后因素，就怀疑其已具有某种结局，或在主观上倾向于应出现某结局，于是在做诊断或分析时，倾向于自己的判断，此即诊断怀疑偏倚。例如，对暴露组或实验组进行非常细微的检查，而对非暴露组或对照组则不然，从而使研究结果出现偏差。另外，若研究对象知道自己存在某种预后因素，或了解研究目的，其主观因素亦可对研究结果造成影响，亦属于诊断怀疑偏倚。常见于队列研究和临床试验，特别是在诊断亚临床病例、判断药物副反应时，这种偏倚最容易产生。

（4）暴露怀疑偏倚（exposure suspicion bias）　研究者若事先知道研究对象的某种结局，可能会对其采取与对照组不可比的方法探寻其认为与该结局有关的因素，如多次认真询问实验组的相关资料，而漫不经心地调查对照组，从而导致错误的结论，此即暴露怀疑偏倚。此外，对同一研究对象以不同的调查方法（如查阅常规记录与深入调查）收集资料，其结果可出现很大差别，亦属于暴露怀疑偏倚。例如，Nishiyama等（1962）对儿童甲状腺癌过去放射性物质暴露史的调查发现，在36例和22例两组患儿中，以常规和查阅医疗记录方法调查，有暴露史者分别为28%和0；而经过深入调查和询问，有暴露史者分别为47%和50%。

（5）测量偏倚（measurement bias）　指由于研究中所用的调查工具（如问卷、仪器、设备、试剂）、调查方法不准确、检测条件不标准或不统一、调查人员的态度或水平不好等原因所致的偏倚。常见以下两方面原因。①测量环境与条件不对等，如病例在医院调查，对照在家里或工作场所调查；病例与对照使用不同的调查表；调查者对病例与对照的态度与认真程度不同；由不同调查员调查病例与对照；调查病例与对照的时间间隔太长；调查员无意或有意地套取符合病因假说的信息。②测量差错：如调查员未按要求进行培训与预调查；使用的仪器设备不精良或未按要求校正；使用的试剂药品不规范；调查表设计不科学，记录不完整；调查询问方式、态度不恰当；调查或研究工作丧失科学态度。

4. 信息偏倚的控制

（1）完善信息收集方法　制定明细的资料收集方法和严格的质量控制方法。尽可能选用准确、客观的指标进行定量测量。研究中使用的仪器、设备应精良，并经常校正，使用标准化试剂，调查表设计时尽量采用封闭式问题等。对资料收集者进行统一培训，以便统一标准、统一方法，并按要求进行预调查，调查方法也应规范化，调查者对被调查者的询问方式、提问的深度和广度均应相同，提高收集资料的可靠性。对研究对象要做好宣传、组织工作，以取得研究对象的密切合作，提供如实、客观的信息。

（2）采用客观指标　在研究中尽量采用客观指标作为研究信息。如应用研究对象的实验室检查结果、诊疗记录、健康档案、体检记录及现场测量数据等作为资料的来源。在以常规资料进行研究时，常可获取许多研究所需的客观指标信息，如研究对象的患病情况，有关生理、生化指标，相关药物的使用情况等。

（3）采用盲法收集资料　根据研究内容，收集研究信息时尽可能采用盲法。如双盲法，使调查人员与研究对象对分组情况及相关内容均不知情，可以避免诊断怀疑偏倚、暴露怀疑偏倚以及报告偏倚等。在这种情况下发生信息偏倚的可能性大大减少，即便发生，由于对比组间信息获取的准确性相似，一般也是发生的无差异性错误分类，可对研究结果的真实性做出估计。

（4）应用合适的调查技术　通过调查知情人或相应调查技术获取敏感问题的正确信息，如随机应答技术的采用，可以获得可靠信息，避免报告偏倚。此外，可以采用虚变量来分散调查者和被调查者的注意力，以减少主观因素对信息准确性的影响。通过与所收集资料有联系的鲜明记忆目标帮助患者联想回忆，减少回忆偏倚。

（5）统计学处理　可应用错分分析予以分析与评价，包括根据信息重测 k 值校正或根据调查资料获得某信息的灵敏度与特异度校正。

（三）混杂偏倚

混杂偏倚（confounding bias）或称混淆（confounding），是指在流行病学研究中，某暴露因素与某种疾病或结局的联系被其他外部因素所混淆（歪曲或干扰），掩盖或夸大了研究因素与疾病或结局的联系，从而部分或全部歪曲了两者之间的真实联系。引起混杂偏倚的因素称为混杂因素（confounding factor）。混杂偏倚在观察性研究、实验性研究中均可发生，但在观察性研究中尤为多见，并可发生于研究工作的各个阶段。

1. 混杂因素的特征

（1）混杂因素是所研究的疾病的危险因素或通过其他因素与疾病产生联系。

（2）混杂因素与所研究的暴露因素有联系，但不是暴露因素作用的结果。

（3）若第三因素为暴露与疾病因果联系中的中间环节，那么该第三因素不可能为混杂因素，即混杂因素应不是疾病因果链中的中间变量。

所研究的暴露因素、疾病或结局与混杂因素三者之间的关系见图 17-1。

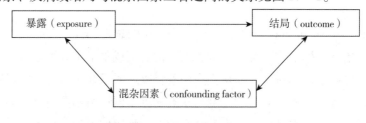

图 17-1　混杂因素

具备上述条件的因素，如果在比较的人群组中分布不均，即导致混杂产生。如在关于吸烟与肺癌关系的病例对照研究中，年龄即具备这样的条件，如果病例组与对照组年龄分布不均衡，即可导致对吸烟与肺癌关系的错误估计。

2. 混杂偏倚控制　研究工作中可在研究的设计、资料收集及分析阶段采取不同措施控制混杂偏倚。在研究设计阶段采取预防措施防止混杂因子发挥作用，在资料收集阶段详细准确收集潜在混杂因子的资料，在资料分析阶段采取各种技术措施控制混杂偏倚的产生。

（1）研究设计阶段　①限制：限制研究对象的选择条件，使某些可能产生混杂作用的变量不进入研究。例如，比较45~50岁组妇女口服避孕药与乳腺癌发病的关系，就是通过限制年龄范围来控制其混杂作用。再如，研究年龄与心肌梗死的预后，需要限制性别、种族、心梗部位、并发症等。②匹配：是指应用一种特殊性限制方法，使实验组与对照组在某些混杂因素上保持同质性，以期在设计阶段控制混杂因子。③随机化分组：在流行病学现场试验、临床试验、预后研究等研究中，可采用此方法。随机分组是指每个研究对象都有同样的机会进入治疗组或对照组。随机化是消除混杂偏倚的有效方法。既可以平衡已知可能影响疗效和预后的因素，也可以平衡未知的混杂因素。

（2）资料分析阶段　①分层分析：是指在资料分析阶段，首先按混杂因素分层，然后在混杂水平相同的层内评价暴露因素与疾病结局的关系，从而控制混杂作用的方法。例如在研究吸烟与冠心病关系时，采用病例对照研究，年龄、性别可能是混杂因素，可采用年龄大于或小于60岁分层分别比较，也可采用男女性别分层比较。②标准化：当两个率进行比较时，如果两组内部构成存在差别足以影响结论，需要采取标准化或校正。③多因素分析：在许多疾病的研究中，尤其是慢性病研究中，与疾病相关因素众多，已知的混杂因素不止一个，未知的混杂因素又防不胜防，可以采用多因素分析的方法来控制。如 Logistic 回归、Cox 回归、Poisson 回归等。

第二节　病因推断

案例引导

案例：为了探讨胃癌与幽门螺旋杆菌感染的关系，陈诗华等人在2000~2005年间对江西省某家医院收治的54例胃癌患者（其中男性36例，女性18例）和50例慢性浅表性胃炎患者进行HP检测。胃癌患者中有34例检出HP阳性，慢性浅表性胃炎患者中有21例检出HP。

讨论：

1. 上述材料属于哪种流行病学研究方法？请列出相应四格表、计算相应效应学指标，并解释其意义。

2. 若要进一步证实胃癌与幽门螺旋杆菌感染的关系，还可以做哪些方面的研究，请你设计一个研究方案。

病因研究是流行病学研究的重点内容之一，明确疾病的病因不仅是防治的需要，也是正确诊断和治疗的基础。因此，进行病因和病因推断要将基础医学、临床医学和预防医学知识融会贯通。流行病学作为医学领域的一门方法学科，它的研究方法以及逻辑思维方式在疾病因果研究方面有独到之处，它强调概率论的因果观以及多病因论，运用 Mill 准则和 Hill 标准等建立病因假设并进行病因推断，对于形成正确的因果思维和准确地理解研究结果至关重要。

一、病因的概念

（一）病因概念的发展

随着科学的进步，人们对病因的认识也在不断地发展和深入。最初的唯心主义病因论将疾病归因于上帝或鬼神，认为患病是上帝或鬼神对人的惩罚。公元 5 世纪，我国祖先创立了朴素的唯物主义病因观，即阴阳五行学说，将疾病的发生与金、木、水、火、土联系起来。该学说目前仍然是中医辩证施治的重要理论基础。与此同时，西方也出现类似观点，如 Hippocrates 认为疾病与水、土及风等有关。可见，古代国内外医学家们都注意到疾病与环境关系密切。19 世纪末，随着显微镜的发明，人类发现许多疾病是由微生物引起的，不同的微生物可导致不同的疾病，因此提出了特异病因学说。1890 年，德国学者 Robert Koch 等人提出了生物特异病因学说，即 Koch 法则（Koch's postulates）：①每个病例体内均可通过纯培养分离到该病原体；②在其他疾病的患者和健康人体中不存在该病原体；③该病原体能够使易感动物引发同样的疾病；④被感染的动物中能够分离到该病原体。最初被证实符合这些原则的疾病是炭疽和结核病。尽管 Koch 法则有将问题绝对化的缺点，但是它开创了生物性病因研究的先河，至今仍是新发传染病特异性致病微生物病因推断的主要原则。但是，随着医学的发展，人们发现越来越多的疾病病因无法用这些法则来准确判定，如许多病毒并不是在所有感染者中都会引起发病，因此无法满足上述第二条法则，且许多慢性非传染性疾病也不满足上述法则。近 30 年来，随着分子生物学技术的发展，有学者针对 Koch 法则的局限性，提出了 21 世纪分子 Koch 法则（Molecular Koch's postulates），强调病原体特异性基因等标志物在分子、细胞、组织学等水平上的发现和证实。2003 年新发传染病 SARS 的病原体就是通过该法则推断而确定的。

在长期的防病治病实践中，人们认识疾病的发生不单纯依赖特异的病原物，而与环境和机体的抵抗力都有关。例如，人接触结核分枝杆菌后不一定就发生结核病，但是贫穷、居住拥挤、营养不良以及无免疫力等因素能使机体对结核分枝杆菌的感染风险增高。在这种情况下，暴露于结核分枝杆菌，机体则易受到感染。对于许多慢性非传染性疾病如心血管疾病、恶性肿瘤、糖尿病等，则病因更为复杂，远非 Koch 法则所能概括。因此，自 20 世纪以来，随着对病因认识的深入，人们认识到了病因与疾病关系的复杂性，形成了疾病的多病因观。

（二）现代流行病学的病因定义

20 世纪 80 年代出现了关于疾病病因的新概念。这是由美国 Johns Hopkins 大学著名流行病学教授 Lilienfeld 在其所著《流行病学基础》（1980）一书中提出来的，将病因（cause of disease）定义为：病因就是那些能使人群发病概率增加的因素，当其中的一个或多个因素不存在时，人群中发生这种疾病的概率就会下降。该定义具有多因素性、群体性和可预防性的特点，符合概率论的因果观。

另外，为了同一般意义上的病因相区别，流行病学中的病因一般称为危险因素（risk factor）。危险因素有可能是疾病发生的原因或条件，也可能是疾病发生的一个环节。它可以帮助我们从众多内外因素中，找出与疾病发生密切相关的因素。例如：在分析高血压的病因时，常把高钠低钾、超重和肥胖、过量饮酒、遗传因素、精神紧张均称为危险因素。流行病学研究可以测量每一种危险因素导致疾病发生的相对作用大小，评估消除某种危险因素会减少疾病发生概率的大小。

这个病因新概念的认识在疾病防治上有很大的实际意义，其优越性在于引导一旦从流行病学角度清楚了某种病因作用，即可针对关键环节采取实际可行的措施以达到防控疾病的目的，而不必等待把疾病发生的所有环节都搞清楚再进行防控。比如，距离霍乱弧菌被发现前的 30 年，Snow 就提出采取改善饮水供应措施以控制霍乱流行，取得了良好的效果。

（三）充分病因和必要病因的概念

基于多病因理论，美国流行病学家 Rothman 提出了充分病因和必要病因的概念。充分病因（sufficient cause）是指一组必然导致疾病发生的最低限度的条件、因素和事件，即当诸多因素综合作用后必定（概率为 100%）导致该疾病的发生。例如致死剂量的毒物即为死亡事件的充分病因。必要病因（necessary cause）是指引起某种疾病的发生必须具备的某种因素，一旦该因素缺乏，疾病就不可能发生。换言之，有相应疾病发生，以前必定（概率为 100%）有该病因存在。但是有该因素的存在，却并不一定导致疾病的发生。绝大多数传染病、职业病、地方病都有一个比较明确的必要病因，而大多数慢性非传染性疾病都没有明确的必要病因。例如肺结核的发生必须有结核分枝杆菌的存在，而感染了结核分枝杆菌却不一定发生肺结核，结核分枝杆菌就是肺结核的必要病因。必要病因的作用在时间上必须在疾病发生之前。

根据病因的必要性和充分性，可以将病因分为四大类（假定 X 为相关因素，Y 为效应事件）：①既必要又充分（X→Y）；②必要但非充分（X 与 Z→Y）；③充分但非必要（X→Y；Z→Y）；④既非必要又非充分（X 与 Z→Y；W 与 Z→Y）。既必要又充分的病因特别少，如在未采取免疫接种的人群中，感染麻疹病毒即为麻疹的必要又充分病因。几乎所有传染病的病原体都属于必要但非充分的病因。例如，所有的乙肝患者都必定感染了乙肝病毒，乙肝病毒感染是乙肝的必要病因，但并非所有感染乙肝病毒的人都一定发生乙肝。其他辅助因素如病原体数量的多少、宿主的免疫状况、营养状况、生活方式等都影响该病的发生。那些严重威胁生命的事件多是死亡事件的充分但非必要病因，比如原子弹爆炸、飞机失事等。一旦事件发生，就足以致命；且致命的方式有多种。对于慢性非传染性疾病而言，所有目前已发现的病因几乎均为非必要又非充分病因。

（四）充分病因和必要病因的局限性

充分病因的概念强调的是多种病因的组合，其意义在于，不管某种疾病有多少种充分病因组合，也不论每种充分病因组合包含哪些具体的组分，只要对其中之一采取控制措施就可以破坏这种组合，疾病就不会发生。因此，流行病学的病因研究不可能也不需要追求充分病因，只要能发现其中的组分病因并采取有效控制措施，就可以降低疾病在人群中的发生率。另外，传染性疾病的特定病原体常是其必要病因但不是充分病因，在疾病的预防和控制中，如果能找到并能消除或有效控制某种疾病的必要病因，就可以达到防止该疾病发生的目的。如麻疹、腮腺炎、脊髓灰质炎等疾病都有确切的必要病因，针对其病因采取有效的措施就可以预防疾病的发生。而对于一般的慢性非传染性疾病，常常既找不到充分病因，也找不到必要病因。例如，肺癌患者大多数有吸烟史，但也有不吸烟（或被动吸烟）者；吸烟（或被动吸烟）者有些发生肺癌，但多数并未发生肺癌。因此，吸烟既不是肺癌的必要病因，又不是其充分病因，它只是肺癌多病因组分中的一个。因此目前无法有针对性地对该类疾病进行控制，但如果能发现众多的非必要又非充分病因，采取相应的有效措施予以消除或控制，也可降低该类疾病的发病率。

二、病因模型

病因模型就是用简洁的概念关系图来表达病因与疾病之间关系的模型。它能提供因果关系的思维框架及分析路径。由于对因果关系理解或测量不同，所以有多种不同的病因模型。目前具有代表性的病因模型有以下 3 种。

（一）三角模型

疾病发生的三角模型（triangle model）也叫流行病学三角（triangle of epidemiology），该模型是动因、宿主及环境各在三角形的一个角上（图17-2）。即疾病的发生是动因、宿主、环境三要素共同作用的结果。正常情况下，三者通过相互作用保持动态平衡，人体保持健康状态。一旦三者中的某个要素发生变化，且超过该三角平衡所能维持的最高限度时，平衡即被打破，就将导致疾病发生。三角模型是对传染性疾病病因认识的总结，也表明在病原体之外存在可以用来预防和控制传染性疾病的因素，揭示了在病原体不明的情况下预防传染病的可能性，是人类用来控制传染病的重要理论基础。它的主要优点是：将启动性必要病因从环境或宿主因素中分离出来成为动因（agent），并充分考虑到了环境和宿主因素在疾病发生中的重要作用，给出了寻找病因的分类大框架，比单一病因论有较大的进步，有助于人们对疾病发生条件的进一步认识。其缺点是强调动因、宿主和环境的等同性，不能很好地解释慢性非传染性疾病的病因。

（二）轮状模型

轮状模型（wheel model）也称车轮模型（图17-3），该模型强调宿主与环境的密切关系，它将环境进一步分为生物、理化和社会环境，宿主还包括遗传内核，并且由环境各种因素组成的轮子环绕着居于核心的宿主。另外，轮状模型各部分的相对大小可随不同的疾病而有所变化，具有伸缩性。如色盲、白化病等以遗传为主的疾病，遗传内核可大些；而与麻疹、结核等与环境和宿主免疫状况有关的疾病，则相应部分可大些。这种模型比三角模型更接近实际，特别是对于一些慢性非传染性疾病，尽管病因还不是十分清楚，但它必然来自于环境和机体之中。因此，这种模型有利于病因探讨和疾病预防，为研究复杂的慢性病病因打开了新的窗口。

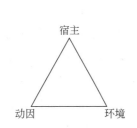

图17-2　流行病学三角模型

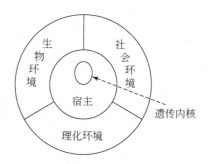

图17-3　轮状模型

（三）病因网模型

多病因学说认为疾病的发生往往是多种因素先后或同时连续作用的结果。这些因素之间相互联系，相互作用，按时间先后顺序将相关病因连接起来就构成一条病因链（chain of causation）。多个病因链交错连接起来就形成病因网（web of causation）。病因网模型（web of causation model）体现了因果关系路径的复杂性以及相互联系，其表达清晰具体，系统性强，能完整地阐述复杂的因果关系。例如，对糙皮病的研究发现，玉米为主食、贫穷及日光暴晒等多因素与糙皮病的发生均有关，各因素间相互影响、交错复杂（图17-4）。通过构建病因网模型，可以发现糙皮病的发生主要由一条病因链构成，即体内尼克酸和色氨酸的缺乏直接导致糙皮病的发生，而体内尼克酸和色氨酸的含量又受到饮食、气候及经济状况等多因素影响。因此这一病因网的构建对于探索糙皮病的病因以及预防糙皮病提供了重要依据。

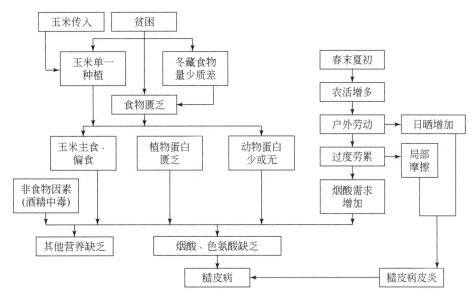

图 17 - 4 糙皮病病因网模型

三、病因的分类

病因模型提供了寻找病因的大致方向、类别或联系方式，对于具体病因，根据来源可以分为宿主因素和环境因素两大方面。

（一）宿主因素

宿主有多方面的特征与疾病有关，如遗传、年龄、性别、免疫状况、性格及精神状态、种族、行为因素等。

1. 遗传因素 人类的遗传因素与疾病的关系越来越受到重视。除了少数单基因遗传病如苯丙酮尿症、唐氏综合征等外，绝大多数疾病的发生中，遗传因素或多或少地起着一定的作用，如心血管疾病、糖尿病、恶性肿瘤等。无论是哪种遗传病均有明显的家族聚集性特征。

2. 年龄和性别 不同年龄的人可能易患不同的疾病，如婴幼儿易患急性传染病；中、老年人易患心脑血管疾病、糖尿病、肿瘤等，而且随年龄的增长发病率（死亡率）增加。性别对疾病的发生同样有影响，如乳腺癌、地方性甲状腺肿、胆囊癌、胆囊炎、胆石症等疾病以女性发病为主，而肺癌、肝癌、食管癌等表现为男性发病率高于女性，主要与男女性的生理解剖特点不同有关。这主要与暴露机会、解剖生理特点及内分泌代谢不同等因素有关。

3. 免疫状况 对于生物性致病因子来说，人体的免疫状况对疾病的发生起着重要的作用。免疫状态好的人抗病能力强，相反则弱。人的免疫功能与年龄有关，刚出生的婴儿免疫力较弱，容易患各种传染病和腹泻等，随着年龄的增加，免疫力逐渐增强，在成年后，又会随着年龄的增加而下降，对疾病的抵抗力降低，这可能是多数肿瘤的发病率随年龄增长而增加的原因之一。

4. 性格、气质和精神心理状态 人生活于社会环境中，对环境中所产生的各种事件必然会做出精神心理反应。当人遇到负性事件时（如个人生活方面的失恋、离婚、丧偶、失去亲人等；社会方面的战争、灾难、政治运动、人际关系等），精神高度紧张，产生一些不良反应，如忧虑、恐惧、烦躁、失眠等。这些因素在一定条件下，可通过神经内分泌系统的失调而引起疾病，如心理疾病、高血压、冠心病等。

5. 种族　由于不同种族人群的居住地区、遗传、饮食、风俗习惯及宗教信仰等不同，某些疾病的发病率也存在种族差异。例如察布查尔病常见于新疆地区的锡伯族人群。

6. 行为因素　不良或不健康的行为生活方式与多种疾病密切相关。不良行为的表现形式主要有以下几点。

（1）不良的嗜好　如吸烟、酗酒、赌博等。

（2）不良的饮食习惯　如饮食不规律、喜烫食和硬食、进餐速度快、高盐饮食、营养结构不合理、少食蔬菜和水果等。

（3）不良的文体活动习惯　如缺乏体育锻炼或在污染的环境下锻炼、长时间看电视或玩电子游戏等。

（4）不健康的性行为　如过早性行为、多个性伴侣、同性恋等。

（5）不良的医疗习惯　如不及时求医、有病乱投医、滥用药物（镇痛药、抗生素、激素等）、不懂自我保健等。

（6）不良的心理因素　如长期的忧虑、恐惧、悲伤等不良情绪和强烈的精神创伤等。

（二）环境因素

环境因素主要包括生物、物理、化学和社会因素。

1. 生物因素　主要包括病原微生物（细菌、病毒、真菌、立克次氏体、支原体、衣原体、螺旋体、放线菌等）、寄生虫（原虫、蠕虫、医学昆虫等）和有害动、植物（毒蛇、蝎子、麦角等）三大类。各种感染和中毒性疾病主要由生物因素引起。近年来许多研究表明，某些慢性非传染性疾病如糖尿病、鼻咽癌、白血病等也与生物因素有关。

2. 物理因素　包括噪声、振动、气象、气压、水质、大气污染、电流、电离辐射等方面的异常。如噪声可损害听觉功能，电离辐射可使肿瘤的发病率增高，还可诱发人类的基因突变等。

3. 化学因素　某些化学产品和工业"三废"污染环境或经农药、医药、化妆品、食品添加剂等产品危害人体健康，可引起急、慢性中毒甚至产生"三致"作用（致癌、致畸、致突变），环境中微量元素（如氟、碘等）过多或不足、或者某种营养物质（如维生素等）摄入过量或不足时，在一定条件下均可致病。

4. 社会因素　社会环境是与人类生产和生活关系最密切、最直接的环境。社会因素包括社会制度、社会政治、经济水平、文化教育、职业、居住条件、风俗习惯、战争与和平、宗教信仰等。这些因素可直接或间接地影响人类的健康。

四、病因研究的方法与步骤

病因研究是医学领域各学科研究的热点，不同的学科都有各自不同的研究方法。流行病学常用的研究方法如描述性研究、分析性研究和实验性研究，都在病因研究中发挥着各自不同的作用。流行病学病因研究的基本过程可简单地归结为：首先依据描述性研究来探索疾病发生的影响因素，再运用逻辑推理提出病因假设，然后通过分析性研究和实验性研究对该病因假设进行检验和验证，从而进行病因推断。主要方法和步骤如下。

（一）通过描述性研究提出病因假设

提出假设是病因研究的起点。描述性研究是发现病因线索，提出病因假设的主要方法。流行病学通过研究疾病在不同地区、时间、人群中的分布情况，并通过三间分布的比较分析，结合可能利用的临床资料和一些背景资料，发现疾病分布的规律性，在形成病因假设的思维、分析和推理中，常应用 19 世纪著名哲学家 J. S. Mill 的逻辑推理方式。

（二）通过分析性研究检验病因假设

在描述性研究的基础上，可以用分析性研究进一步探索和检验病因假设。分析性研究常用的研究方法有病例对照研究和队列研究两种。用病例对照研究的方法可以回顾性地对可疑危险因素进行筛选，初步检验病因假设。而队列研究可以前瞻性地观察暴露于可疑危险因素的人群与非暴露者发病或死亡概率的差异，从而进一步检验该危险因素与疾病的关系。

（三）通过实验性研究验证病因假设

在分析性研究的基础上，可以采用实验性研究进一步验证病因假设。实验性研究因为可以设立严格意义上的对照组、进行随机化分组、人为地施加干预措施，前瞻性地观察结果，其控制干扰因素的能力更强，因此验证病因假设的论证强度更高。常用的流行病学实验研究方法有临床试验、现场试验和社区试验。

（四）对比因果关联判定标准，进行病因推断

根据上述各种研究结果，对比因果关联的判定标准，对病因是否成立进行综合性的逻辑判断，即完成了病因推断的整个过程。图 17 - 5 为流行病学病因研究的方法与步骤。

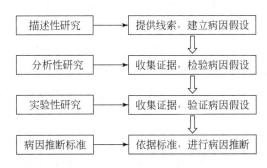

图 17 - 5　流行病学病因研究的方法与步骤

五、因果推断的逻辑方法

在形成病因假设及验证假设的过程中，常用的病因推断方法有假设演绎法和 Mill 准则。演绎推理是从一般到个别，从普遍到特殊，它的结论是把前提里的道理缩小范围再讲一次，因而前提真则结论必真。归纳推理是从个别到一般，从特殊到普遍，它的结论是把前提里的道理扩大范围再讲一次，因而前提真则结论可能是真。

（一）假设演绎法

描述流行病学研究包括临床多病例观察、生态学研究和横断面研究等，主要描述疾病的分布，一般不涉及疾病的发生机制或因果关系；它们能提供病因分析的初步线索，形成病因假设。得到假设后，描述流行病学通过假设演绎法同检验假设的分析流行病学研究相衔接。

假设演绎法又称解释性归纳法或逆推理法，最早由赫歇尔（Hershel）提出，对近代科学的发展给予了强有力的推动。该名称中的"演绎"仅指待观察（检验）的经验事实（证据），通过假设从背景知识演绎地推导出来，其推理形式如下。

（1）因为假设 H，所以推出证据 E（演绎推理）。

（2）获得证据 E，所以假设 H 成立（归纳推理）。

假设演绎法的整个推论过程为：从假设演绎推出具体证据，然后用观察或实验检验这个证据，如果证据成立，则假设亦成立。从逻辑学上看，反推是归纳的。从一个假设可推出多个具体证据，多个具体证据的经验证实，可使归纳支持该假设的概率增加。

例如假设 H：乙型肝炎病毒（HBV）持续感染导致原发性肝癌（PHC），根据该假设 H，加上相关背景知识为前提，演绎地推出以下若干具体经验证据：E_1（肝癌病例的 HBV 感染率高于对照），E_2（HBV 感染队列肝癌发生率高于对照），E_3（控制 HBV 感染后，肝癌的发生率下降）。如果证据 E_1、E_2、E_3 成立，则假设 H 亦获得相应强度的归纳支持。

（二）Mill 准则

流行病学研究中常采用 Mill 准则（Mill's cannon）形成病因假设，包括以下几种逻辑推理方法。

1. 求同法（method of agreement）　又称"异中求同法"，指在发生不同事件的人群中寻求其共同点，这个共性很有可能是该病的病因。例如在 1958 年川西平原发生的大规模不明热流行，农民发病率高，而参加过支农劳动的国家职工发病率也高，二者的共同点是都曾在田间下水劳动和垦荒。进一步调查原因是在田间下水劳动和垦荒时感染钩端螺旋体导致的。

2. 求异法（method of difference）　又称"同中求异法"，指在相似事件中寻求不同点。如果某病的发病率在 A 人群显著高于 B 人群，在 A 人群中有某因素，而在 B 人群没有该因素，则该因素很可能是该病的病因。如察布查尔病只发生在锡伯族，而不发生在当地其他民族，权衡不同民族差异，提出该病可能与锡伯族特殊饮食"米送乎乎"（自制甜面酱的半成品，意即面酱）有关。

3. 共变法（method of concomitant variation）　当某个因素出现的频度或强度发生变化时，该病发生的频率与强度也发生相应变化，形成量变关系，则该因素很可能是该病的病因。如 Doll 和 Hill 在对吸烟和肺癌的队列研究中发现，随着吸烟剂量的增加，肺癌的死亡率升高，提示吸烟可能为肺癌的病因。这个方法可看成是求同法的特例。

4. 类推法（method of analogy）　当一种疾病的分布与另外一种已知病因的疾病的分布相似时，则提示这两种疾病可能有共同的病因。如河北省 1963 年流行的"不明热"被推断为钩端螺旋体病，就是根据两者有共同分布特点而做出的病因假设。

5. 排除法（method of exclusion）　又称剩余法，如果一种疾病有多种可疑的病因，而其中多种已被排除，仅余一种可能因素时，则此因素是该病病因的可能性就大大增加。这种方法适用于危险因素已知且较少的疾病，即除了已知的危险因素外很少有特例。例如，在 1988 年上海市甲型病毒性肝炎暴发的例子中，已知甲型肝炎是经饮水和食物传播为主的肠道传染病，所以在排除了饮水污染和其他共同的饮食因素后，只有生食毛蚶没有被排除，因此它就很有可能是导致甲型肝炎暴发的病因。

六、统计学关联

要探讨某因素与某疾病是否为因果联系，首先应确定两者有关联或联系。一般来说，经过病例对照研究或队列研究，发现某因素与某疾病有关联时，并不意味着两者一定有因果关联。要确定因果关联，还需要排除虚假关联和间接关联，这两种关联可由各种偏倚引起。因此，在推导是否存在因果联系时，必须仔细审察得到有关联结果的研究是否存在偏倚（如选择偏倚、信息偏倚、混杂偏倚等）。再根据病因推断标准进行综合性的病因推断。而病因推断是确定所观察到的疾病与因素间的关联是否为因果关联的过程。因果关联的推论步骤见图 17-6。

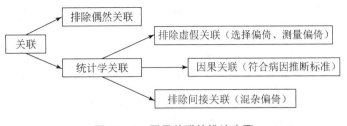

图 17-6 因果关联的推论步骤

统计学关联（statistical association）是判定因果关联的基础和前提。病例对照研究中，当某疾病（D）患者中有某因素（E）的比例，高于或低于非该疾病的对照中有该因素的比例，并且差异有统计学意义时，则该暴露与该疾病之间有统计学关联。队列研究中，当暴露组某病的发病率或死亡率高于或低于非暴露组时，并且差异有统计学意义时，则提示该暴露与该疾病之间有统计学关联。

因为绝大多数的病因研究都是抽样研究，需要做统计学的假设检验，以排除由随机抽样误差导致的偶然关联。当经过统计学假设检验差异有统计学意义后，可认为 E 与 D 有统计学关联。但是有统计学关联时还有三种可能，即：虚假关联、间接关联及因果关联。在判断是否为因果联系前必须排除虚假关联及间接关联的可能，然后进行病因推断（causal inference）。

（一）虚假关联

虚假关联（spurious association）又称人为关联，是由于研究过程中产生的偏倚导致本来没有联系的某个因素和疾病之间表现出统计学上的联系。研究对象选择不当、测量方法有错误、研究的设计存在问题都可导致虚假的关联。

例如在队列研究中，如果调查者对暴露者和非暴露者的态度不同，对于暴露者有意无意地诱导性提问，以期得到想要的阳性结果。这种调查偏倚可能导致本来没有联系的某个因素和疾病之间表现出统计学上的关联，而这种关联是虚假的关联，这两个事物实际上不存在关联，是在研究过程中有意或无意（如研究设计的缺陷、调查方法的不当等偏倚）造成的假象。因此在分析结果时，一定要确定研究设计、实施、资料收集及资料分析合理，各种偏倚都得到了有效的控制，这样才能排除虚假关联的可能性。

（二）间接关联

间接联系（indirect association）也叫继发联系（secondary association）。当两种疾病（或事件）本身不存在联系，但是它们都与某因素（混杂因素）有联系，导致这两种疾病（或事件）存在统计学上的联系。如吸烟与肺癌的发生有联系，而吸烟又常与饮酒同时存在，经分析发现饮酒与肺癌也存在联系，这种联系就是由吸烟所产生的混杂作用造成的间接关联。

（三）因果关联

因果关联（causal association）是指一定的原因产生相应的结果。排除了虚假关联和间接关联之后，两事件间的联系才有可能是因果关联。但是还不能直接下因果关联的结论，因为因果关联还要满足一些其他条件，例如原因一定要发生在结果之前，两者要空间上相伴随等。总之，还需要根据因果关联的判定标准进行因果关系的推断。

因果关联的作用方式包括单因单果、单因多果、多因单果、多因多果四种类型。

1. 单因单果 一种因素只引起一种疾病，这是传统意义上所指的特异性因果关系，即一种疾病的发生只能由该因素引起。但事实上这种情况是不存在的。即便是一些显性遗传病的发生也会受到一些环境因素的影响。而有特异性病原体的传染病的发生除了要有该病原体存在外，还要受到个体抵抗力、免疫力以及环境等因素的影响。所以，在实际工作中应避免用单因单果的模式去研究病因，以免得出片面的结论。

2. 单因多果 是指单一因素可引起多种疾病，例如过量饮酒可引起肝硬化、冠心病和脑卒中等。从病因的多效应来看，这无疑是正确的。但是，这也并不意味着这些疾病仅仅由过量饮酒引起，还可能有其他病因。因此，多因单果和单因多果都只反映了事物的某个侧面，具有一定的片面性。

3. 多因单果 是指多个因素引起一种疾病，例如高钠低钾、超重和肥胖、过量饮酒、遗传因素、精神紧张等可以引起高血压。从疾病的多因性来看，这无疑是正确的。但是这并不意味着这些多个病因仅仅导致单一的疾病。

4. 多因多果 指多种因素引起多种疾病，例如高脂膳食、缺乏体力活动、吸烟和饮酒引起冠心病、脑卒中和乳腺癌等。这些疾病的多个病因可能是完全相同的，也可能是一部分相同的。多因多果实际上是将单因多果与多因单果结合在一起，从而全面地反映了事物的本来面目。

七、因果关联的推断标准

当排除或控制了随机误差和系统误差的干扰后，如果还有统计学关联，就可以用因果推断的标准进行综合评价，判断有无因果关联或存在因果关联的可能性。

作为因果推断标准的第一个里程碑是 Henle – Koch 原理，它是由 Henle（1840 年）首先提出，后来经 Koch 扩展形成的。因果推断标准的第二个里程碑是 1964 年在美国"吸烟与健康报告"委员会上提出的 5 条标准。1965 年，Hill 将标准扩展到 9 条，这也是目前较为广泛接受的标准，称之为 Hill 标准（Hill criteria）。

（一）关联的时序性

关联的时序性（temporality）又称关联的时间顺序，是指"因"一定要在"果"之前，即危险因素暴露在前，疾病发生在后，此条件在判定病因中是必须的。而且对于慢性病，"因"与"果"之间还要有一定的时间间隔。如某可疑病因确实作用于某病发生之后，则可以否定其为该病的病因。这一点在前瞻性研究如队列研究和实验性研究中比较容易判定，而在病例对照研究或横断面研究则常常难于判断。因为病因与结果是同时进行调查的，特别是慢性病发病时间不明确，常难以判定"因"与"果"两者谁先谁后。例如，欧洲"反应停"大量上市后发生的海豹短肢畸形儿的数量增加，日本广岛、长崎原子弹爆炸几十年后恶性肿瘤发病率增加，都提示了明确的时间先后关系。

（二）关联的强度

流行病学中评价关联强度（strength）的指标主要有相对危险度（*RR* 值）和比值比（*OR* 值）。某因素与发生某疾病的关联强度（*RR* 或 *OR* 值）越大，说明该因素与该病存在因果联系的可能性越大，而存在虚假联系和间接联系的可能性越小。已知吸烟与多种疾病有联系，吸烟与肺癌联系的 *RR* 值远高于与急性心肌梗死的 *RR* 值，提示吸烟与肺癌存在因果联系的可能性大于与急性心肌梗死存在因果联系的可能性。弱的关联也可以作为一种因果联系，但要注意弱的联系可能受混杂及其他偏倚的影响。

（三）关联的可重复性

关联的可重复性（repeatability）是指多次研究得到同样结果的一致性。例如同一暴露因素与疾病的关联，在不同时间、不同地区以及不同人群中由不同的研究者获得同样的或类似的结果，则说明该关联的可重复性好，更支持其为因果联系的可能。因为许多研究者犯了同样错误，出现同样偏倚的可能性不大。历史上对于吸烟与肺癌关系的研究，用病例对照研究、队列研究方法，在多种人群中观察，都得到吸烟与肺癌有联系的结论。这种关联的高度一致性支持该种关联是因果联系。但是，没有取得一致的结果也不能完全排除因果联系的推论。因为有时暴露水平不足或其他情况可能在某些研究中减弱了此种联系。

（四）关联的特异性

关联的特异性（specificity）指病因与疾病有严格的对应关系，某个因素只引起某种特定的疾病，某种疾病只能由某个因素引起。一般来说，当关联具有特异性时，可加强病因推断的说服力；但是当不存在特异性时，也不能因此排除因果关联的可能性。特异性在传染病中比较常见，但是对于多病因的慢性非传染性疾病，则是非必需的条件之一。随着人们对疾病病因研究的不断深入，尤其是对慢性非传染性疾病病因的探讨，该标准可能是不存在的或不必要的，所以许多国内外研究者主张摒弃这一标准。

（五）剂量-反应关系

随着某因素暴露剂量增高（或减低）或时间延长（或缩短），该因素与疾病（或事件）的联系强度（或者人群某病发病率、患病率）也随之升高（或降低），称两者有剂量-反应关系（dose-response relationship）。在无偏倚的研究中发现明显的剂量-反应关系，则强有力地支持因果联系。吸烟与肺癌则有明显的剂量-反应关系，即以不吸烟组或最低水平暴露组为参照组，随着吸烟量增加，*OR* 值递增。但是，没有发现剂量-反应关系并不能否定因果联系。因为可能剂量没有达到发生反应的"阈值"，或者已达到饱和。一般仅在一定的剂量范围内才发生剂量-反应关系。

（六）生物学合理性

生物学合理性（biologic plausibility）指疾病与暴露因素的关联能够用现有的科学知识进行合理的解释。如果某种暴露与疾病的联系与现有知识相符合，则其为因果联系的可能性就大些。如高血脂与冠心病的因果关联，与冠状动脉硬化的病理证据结果相吻合。但是，因为科学发展的阶段性，当研究发现有关联性时，也不能因为未有现有知识支持而贸然加以否定。Snow 提出霍乱是由存在于饮水中活的致病微生物引起，但直到 30 年后分离到霍乱弧菌才有了合理的证据支持。

（七）因素与疾病分布的一致性

因素与疾病分布的一致性（coherence）是指研究因素与研究疾病二者的分布相符合。有研究发现 1900～1950 年间英国肺癌死亡率的增加与烟草的消费量之间呈明显的相关关系，提示肺癌与吸烟之间可能存在因果联系。

（八）实验证据

实验证据（experimental evidence）指用实验方法证实去除可能的暴露因素后，疾病发生即减少或消灭，则表明二者可能存在因果联系。如戒烟人群的肺癌死亡率下降；减少食盐摄入的高血压人群血压下降，均可支持相应（吸烟与肺癌、食盐摄入与高血压）的病因联系。

（九）相似性

相似性（similarity）是指如果已知某化学物有致病作用，当发现另一种类似的化学物与某种疾病有联系时，则两者因果关系成立的可能性也较大。

病因判定过程比较复杂，必须根据已有的证据。上述 9 条标准中，关联的时序性是必须要满足的。其次关联的强度、可重复性、合理性、一致性、剂量-反应关系及实验证据具有极其重要的意义。其他标准可作为参考，不一定要求全部满足。一般来说，满足的条件越多，因果关联的可能性就越大，误判的可能性就越小。但若有些标准不满足，也不能否定因果关联的存在。另外，在因果关联的推论中也要认真考虑不同研究设计的科学性和合理性，以便判断各研究结果作为因果关联证据的真实性和可靠性。同时还应掌握尽可能多的科学证据，具备所研究问题有关的其他学科知识，最终综合性地做出因果关联的结论。

🌐 知识链接

有向无环图在病因推断中的应用

有向无环图是识别混杂因素的有效工具，它提供了识别混杂因素的简单直观的手段，把控制混杂转换成找出控制混杂的最小充分调整集进行调整。有向无环图通过将研究的暴露、结局、潜在混杂因素等相关变量之间的因果关系表示在图上，形成一个因果网，从而方便研究者运用一系列直观的、操作简单的规则识别混杂，达到可视化效果。有向无环图通过研究变量之间因果假设构建因果网，其假设是定性和非参数的，因此有向无环图识别混杂因素时不依赖于观察所得的统计学联系。当涉及多个混杂变量，特别是存在无法测量的变量时，有向无环图的优势更明显。

目标检测

答案解析

选择题

【A1 型题】

1. 下列关于研究真实性的描述正确的是（　　）

    A. 研究的真实性反映了结果随机误差的大小

    B. 内部真实性高的研究结果结论外推具有普遍性

    C. 外部真实性回答了一个研究本身是否真实或有效

    D. 真实性的反面是研究误差，主要是系统误差

    E. 真实性好的研究能反映研究对象及目标人群的真实变异

2. 奈曼偏倚是指（　　）

    A. 诊断怀疑偏倚　　　　　　　　　　B. 现患病例 – 新发病例偏倚

    C. 测量偏倚　　　　　　　　　　　　D. 检出偏倚

    E. 入院率偏倚

3. 流行病学的病因定义是（　　）

    A. 只要疾病发生，必然有病因存在

    B. 病因存在，必然引起疾病

    C. 引起疾病发生概率升高的因素

    D. 引起病理变化的因素

    E. 引起疾病发生的诸多因素

4. 关于必要病因的论述正确的是（　　）

    A. 肥胖是高血压的必要病因

    B. 艾滋病病毒（HIV）感染是艾滋病（AIDS）的必要病因

C. 必要病因的致病概率大于95%

D. 必要病因的致病概率小于5%

E. 必要病因的致病性较强

5. 疾病轮状模型的外环是指（ ）

    A. 社会环境   B. 生物环境   C. 宿主   D. 环境   E. 遗传因子

6. 某种因素与疾病两个事件都与另外一种因素有联系，由此导致两个事件间出现的关联是（ ）

    A. 偶然关联   B. 继发关联

    C. 间接关联   D. 直接因果关联

    E. 统计学关联

7. 下列因果联系方式是正确而完整的是（ ）

    A. 单因单果   B. 单因多果

    C. 多因多果   D. 多因单果

    E. 以上都不是

8. 在因果推断的过程中，判定某因素与某病的因果关联时，必须满足的是（ ）

    A. 关联的时序性   B. 剂量 - 反应关系

    C. 关联的可重复性   D. 关联的强度

    E. 实验证据

【A2 型题】

9. 在研究近期口服避孕药与心肌梗死关系时，因为怀疑年龄是可能的混杂因素，因此只选择 35 ~ 45 岁的妇女作为研究对象，这种控制混杂偏倚的方法是（ ）

    A. 随机化抽样   B. 限制

    C. 匹配   D. 便于资料进行多因素分析

    E. 盲法收集资料

10. 在一次食物中毒的暴发调查中，发现虽然中毒者年龄、性别、宿舍、就餐桌次等均不同，但所有患者均食用过凉拌牛肉，所以该食物被怀疑是导致食物中毒的危险因素。这种建立假设的方法属于（ ）

    A. 共变法   B. 求异法

    C. 求同法   D. 类推法

    E. 剩余法

11. 夏季因气温高，雨量多，蚊媒密度升高而引起的蚊媒传染病的流行属于（ ）

    A. 在流行病学三角模型中环境因素不变，病因比重增加

    B. 宿主因素发生变化，宿主比重增加

    C. 病因、宿主、环境三要素保持动态平衡

    D. 环境因素发生变化，导致病因比重增加

    E. 环境因素发生变化，导致宿主比重增加

12. 欧洲"反应停"大量上市后发生海豹短肢畸形，"反应停"的销售与海豹短肢畸形的发生在时间间隔上约等于一个妊娠期。这符合病因判定标准中的（ ）

    A. 时间顺序的证据   B. 关联强度的证据

    C. 可重复性证据   D. 合理性证据

    E. 关联的特异性的证据

13. 假如某因素暴露与某病关系的病例对照研究结果中 *OR* 值为 0.29（0.07～0.65），最可能的解释是（　　）

　　A. 该因素与该病无关联

　　B. 该因素可能是该病的保护因素

　　C. 该因素可能是该病的致病因素

　　D. 该因素可能是该病的致病因素，但作用不大

　　E. 该因素不是该病的致病因素

（刘立亚）

书网融合……

本章小结　　　　　微课1　　　　　微课2　　　　　题库

第十八章　筛检与诊断试验

PPT

学习目标

知识要求：

1. 掌握　诊断试验和筛检试验的概念、应用原则、二者区别和评价指标。

2. 熟悉　诊断试验和筛检试验的评价及提高试验效率的方法。

3. 了解　如何绘制受试者工作特征曲线及确定诊断试验截断值的方法。

技能要求：

1. 学会试验评价的各种指标的计算。

2. 学会应用真实性、可靠性、收益等指标评价诊断试验和筛检试验。

素质要求：

筛检与诊断试验中应具有尊重患者隐私和保护患者权利的素质。

⇨ 案例引导

案例：患者，女，43岁，既往身体健康，无不适。体检时进行甲状腺超声检查，结果提示异常。于是进一步进行细针穿刺活检（FNA），病理结果显示有癌细胞。患者2周后进行了手术，手术的同时又做了病理切片，结果确诊为甲状腺癌。

讨论：既然甲状腺超声检查已提示为异常，为何还要进一步行FNA检测，增加患者的痛苦、创伤和诊疗费用？

第一节　概　述

流行病学的根本任务是预防与控制疾病及促进健康，对人群实施病因学预防和疾病早期防治是实现这一目标的重要策略。用有效的方法或手段对人群进行健康检查，发现高危人群及处于临床前期的患者，采取针对性的预防措施，控制疾病流行，促进人群健康是实现这一目标的具体措施。筛检便是在这样的背景下发展起来的一种流行病学研究方法，它是描述性研究的一个组成部分，属观察性研究范畴。

一、筛检的概念

筛检（screening）是运用快速、简便的试验、检查或其他方法，将外表健康的人群中那些可能有病或缺陷的人与那些可能无病者鉴别开来的方法。筛检试验（screening test）是用于识别外表健康的人群中可能患有某疾病的个体或未来发病危险性高的个体的方法。它既可是问卷询问、体格检查、内窥镜与X线等物理学检查，也可是血清学、生物化学等实验室检验，甚至是基因分析等高级分子生物学技术。一项好的筛检试验应简单、廉价、快速、安全，易于被目标人群接受。此外，还要有良好的可靠性与真实性。筛检试验仅是一个初步的检查，对筛检结果阳性或可疑阳性者需进一步做确诊检查，对确诊者还需进行治疗。图18-1为筛检试验流程示意图。

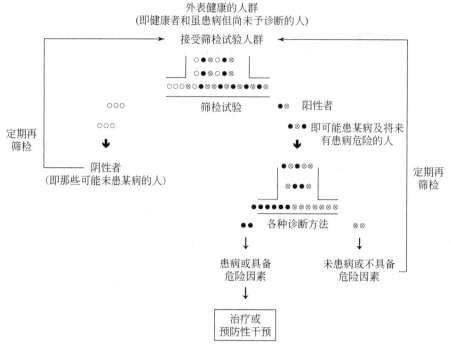

图 18-1　筛检试验流程图

○：筛检试验阴性；⊗：筛检试验阳性但未患病；●：筛检试验阳性且目前已患病

　　筛检有多种形式，按照筛检对象的范围分为整群筛检（mass screening）和选择性筛检（selective screening）。前者指在疾病患（发）病率很高的情况下，对一定范围内人群的全体对象进行普遍筛检，也称普查，如对学龄前儿童进行弱视的筛检。或者根据流行病学特征选择高危人群进行筛检，如对矿工进行矽肺筛检，对石棉工人进行石棉肺、肺癌的筛检。

　　按筛检项目的多少分为单项筛检（single screening）和多项筛检（multiple screening）。前者指用一种试验筛检一种疾病，如以儿童呼吸次数筛检可疑儿童肺炎。后者是同时使用多项筛检试验筛检一种疾病。如同时进行胸透、红细胞沉降率、痰中结核分枝杆菌等发现可疑肺结核，然后再进一步做明确诊断。

二、筛检试验与诊断试验的区别

　　诊断试验（diagnostic test）是对疾病进行诊断的方法。从表面看，筛检试验与诊断试验都是应用一些试验、检查等手段，确定受检者的健康状况，但实际上，两者存在许多区别。

　　1. 对象不同　筛检试验以健康人或无症状的患者为观察对象；诊断试验是以患者或筛检阳性者为观察对象。

　　2. 目的不同　筛检试验把可能患有某病的个体与可能无病者区分开来；诊断试验进一步把患者与可疑有病但实际无病的人区分开来。

　　3. 要求不同　筛检试验要求快速、简便，有高灵敏度，尽可能发现所有可能的患者；诊断试验的技术要求较复杂、准确性和特异度高，尽可能排除所有非患者。相对于筛检试验的结果，诊断试验的结果具有更高的准确性和权威性。

　　4. 费用不同　筛检试验应是简单、廉价的方法；诊断试验多运用实验室、医疗器械等手段，一般花费较高。

　　5. 处理不同　筛检试验阳性者须进一步做诊断试验以确诊；而诊断试验结果阳性者要随之以严密

观察和及时治疗。

例如，在年度体检中，通常把甲状腺超声检查作为一项常规筛检项目，对于筛检发现异常的患者，要进一步进行 FNA 检测以明确诊断，FNA 检测阳性者要及时进行手术治疗。

三、筛检的应用

近年来，筛检在疾病控制工作中的应用不断扩大，主要体现在以下几个方面。①早期发现可疑患者，做到早期诊断、早期治疗，提高疾病的治疗效果，改善疾病的预后，实现疾病的二级预防。例如，通过宫颈液基薄层细胞学检查和 HPV DNA 检测进行宫颈癌的筛检。②发现人群中某些疾病的高危个体，并从病因学的角度采取措施，以减少疾病的发生，降低疾病的发病率，实现疾病的一级预防。例如，筛检高血压预防脑卒中、筛检高胆固醇血症预防冠心病。③识别疾病早期阶段，帮助了解疾病的自然史，揭示疾病的"冰山现象"。例如，开展糖尿病的筛检发现糖耐量异常和空腹血糖受损者，采取干预措施来延缓糖尿病的发生。④合理地分配有限的卫生资源。例如，利用高危评分的方法，筛检出孕妇中的高危产妇，将其安排到条件较好的县市级医院分娩，而危险性低的产妇则留在当地乡镇卫生院或村卫生室分娩，以降低产妇死亡率。

四、筛检的实施原则

在一项筛检计划实施前，要认真考虑一系列与筛检实施有关的标准。Wilse 和 Junger 在 1968 年提出了实施筛检计划的 10 条标准。在此基础上，世界卫生组织提出了筛检计划成功与否的 7 条标准。1999 年 Crossroads 提出了评价筛检计划更加全面的 13 条原则；英国国家筛检委员会提出 17 条标准。概括起来主要体现在四个方面。

1. 筛检的疾病　所筛检疾病或状态应是该地区现阶段的重大公共卫生问题，它指的是疾病的患病率水平高，且能对人群健康和生命造成严重危害。例如，高血压患病率一般在 10% ~ 20%，如不加以控制和治疗可引起脑卒中、心肌梗死等严重的心脑血管疾病，被认为是导致我国城乡居民死亡的"隐形杀手"。其次，对筛检疾病或状态的自然史有比较清楚的了解，且有足够长的可识别临床前期和可识别的临床前期标志以满足实施筛检，且这种标识有比较高的流行率。例如，采用人乳头瘤病毒 DNA 检测发现宫颈癌癌前病变，成为预防宫颈癌的主要手段。最后，对所筛检疾病或状态的预防效果及其副作用有清楚的认识。

2. 疾病的筛检试验　要求试验方法简单、经济、安全、准确，且容易被受检者接受。

3. 疾病的治疗　对筛检阳性者能提供有效的治疗方法或可行的干预措施，即研究证明早期治疗优于晚期治疗。例如对筛检发现的高血压患者，进行口服降压药治疗，可有效降低血压，并减少脑卒中、心肌梗死等心脑血管疾病的发生。

4. 整个筛检项目　经高质量随机对照试验证明该筛检项目可以有效地降低死亡率和病死率，筛检带来的益处应当超过临床确诊检查和治疗引起的躯体和精神损害，与其他医疗卫生服务项目相比，该筛检项目的成本效益合理，在临床、社会和伦理等方面，群众和医护人员可以接受该筛检服务。

总之，对某病的筛检，比较理想的是每一项标准均能达到，满足的标准愈多说明筛检计划愈成熟。然而实际情况总会有一项或多项标准不能满足，尽管如此，筛检仍值得实施。最基本的条件是：适当的筛检方法、确诊方法和有效的治疗手段，三者缺一不可，否则将导致卫生资源浪费，给筛检试验阳性者带来生理和心理上的伤害等不良后果。

五、伦理学问题

无论是医疗实践还是医学研究，筛检对受试者的影响均具有不确定性，受试者都可能面临一定程度的风险。因此在实施时，必须遵守尊重个人意愿、有益无害、公正等一般伦理学原则。

筛检的宗旨是给受试者带来好处，但作为计划的受试者，有权利对将要参与的计划所涉及的问题"知情"。研究人员也有义务向受试者提供足够的信息，包括参与这项计划的利益与风险，并使他们理解提供的信息，据此做出理性的选择，决定是否同意参加。

有益无害原则在筛检实施的标准中有明确体现。如筛检试验必须安全可靠、无创伤性、易于被群众接受，不会给被检者带来身体和精神上的伤害。对筛检试验阳性者，有进一步的诊断、治疗方法，不会给他们带来不必要的心理负担，对健康产生负面影响。再者，筛检获得的是受试者个人的健康资料，因此个人的隐私权应受到尊重。除非得到本人允许，不得向外泄露。

公正原则要求公平、合理地对待每一个社会成员。如果筛检的价值和安全性已确定，并将用于医疗实践，给群众带来益处时，无论受试者的年龄、职务、性别、经济地位及与医务人员的关系如何，均应受到平等的对待。

⊕ **知识链接**

老年人健康管理

老年人健康管理是我国免费向城乡居民提供的基本公共卫生服务项目之一，对辖区内 65 岁以上老年人，无论性别、种族、居住地、职业、收入，都能平等地获得的基本公共卫生服务。每年一次的免费体检项目，是针对老年人高血压、糖尿病、冠心病等多发病进行筛检，并对老年人开展健康生活指导，为提高老年人生活质量提供服务。该项目对于缩小城乡和地区间差异、改善居民健康状况、促进社会和谐具有重要意义。

第二节　筛检试验与诊断试验的评价

一、评价方法

筛检试验和诊断试验的评价方法基本相同，除考虑安全可靠、简便快速及经济可行外，还要考虑其准确性和有效性，即该方法对疾病进行诊断的真实性和价值。具体过程为：先确定适宜的金标准（gold standard），诊断出目标疾病的患者和非患者，然后将待评价的试验结果与金标准诊断结果进行同步盲法比较，并用一系列指标来评价试验方法对疾病的诊断价值。为了减少偏倚，整个过程应遵循盲法原则。

（一）确定金标准

金标准是指当前临床医学界公认的诊断疾病的最可靠方法。使用金标准的目的就是准确区分受试对象是否为某病患者。较为常用的金标准有活检、手术发现、微生物培养、尸检、特殊检查和影像诊断、临床综合判断以及长期随访的结果等。确定金标准要依据具体情况而定，要考虑诊断方法的准确性，危险性和成本等。任何一个金标准只是特定历史条件下的医学发展的产物，它不具有永恒性。

（二）选择受试对象

选择受试对象的原则是：受试对象应能代表筛检试验可能应用的目标人群。为使病例组有代表性，受试的目标疾病的患者应包括各种临床类型的病例，如不同病情程度的、不同病程的、典型和不典型的、有并发症和无并发症的、治疗过的与未治疗过的。对照组应选择用金标准证实没有目标疾病的其他病例，特别是那些易与该病产生混淆的疾病，以期考核待评价的筛检试验的鉴别诊断价值。故正常人一般不宜纳入对照组，因为将正常人纳入对照组将无法对筛检试验鉴别诊断能力进行评价。

（三）确定样本含量

与研究样本含量有关的因素有：①待评价筛检试验的灵敏度；②待评价筛检试验的特异度；③显著性检验水平；④容许误差 δ。当灵敏度和特异度均接近50%时，可用近似公式计算：

$$n = \left(\frac{Z_\alpha}{\delta}\right)^2 (1 - p)p \tag{18-1}$$

式中 n 为所需样本量，Z_α 为正态分布中累积概率等于 $\alpha/2$ 时的 Z 值，如 $Z_{0.05} = 1.96$ 或 $Z_{0.01} = 2.58$，δ 为容许误差，一般定在 $0.05 \sim 0.10$。p 为待评价的筛检方法的灵敏度或特异度，通常用灵敏度估计病例组所需样本量，特异度估计对照组所需样本量。

当待评价的筛检试验的灵敏度或特异度小于20%或大于80%时，样本率的分布呈偏态，需要对率进行平方根反正弦转换，并计算样本量：

$$n = \left[\frac{57.3 \times Z_\alpha}{\sin^{-1}(\delta/\sqrt{p(1-p)})}\right]^2 \tag{18-2}$$

例18-1　待评价的筛检试验的估计灵敏度为70%，估计特异度50%，设 $\alpha = 0.05$，$\delta = 0.08$，试计算病例组和对照组所需要的样本量。

则：$n_1 = (1.96/0.08)^2 \times (1 - 0.70) \times 0.70 = 126.05 = 126.05$

$n_2 = (1.96/0.08)^2 \times (1 - 0.50) \times 0.50 = 150.06 = 150.06$

所以，评价该筛检试验，病例组样本量为127例，对照组样本量为151例。

（四）整理评价结果

经金标准确诊的目标疾病患者和非患者，接受待评价的筛检试验检测后，可出现四种情况。整理成四格表（表18-1）。

表18-1　评价试验的整理表

待评价试验	金标准		合计
	病例	非病例	
阳性	a（真阳性）	b（假阳性）	$a+b$
阴性	c（假阴性）	d（真阴性）	$c+d$
合计	$a+c$	$b+d$	N

注：a（真阳性）是指金标准确诊的该病病例中，待评价的试验判断为阳性的例数；b（假阳性）是指金标准确诊的无该病的研究对象中，待评价的试验判断为阳性的例数；c（假阴性）是指金标准确诊的该病病例中，待评价的试验判断为阴性的例数；d（真阴性）是指金标准确诊的无该病的研究对象中，待评价的试验判断为阴性的例数。

二、试验评价的指标 🅔 微课

试验的评价主要包括真实性、可靠性和预测值三方面。

（一）真实性

真实性亦称效度，指测量值与实际值相符合的程度，故又称准确性（accuracy）。用于评价真实性的指标有灵敏度与假阴性率、特异度与假阳性率、正确指数和似然比。

1. 灵敏度与假阴性率　灵敏度（sensitivity）又称真阳性率（true positive rate），指金标准确诊的病例中待评价试验也判定为阳性者所占的百分比。它可反映待评价试验能将实际患病的病例正确地判断为患病的能力，理想值应为100%。

$$灵敏度 = \frac{a}{b + c} \times 100\% \tag{18-3}$$

假阴性率（false negative rate）又称漏诊率，是指金标准确诊的病例中待评价试验错判为阴性者所占的百分比，理想值应为 0。

$$假阴性率 = \frac{c}{a + c} \times 100\% \tag{18-4}$$

灵敏度与假阴性率之间为互补关系，灵敏度 = 1 - 假阴性率。即灵敏度越高，假阴性率越低，反之亦然。

2. 特异度与假阳性率 特异度（specificity）又称真阴性率（true negative rate），指金标准确诊的非病例中待评价试验也判断为阴性者所占的百分比。它反映待评价试验能将实际未患病的研究对象正确地判断为未患某病的能力。理想值应为 100%。

$$特异度 = \frac{d}{b + d} \times 100\% \tag{18-5}$$

假阳性率（false positive rate）又称误诊率，是指金标准确诊的非病例中待评价试验错判为阳性者所占的百分比，理想值应为 0。

$$假阳性率 = \frac{b}{b + d} \times 100\% \tag{18-6}$$

特异度与假阳性率之间为互补关系，特异度 = 1 - 假阳性率。即特异度越高，假阳性率越低，反之亦然。

3. 正确指数 又称约登指数（Youden's index），是灵敏度与特异度之和减 1。

$$正确指数 = （灵敏度 + 特异度） - 1 = 1 - （漏诊率 + 误诊率） \tag{18-7}$$

正确指数表示试验能正确地判断患者和非患者的总能力。指数范围为 0 ~ 1，指数越大，试验真实性越好，反之越差。但应注意，正确指数大时，并未明确是灵敏度高还是特异度高，因此，它不能代替前述四项指标。

4. 似然比（likelihood ratio，LR） 属于同时反映灵敏度和特异度的复合指标，是指病例组中某种试验结果出现的概率与非病例组中该试验结果出现的概率之比。因试验结果有阳性与阴性之分，故似然比相应地区分为阳性似然比和阴性似然比。

（1）阳性似然比（positive likelihood ratio，+LR）是试验结果真阳性率与假阳性率之比，说明患者中出现某种试验结果阳性的概率是非患者的多少倍。其值越大，试验结果阳性时为真阳性的概率越大。

$$阳性似然比 = \frac{真阳性率}{假阳性率} = \frac{灵敏度}{1 - 特异度} \tag{18-8}$$

（2）阴性似然比（negative likelihood ratio，-LR）是试验结果的假阴性率与真阴性率之比，说明患者中出现某种试验结果阴性的概率是非患者的多少倍。其值越小，试验结果阴性时为真阴性的可能性越大。

$$阴性似然比 = \frac{假阴性率}{真阴性率} = \frac{1 - 灵敏度}{特异度} \tag{18-9}$$

阳性似然比越大，筛检试验的诊断价值越高；阴性似然比越小，筛检试验的诊断价值也越高。因此，在选择试验时应选择阳性似然比高的方法。

例 18-2 某社区拟对 40 岁以上的妇女进行宫颈癌普查，采用阴道脱落细胞涂片筛检宫颈癌可疑患者，为了评价涂片法的筛检效果，选择 100 名可疑宫颈癌妇女同时进行涂片法和活体组织病理检查，检查结果见表 18-2，请对涂片法诊断宫颈癌的真实性进行评价？

表 18 - 2　涂片法对可疑宫颈癌患者的诊断结果

涂片法	金标准（病理检查）		合计
	宫颈癌患者	正常人	
阳性	49	5	54
阴性	3	43	46
合计	52	48	100

$$灵敏度 = \frac{49}{49 + 3} \times 100\% = 94.23\%$$

结果表示在病理检查确诊的宫颈癌患者中涂片法阳性人数所占的比例为 94.23%。

$$特异度 = \frac{43}{43 + 5} \times 100\% = 89.58\%$$

结果表示在病理检查正常人中涂片法阴性人数所占的比例为 89.58%。

$$假阴性率 = \frac{3}{49 + 3} \times 100\% = 5.77\%$$

结果表示在病理检查确诊的宫颈癌患者中涂片法为阴性的人数所占的比例为 5.77%。

$$假阳性率 = \frac{5}{5 + 43} \times 100\% = 10.42\%$$

结果表示在病理检查正常人中涂片法阳性人数所占的比例为 10.42%。

$$约登指数 = 94.23\% + 89.58\% - 1 = 0.84$$

$$阳性似然比 = \frac{94.23\%}{10.42\%} = 9.04$$

结果表示宫颈癌患者中出现涂片法检测结果阳性的概率是正常人的 9.04 倍。

$$阴性似然比 = \frac{5.77\%}{89.58\%} = 0.06$$

结果表示宫颈癌患者中出现涂片法检测结果阴性的概率是正常人的 0.06 倍。

（二）可靠性

可靠性（reliability）又称信度、精确度（precision）或可重复性（repeatability），是指在相同条件下用某测量工具（如筛检试验）重复测量同一受试者时获得相同结果的稳定程度。评价筛检试验可靠性的方法和指标如下。

1. 标准差和变异系数　当某试验是做定量测定时，可用标准差和变异系数（coefficient variance，CV）来表示可靠性。标准差和变异系数的值越小，表示可重复性越好，精密度越高。反之，可重复性就越差，精密度越低。变异系数为标准差与算术均数之比。

$$变异系数 = \frac{标准差}{算数均数} \times 100\% \tag{18-10}$$

2. 符合率与 *Kappa* 值　符合率（agreement rate，consistency rate）又称一致率，是筛检或诊断试验判定的结果与金标准诊断的结果相同的人数占总受检人数的比例。符合率可用于比较两个医师筛检诊断同一组患者，或同一医师两次筛检诊断同一组患者的结果。

$$符合率 = \frac{a + d}{a + b + c + d} \times 100\% \tag{18-11}$$

然而仅仅通过符合率来评价筛检或诊断试验的一致性是不全面的，没有考虑机遇因素对观察一致性的影响。近年人们常用 *Kappa* 值分析评价两种检验方法和同一方法两次检测结果的一致性。该分析考虑了机遇因素对一致性的影响。*Kappa* 值的取值范围介于 -1 和 +1 之间。如 $K < 0$，说明由机遇所致一致

率大于观察一致性；$K = -1$，说明两结果完全不一致；$K = 0$，表示观察一致率完全由机遇所致；$K > 0$，说明观察一致性大于因机遇所致一致的程度；$K = 1$，说明两结果完全一致。一般认为 *Kappa* 值在 0.4 ~ 0.75 为中、高度一致，*Kappa* 值 ≥ 0.75 为一致性极好，*Kappa* 值 ≤ 0.40 时为一致性差。*Kappa* 值的计算可用下式：

$$Kappa = \frac{N(a + d) - (r_1c_1 + r_2c_2)}{N^2 - (r_1c_1 + r_2c_2)} \quad (18-12)$$

例 18 - 3 甲、乙两位医生分别对 100 名糖尿病患者进行眼底检查，观察其是否出现视网膜变化，检查结果列于表 18 - 3，请分析两位医生诊断糖尿病视网膜病变的可靠性？

表 18 - 3 两位医生对 100 名糖尿病患者判定视网膜病变的一致性比较

乙医生	甲医生		合计
	正常	异常	
正常	36	8	44
异常	6	50	56
合计	42	58	100

$$符合率 = \frac{36 + 50}{36 + 8 + 6 + 50} \times 100\% = 86\%$$

说明甲乙两位医生对眼底视网膜病变检查结果一致的人数占受检人数的 86%。

$$Kappa = \frac{100(36 + 50) - (44 \times 42 + 56 \times 58)}{100^2 - (44 \times 42 + 56 \times 58)} = 0.71$$

说明甲乙两位医生对眼底视网膜病变检查结果有高度一致性。

实际工作中，影响筛检试验可靠性的因素如下。

1. 受试对象生物学变异 由于个体生物周期等生物学变异，使得同一受试对象在不同时间获得的临床测量值有所波动。例如，血压在一天内不同时间的测量值存在变异。

2. 观察者 由于测量者之间、同一测量者在不同时间的技术水平不一，认真程度不同，生物学感觉差异，预期偏倚等均可导致重复测量的结果不一致。例如，血压测量者的不一致性、X 线读片与化验结果判断的不一致性等。

3. 实验室条件 重复测量时，测量仪器不稳定，试验方法本身不稳定，不同厂家、同一厂家生产的不同批号的试剂盒的纯度、有效成分的含量、试剂的稳定性等均有不同，由此可能引起测量误差。

（三）预测值

预测值（predictive value）是根据试验结果来估计受检者患病和不患病可能性的大小的指标。根据试验结果的不同，预测值有阳性预测值和阴性预测值。

1. 阳性预测值（positive predictive value，PPV） 是指试验结果阳性者患目标疾病的可能性。

$$阳性预测值 = \frac{a}{a + b} \times 100\% \quad (18-13)$$

2. 阴性预测值（negative predictive value，NPV） 是指试验阴性者不患目标疾病的可能性。

$$阴性预测值 = \frac{d}{c + d} \times 100\% \quad (18-14)$$

总的来讲，试验的灵敏度越高，则阴性预测值越高；试验的特异度越高，阳性预测值越高。此外，预测值还与受检人群目标疾病患病率（P）的高低密切相关。阳性预测值、阴性预测值与患病率、灵敏度和特异度的关系可用以下公式表示：

$$阳性预测值 = \frac{灵敏度 \times 患病率}{灵敏度 \times 患病率 + (1 - 患病率)(1 - 特异度)} \qquad (18-15)$$

$$阴性预测值 = \frac{特异度 \times (1 - 患病率)}{特异度 \times (1 - 患病率) + (1 - 灵敏度) \times 患病率} \qquad (18-16)$$

灵敏度和特异度对阳性预测值的影响较阴性预测值明显。当灵敏度和特异度一定，疾病患病率升高时，阳性预测值升高，阴性预测值降低；疾病患病率降低时，则阳性预测值降低，阴性预测值升高。患病率对阳性预测值的影响较阴性预测值明显。表 18-4 说明了人群在不同患病率、灵敏度与特异度的情况下，阳性预测值与阴性预测值的变化。

表 18-4　在灵敏度、特异度和患病率不同水平时某人群糖尿病筛检的结果

患病率 （%）	灵敏度 （%）	特异度 （%）	筛检 结果	金标准		合计	阳性预测值 （%）	阴性预测值 （%）
				患者	非患者			
50	50	50	+	250	250	500	50	50
			-	250	250	500		
			合计	500	500	1000		
20	50	50	+	100	400	500	20	80
			-	100	400	500		
			合计	200	800	1000		
20	90	50	+	180	400	500	31	95
			-	20	400	500		
			合计	200	800	1000		
20	50	90	+	100	80	180	56	88
			-	200	720	820		
			合计	200	800	1000		

（四）试验阳性结果截断值的确定

截断值（cut off point）是判定试验阳性与阴性的界值，即对试验测定某项指标的观察值有个界定，以区分某人可能"已患"或"未患"某病。如何确定试验阳性结果的截断值或临界点，与试验测得正常人与患者的观察值的分布有关。如图 18-2 所示，正常人与患者的测量值呈两个独立的分布曲线，无重叠处。如将临界点选在患者中的最小值，则试验的灵敏度和特异度均可达 100%。但事实上，多数情况下是难以达到的。

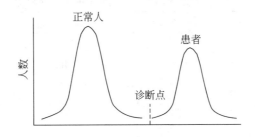

图 18-2　理想的正常人与患者测量值分布情况

通常遇到的是如图 18-3 所示的情况，正常人与患者的测量值呈两条相交的分布曲线，两条曲线下有一重叠区域。A 为患者的最低值，B 为正常人的最高值，在 A 和 B 之间即有正常人又有患者，形成一个重叠区。如果把正常人与患者的分界定在 A，固然不会漏掉患者，但会较多的正常人划入患者组中，出现假阳性；如果将分界定在 B，虽然没有将正常人误诊为患者，但又漏掉了相当部分的患者。这

种情况下，无论临界点选在何处，筛检试验的灵敏度和特异度均不可能同时达到100%。在A和B两点间，当诊断点向右移时，特异度升高，灵敏度降低；反之，当诊断点向左移时，灵敏度增大，特异度降低。因此，在实践中很难达到灵敏度与特异度均高的目标。通常采取降低其中一方，以获得较高的另一方的策略。至于试验阳性结果的临界点选择在何处，则根据具体情况而定，常从以下几个方面进行考虑。

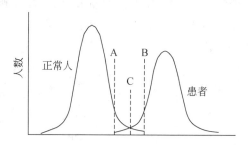

图18-3   现实的正常人与患者测量值分布情况

1. 如疾病的预后差，漏掉患者可能带来严重后果，且目前又有可靠的治疗方法，则临界点向左移，以提高灵敏度，尽可能多地发现可疑患者，但会使假阳性增多。

2. 如疾病的预后不严重，且现有诊疗方法不理想，临界点可右移，以降低灵敏度，提高特异度，尽可能将非患者鉴别出来，但增加假阴性。

3. 如果假阳性者做进一步诊断的费用太高，为了节约经费，可将临界点向右移。

4. 如果灵敏度和特异度同等重要，可将临界点定在正常人分布曲线与患者分布曲线的交界处，如图18-3中的C点。

除上述四种情况外，人们常用受试者工作特征曲线（receiver operator characteristic curve，ROC曲线）来决定最佳临界点。ROC曲线是以真阳性率（灵敏度）为纵坐标，假阳性率（1-特异度）为横坐标所做的曲线，是表示灵敏度和特异度之间相互关系的一种方法。

表18-5是以餐后2小时血糖浓度（mg/dl）作为糖尿病诊断试验的灵敏度和特异度变化情况，据此绘制ROC曲线见图18-4。图18-4所示，随着灵敏度的上升，1-特异度值增加，即特异度下降，反之亦然。该曲线最接近左上角的一点（A点）或曲线左上方的拐点处定为最佳截断值，即最佳判断标准，因为此点灵敏度和特异度均较高，假阳性和假阴性之和最小。故ROC曲线常被用来确定诊断试验的最佳截断值。

表18-5   不同血糖水平诊断糖尿病的灵敏度和特异度

血糖浓度（mg/dl）	灵敏度（%）	特异度（%）	血糖浓度（mg/dl）	灵敏度（%）	特异度（%）
90	98.6	7.3	150	64.3	96.1
100	97.1	25.3	160	55.7	98.6
110	92.9	48.4	170	52.9	99.6
120	88.6	68.2	180	50.0	99.8
130	81.4	82.4	190	44.3	99.8
140	74.3	91.2	200	37.1	100.0

此外，两种或两种以上诊断方法进行比较时，可将各试验的ROC曲线绘制到同一坐标中，以直观地比较不同试验的诊断价值。除了直观比较的方法外，还可计算ROC曲线下的面积。曲线下面积反映了诊断试验价值的大小，面积越大，越接近1.0，诊断的真实度越高；越接近0.5，诊断的真实度越低；当等于0.5时，则无诊断价值。

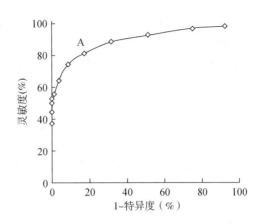

图 18-4　按不同血糖浓度诊断糖尿病的 ROC 曲线

第三节　提高试验效率的方法

在实际工作中，临床医生最关心的是如何利用现有的试验方法，提高试验的效率或收益，一般可通过以下途径实现。

一、优化试验方法

试验方法的优劣直接关系到试验效率的高低，客观的试验指标，合适的截断值，试验方法、步骤及条件的标准化等，可以有效地提高试验的真实性，减少假阴性和假阳性的发生。同时尽量避免偏倚的产生，是提高试验效率的重要因素。

临床医生在优化试验方法的同时，还需结合患者情况和临床目的合理选择试验。如试验目的是在人群中开展筛检，以早期发现患者，就选灵敏度高、简便易行、费用低的试验；若目的是对疾病进行诊断，在选择灵敏度高的前提下，要特别注重特异度高的试验，尽量避免假阳性的发生。

二、采用联合试验

任何一种试验都不可能尽善尽美，有的灵敏度高特异度低，有的特异度高灵敏度低。为了弥补单项试验的不足，可采用多项试验检查同一受试对象，以提高试验的灵敏度或特异度，增加试验的收益，这种方式称为联合试验。根据联合的形式，分为串联与并联。

（一）串联试验

串联试验（serial tests）又称系列试验，是依次进行几项试验，全部试验均为阳性时才判断为阳性。例如筛检糖尿病先做尿糖检查，阳性者再查餐后 2 小时血糖。只有两者都阳性时才作为筛检阳性，以便进一步用糖耐量确诊。

串联试验可以提高特异度和阳性预测值，降低误诊率，但降低了灵敏度和阴性预测值，漏诊率升高。当几种试验方法的特异度均不理想，或不必急于做出诊断，或进一步确诊费用高且不安全，或误诊可能造成严重后果时，常应用此法。

（二）并联试验

并联试验（parallel test）又称平行试验，是指同时进行几项诊断试验，只要有一项阳性即判为阳性。例如乳腺癌筛检，并联使用胸部触诊和乳腺 X 线检查，无论何者阳性，均为筛检阳性，再做进一步确诊。与单项诊断试验比较，并联试验可提高灵敏度和阴性预测值，减少漏诊率，却使特异度和阳性预测值下降，增加了误诊率。若临床医师需要一项灵敏度高的诊断试验，而此时只有两项或多项不十分灵敏的诊断方法，并联试验是首选的方法。或者急需对疾病做出诊断，或尽可能发现患者，漏诊后果严重时才采用此方法。

例 18 - 4 某次试验采用粪便隐血试验（OB）和粪便隐白蛋白试验（OA）对大肠癌进行联合筛检。结果见表 18 - 6。

表 18 - 6 OB 和 OA 联合试验筛检大肠癌结果

试验结果		大肠癌患者	非大肠癌患者
OB	OA		
+	−	19	3
−	+	23	16
+	+	27	2
−	−	6	69
合计		75	90

1. 粪便隐血试验（OB）

$$灵敏度 = \frac{19 + 27}{75} \times 100\% = 61.33\%$$

$$特异度 = \frac{16 + 69}{90} \times 100\% = 94.44\%$$

2. 粪便隐白蛋白试验（OA）

$$灵敏度 = \frac{23 + 27}{75} \times 100\% = 66.67\%$$

$$特异度 = \frac{3 + 69}{90} \times 100\% = 80\%$$

3. 串联试验

$$灵敏度 = \frac{27}{75} \times 100\% = 36\%$$

$$特异度 = \frac{3 + 16 + 69}{90} \times 100\% = 97.78\%$$

4. 并联试验

$$灵敏度 = \frac{19 + 23 + 27}{75} \times 100\% = 92\%$$

$$特异度 = \frac{69}{90} \times 100\% = 76.67\%$$

三、选择患病率高的人群作为受试对象

一项试验的灵敏度与特异度是相对固定的，而人群患病率水平对试验阳性预测值的影响却很大，阳性预测值随患病率的升高而升高。某些疾病在年龄、性别、种族和职业暴露等特征人群中有较高的患病率，在这些高危人群中开展试验，这样既可发现较多患者，又可提高阳性预测值，降低试验成本，以提高试验效率。

第四节　筛检与诊断试验评价中常见的偏倚

一、筛检效果评价中常见的偏倚

筛检效果评价中常见的偏倚主要有领先时间偏倚、病程长短偏倚、过度诊断偏倚和志愿者偏倚。

1. 领先时间偏倚（lead time bias）　根据筛检的定义，由筛检发现的病例均处于临床前期。领先时间就是从筛检发现到常规临床诊断发现所能赢得的时间。领先时间偏倚是指筛检诊断时间和临床诊断时间之差被解释为因筛检而延长的生存时间。这种表面上延长的生存时间，实际是筛检导致诊断时间提前所致的偏倚。

2. 病程长短偏倚（length bias）　也称预后偏倚，疾病被检出的可能性和疾病的进展速度有关，一些恶性程度低的肿瘤，生长缓慢，常有较长的临床前期；而恶性程度高的同类肿瘤，增长速度快，临床前期较短。因此，前者被筛检到的机会较后者大，而前者的生存期又比后者长，从而产生筛检者要比未筛检者生存时间长的假象。

3. 过度诊断偏倚（over diagnosis bias）　是病程长短偏倚的一种极端形式。指用于筛检的疾病临床意义不大，不会发展至临床期，也不会对受检者的寿命产生影响。如果没有筛检就不会被诊断出来，可能会因为其他疾病死亡；但是筛检发现了该病例，并被计入患者总体之中，导致经筛检发现的患者有较多的生存者或较长的平均生存期，使筛检效果被高估而造成过度诊断偏倚。

4. 志愿者偏倚（volunteer bias）　也称为患者自我选择偏倚，是指筛检参加者与不参加者之间，某些与生活有关的特征可能存在不同，使得通过筛检发现的病例比临床期确诊的病例预后好。如参加筛检者可能健康素养水平较高，更加关注健康问题，生活方式良好，对身体出现异常症状也较为警惕，对筛检的后续治疗有较好依从性，这些都会对筛检人群的存活率产生影响，从而高估了筛检的效果。

二、诊断试验评价中常见的偏倚

诊断试验评价中常见的偏倚有疾病谱偏倚、病情检查偏倚和参考试验偏倚等。

1. 疾病谱偏倚（spectrum bias）　诊断试验的研究对象应具有代表性，病例应该包括疾病不同严重程度、不同病程阶段、有无并发症等各种临床类型，对照应包括与该病易混淆的病例。疾病谱偏倚是一种选择性偏倚，在选择研究对象时，由于趋向于选择较典型的病例和不容易混淆的对照，往往会高估诊断试验的效果，使灵敏度和特异度虚高。

2. 病情检查偏倚（work－up bias）　只有对诊断试验阳性的结果进一步用金标准加以确诊，而阴性结果通常不做进一步的检查就直接认定无病，或只抽出一部分对象进行检查，从而导致灵敏度提高，特异度下降。

3. 参考试验偏倚（reference test bias）　也称金标准偏倚，是指金标准不妥导致的偏倚。诊断试验的各项指标都是试验结果和金标准结果进行比较后得出，金标准不妥，就会导致错分，从而影响诊断试验的准确性。

目标检测

答案解析

选择题

【A1 型题】

1. 在人群中进行疾病筛检，其目的是（　　）

    A. 探索病因
                B. 筛选可疑危险因素

    C. 确诊患者
                D. 确定可疑危险因素

    E. 发现外表正常而可疑患病者

2. 诊断试验的真实性是指（　　）

    A. 试验的测定值与实际值的符合程度

    B. 是重复试验获得相同结果的稳定程度

    C. 是观察者对测量结果判断的一致程度

    D. 是试验结果表明有无疾病的概率

    E. 指病例被试验判为阳性的百分比

3. 诊断试验的评价中，阳性预测值是说明（　　）

    A. 诊断试验的可靠性

    B. 在人群中筛选出可疑病例的概率

    C. 诊断试验阳性者确诊为病例的概率

    D. 病例中试验的真阳性率

    E. 病例中试验的假阳性率

4. 反映诊断试验可靠性的指标是（　　）

    A. 灵敏度　　　　　B. 特异度　　　　　C. 约登指数　　　D. 阳性似然比　　　E. 符合率

5. 下列说法正确的是（　　）

    A. 灵敏度也称真阳性率
                B. 灵敏度也称真阴性率

    C. 灵敏度也称假阳性率
                D. 灵敏度也称假阴性率

    E. 灵敏度也称符合率

【A2 型题】

6. 应用一种筛选乳腺癌的试验，检查经活检证实患有乳腺癌的 1000 名妇女和未患乳腺癌的 1000 名妇女，检查结果患乳腺癌组中有 900 名得出阳性结果，未患乳腺癌组中有 100 名阳性，该试验的阳性预测值是（　　）

    A. 90%　　　　　B. 10%　　　　　C. 25%　　　　　D. 30%　　　　　E. 12%

7. 某一筛选计划欲筛检的疾病的患病率为 4%，而所用筛选试验的灵敏度为 90%，特异度为 80%，若用此试验检查 1000 人，根据这些资料，则被筛选出的阳性者是（　　）

    A. 228 人　　　B. 392 人　　　C. 72 人　　　D. 192 人　　　E. 768 人

【A3 型题】

(8~10 题共用题干)

将子宫颈癌筛检试验应用于 400 名经活检证实患子宫颈癌的妇女和 400 名未患子宫颈癌的妇女。子宫颈癌妇女中有 100 人出现阳性结果；未患子宫颈癌的妇女中有 50 人出现阳性结果。

8. 该试验的灵敏度为（　　）
  A. 88%   B. 67%   C. 25%   D. 54%   E. 56%

9. 该试验的特异度为（　　）
  A. 88%   B. 67%   C. 25%   D. 54%   E. 56%

10. 该试验的符合率为（　　）
  A. 88%   B. 67%   C. 25%   D. 54%   E. 56%

（高金霞）

书网融合……

本章小结

微课

题库

参考文献

［1］李智民，李涛，杨径．现代职业卫生学［M］．北京：人民卫生出版社，2018．

［2］邬堂春．职业卫生与职业医学［M］．北京：人民卫生出版社，2017．

［3］朱启星．卫生学［M］．北京：人民卫生出版社，2018．

［4］王培玉，袁聚祥，马骏．预防医学［M］．北京：北京大学医学出版社，2018．

［5］李增宁．健康营养学［M］．北京：人民卫生出版社，2019．

［6］史周华．预防医学［M］．11 版．北京：中国中医药出版社，2021．

［7］徐刚．公共卫生与预防医学概论［M］．北京：中国中医药出版社，2021．

［8］格雷 J，麦克哈迪，格雷 M．群医学［M］．王辰、杨维中，译．北京：中国协和医科大学出版社，2021．

［9］詹思延．流行病学［M］．8 版．北京：人民卫生出版社，2018．

［10］沈洪兵，齐秀英．流行病学［M］．9 版．北京：人民卫生出版社，2018．

［11］谭红专，现代流行病学［M］．3 版．北京：人民卫生出版社，2019．

［12］姚应水，夏结来．预防医学［M］．北京：中国医药科技出版社，2017．

［13］郭立燕．流行病学实习指导［M］．北京：北京大学医学出版社，2011．

［14］杨克敌．环境卫生学［M］．8 版．北京：人民卫生出版社，2017．

［15］傅华．预防医学［M］．7 版．北京：人民卫生出版社，2018．

［16］Liu C，Chen R，Sera F，et al. Ambient Particulate Air Pollution and Daily Mortality in 652 Cities［J］. New England Journal of Medicine，2019，381：705 – 715.

［17］Schwabl P，Köppel S，Königshofer P，et al. Detection of Various Microplastics in Human Stool：A Prospective Case Series［J］. Annals of Internal Medicine，2019，171（7）：453 – 457.